Colección Medicinas Blandas

Miraguano Ediciones

HEREDEROS DEL TIEMPO
La Enfermedad Tumoral en Medicina China

Diseño de cubierta: Equipo Miraguano

Diseño y realización de los gráficos del texto: Marina Roca Die
(marinarocadie@gmail.com)

IMAGEN PORTADA: 癌【ái】 : Cáncer

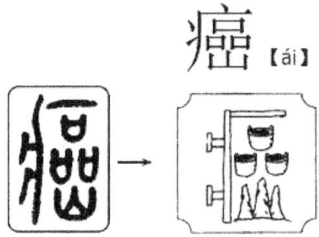

Cualquier forma de reproducción, distribución, comunicación pública o transformación de esta obra solo puede ser realizada con la autorización de sus titulares, salvo excepción prevista por la ley. Diríjase a CEDRO (Centro Español de Derechos Reprográficos) si necesita fotocopiar o escanear algún fragmento de esta obra (www.conlicencia.com; 91 702 19 70 / 93 272 04 47).

© 2024 Toty de Naverán Arriero
© 2024 Miraguano S. A. Ediciones
   Hermosilla 104. 28009 Madrid. España
   Telf.: 914014645
   miraguano@miraguano-sa.es
   www.miraguano-sa.es
   ISBN 978-84-7813-515-8
   Depósito Legal: M-6484-2024
   Imprime: Nemac Comunicación S. L.

Carmen, exclusiva Heredera de mis Sueños de Eternidad.

A **Marta** y **Pedro**, en la añoranza por los viejos tiempos.

A **Noelia**, **Pablo**, **Sara**, **Lucas** y **Vera**, que llegaron para habitar los corazones.

Al **Dr. Jesús Pareja**, por ser muy especial con su *magia retiniana*.

A **Carolina Valenzuela** que no cejó hasta *encontrarme*.

A **mis pacientes**, que confían en la *plegaria* de una humilde aguja.

A mis alumnos, por su entusiasmo.

Al **extraordinario equipo**, humano y profesional, del Hospital Universitario Santa Cristina de Madrid.

A **Samuel Padilla**, recordando al Dr. Petete de hace mucho, mucho tiempo.

A **mi Maestro**, que me regaló el *aroma de la "Eternidad del Instante"*.

Al **Clan Miraguano**, por su cariño y complicidad.

A **todos los Corsarios** *que navegan por aguas turbulentas sin dejarse domesticar*.

A la Bondad que habita los corazones.

A **la Fuerza**, sea cual sea su Nombre, por *cobijar mi aliento*.

Un especial recuerdo a la *viajera estelar*
Carmen Santa Cruz Linquist (hija de Selma).

PRÓLOGO

··· − − − ··· ··· − − − ··· ··· − − − ···

L A palabra prólogo viene del griego πρόλογος (prólogos) formado del prefijo προ– (*pro* = antes) y λόγος (*logos* = palabra, expresión) es decir, antes de la palabra.

¿Qué puedes hacer cuando te piden que escribas uno? Lo primero que se te ocurre, al no haber escrito ninguno antes, es salir corriendo. Es una estrategia que al vivir en un planeta esférico no sirve de mucho, porque por mucho que huyas, regresas siempre al mismo lugar. Por tanto tocaba ponerse a pensar. Y uno reflexiona y piensa: *"anteponerse a la palabra"*, ¡guau! parece una tarea compleja… o no.

Así que fiel al origen de la misma, decidí empezar éste, con algo tan primitivo como es el origen de cualquier figura, símbolo o señal: puntos y rallas, sin palabras.

··· − − − ··· Esta secuencia no son puntos y rallas al azar, ¡claro que no! Es código Morse. Su significado: SOS. Es la señal internacional para pedir ayuda, socorro, auxilio. Popularmente, se cree que la señal significa *"Save Our Ship"* ("salven nuestro barco"), o *"Save Our Souls"* ("salven nuestras almas"). Sin embargo, SOS no es la sigla de ninguna frase, carece de significado alguno, sólo fue seleccionada por su facilidad de transmisión y de memorización.

Empiezo así, porque nuestro cuerpo de humanidad grita ¡auxilio! Sí, auxilio porque herramos pensando que nuestro paso por ésta bola azul era someterlo y no contemplarlo y ese sometimiento nos ha llevado a las puertas de la sexta extinción. Una extinción de nuestro entorno y de nuestra propia especie.

Cada vez sabemos más cosas, cada día hacemos descubrimientos científicos increíbles. Ya no dependemos de la caza o de si llueve más o menos. Lo tenemos ¡todo!, pero cada vez estamos más enfermos ¿No tendría que ser al revés? Parece que lo que hemos planteado como evolución es una involución de nuestra salud.

Si barremos un poco para casa y decimos que los puntos de la señal de SOS son lineas partidas, y las continuas son líneas enteras, nos encontraríamos con K'an, El Abismo del Agua. Y sí, la verdad es que como especie estamos ante un abismo. Y cuando uno está en un abismo pide auxilio.

Si repetimos la señal, porque la señal, la *frecuencia,* hay que mandarla varias veces, nos encontraríamos con el hexagrama 29: Lo Insondable. Un hexagrama que nos remite al Agua por duplicado. La energética de nuestras aguas se encuentra, sin duda, en un desequilibrio tal que le lleva a producir este estado adaptativo de salud tan *insondable* como es la patología tumoral.

Las disparatadas cifras de la patología tumoral con la que día a día convivimos en nuestras consultas son **abrumadoras**. Cada vez la demanda es mayor. Pero, ¿cómo puede ser? ¡Si ya no fumamos en ningún lado, si fumar es un acto vandálico de primer orden! Las cifras de tumoración pulmonar deberían remitir a una velocidad escandalosa ¿no?, pues no. Si nos pasamos aplastando pechos de mujeres (mamografías), ¡una al año!, para hacer el famoso diagnóstico precoz, para prevenir dicen. Las muertes por este tumor deberían haber disminuido mucho ¿no?, pues no ¿No estaremos herrando en algo?

Las investigaciones avanzan sólo en la búsqueda de una cronificación de la enfermedad o en el descubrimiento del último anticuerpo monoclonal cada vez más complejo y específico, pero no hay ninguna línea de investigación que se pregunte ¿por qué? Sí, por qué ésta humanidad se está volviendo tumoral. Quizás no interesa esa línea de investigación, porque… a ver si se va a descubrir que se debe a un estilo de vida que no estamos dispuestos a abandonar.

Pero no hablo de un estilo de vida de hacer ejercicio, de comer bien, de disfrutar de un buen entorno afectivo (que sin duda son muy necesarios). Hablo de un estilo de vida que tiene que ver con cómo me relaciono con la vida. Y la vida es todo lo que me rodea, la familia, los amigos, las plantas, los *bichos*, el trabajo ¿Qué relación emocional tengo con todo ello? ¿Qué vivencia de Amor, de Humor, tiene la humanidad para que se convierta en tumor? No vaya a ser que nuestro Amor, Humor, no se esté viviendo de una forma adecuada y se transforme en tumores. Esto no es un simple juego de palabras de Kabalá hispánica, no, en absoluto. Son tres parámetros estrechamente relacionados y que la publicación científica más importante que existe —nuestras consultas— lo certifica.

Quizás el comportamiento de la célula tumoral —microcosmos dentro de un macrocosmos— es la réplica de la actitud del ser humano con la naturaleza, con su entorno. Arrolladora. La actitud de que le importa un ¡carajo! lo que haya a su alrededor. Lo que le interesa es ella misma, sobrevivir, y si para ello tiene que destruir todo su entorno lo hará.

Es una respuesta que rebasa el comportamiento individual porque se trata de una respuesta de especie. No somos seres aislados, somos seres interconectados y nuestra estructura celular puede estar dando una respuesta de especie, no individual. Una especie que ha desatendido su espiritualidad perdiendo, de este modo, la conexión con todo, incluso consigo mismo.

Unas células de humanidad que parecen buscar una nueva identidad creando las *neo–formaciones*, nuevas formaciones celulares, como respuesta alocada y arrítmica ante la forma de convivir que hemos desarrollado. Unas células desenfrenadas, muy particulares porque no podemos olvidar su característica más importante: son inmortales. Peculiaridad que no debe pasar desapercibida y que invito al lector a reflexionar sobre ello.

Quizás debamos de salirnos del tumor de mama, de colon, de pulmón, para empezar a verla como una enfermedad tumoral global, de todo un ecosistema celular —el humano— que se encuentra dañado. Y que después se centraliza más en un órgano o en otro.

Estamos ante la octava publicación de Toty. Su bullicioso intelecto no conoce pausa y, como en sus anteriores textos, encontrarán una investigación profunda, meticulosa y certera. Llena de entresijos energéticos y por qué no, chamánicos, que sin duda no le dejarán indiferente. Léanlo despacio para poder zambullirse en cada una de las propuestas que plantea y poder entrever en las rendijas del alma —los resonadores— los misterios que atesoran.

Necesitamos ¡sugerencias, ideas nuevas! ante algo que nos abruma, como es la enfermedad tumoral.

Y que ojalá إن شاء الله los primeros beneficiarios sean sus pacientes.

Bienvenidos…Herederos de un Tiempo… que se acaba, porque urge sanar.

¡Ah! una cosa más. Cuando alguien recibe la señal de SOS, para avisar de que ha sido escuchada se transmite: − − − entera, entera, entera. Ahí lo dejo…

Sierra de Madrid. Otoño de 2023
Samuel Padilla Hernández
Médico Acupuntor
Fellowship en Oncología y Medicina Integrativa por el
Memorial Sloan Kettering Cancer Center de New York

PRELUDIO

"El dragón inmóvil en las aguas profundas se convierte en presa de los cangrejos" (Proverbio chino)

S E sabe **que el cáncer** es la **principal causa de muerte en el mundo**. En **2020** se atribuyeron a esta enfermedad casi 10 millones de defunciones, es decir, una de cada seis de las que se registran. Respecto a España, muy poco varían los datos y predicciones[1].El término "cáncer" designa un amplio grupo de enfermedades que pueden afectar a cualquier parte del organismo. Lo que lo define es la multiplicación rápida de células anormales que se extienden más allá de sus límites invadiendo tejidos adyacentes del cuerpo y propagándose a otros órganos en un proceso que se denomina "metástasis". Son estas **metástasis la principal causa de las defunciones registradas**.Según se van cumpliendo años, la incidencia de la enfermedad tumoral aumenta por acumulación de factores de riesgo a los que se suma la pérdida de eficacia de los mecanismos de reparación celular.

En el siglo en que vivimos, pueden evitarse entre el 30% y el 50% de los casos de cáncer reduciendo los factores de riesgo y aplicando estrategias preventivas. La detección precoz y el tratamiento adecuado colaboran en ello proporcionando una significativa viabilidad de curación. Pese a esta *esperanza esperanzadora* se pronostica que en **2040** el número de casos nuevos de cáncer por año aumentará a 29,5 millones y el número de muertes a 16,4 millones.

Para tratar de forma adecuada y eficaz un cáncer es esencial acertar con el diagnóstico puesto que **cada tipo de cáncer y cada enfermo requieren un tratamiento concreto**.

Cirugía, quimioterapia, radioterapia, inmunoterapia y **tratamientos hormonales** son algunas de las propuestas tendentes tanto a

---

[1] Sociedad Española de Oncología Médica (SEOM) "Las cifras del cáncer en España, 2022" ISBN: 978–84–09–38029–9.

curar la enfermedad como, de no ser posible, a cronificarla. El problema reside en la **yatrogenia** que estas ofertas producen en el paciente alterando su **calidad de vida**.

En **1979**, la **Organización Mundial de la Salud** reconoció la eficacia y la seguridad de la **acupuntura** publicando una larga lista de enfermedades, síntomas o afecciones para las que demostraba ser un tratamiento eficaz. De su extenso listado destacaremos:

· Modula el sistema inmune.
· Reacciones adversas de la radioterapia y/o quimioterapia.
· Náuseas y vómitos.
· Dolor postoperatorio.
· Dolor visceral por cáncer.
· Convalecencias postoperatorias.

La promulgada **"Estrategia de la OMS sobre Medicina Tradicional"** (2013–2023) siguió haciéndose eco de la acupuntura como práctica eficaz de la milenaria medicina china. Sin embargo, en la **"70ª Asamblea Mundial de la Salud"**, punto 15.6 del orden del día: *"Prevención y control del cáncer en el contexto de un enfoque integrado"* (2017), la OMS la omite por completo. Desconocemos sus razones pero nos inclinamos a pensar que la **férrea presión de las multinacionales farmacéuticas** pudo tener algo que ver.

Fieles al legado del **Clan Sanador** al que pertenecemos retomamos el **bello linaje de la medicina china**, en sus aportaciones del **Arte de la Acupuntura**, para aventurar tratamientos complementarios que favorezcan la mengua de las cifras estadísticas encargadas de pronosticar futuros poco halagüeños. Aun sabiendo el limitado eco de nuestras propuestas, por parte de la *oficialidad sanitaria*, nos arriesgamos a ser **tildados de *clandestinos*** en nuestro diario cometido clínico. No nos asusta el término puesto que, como ya dijimos, formamos parte de lo *clan–destino*. Nuestro destino es investigar, compartir, ofrecer aquellas **hipótesis** que consideramos **dignas de ser tenidas en cuenta**.

Como bien dijera Ernesto Cardenal: *"Quisieron enterrarnos, pero no sabían que éramos semilla"*. Simientes de *"Lo Siempre Posible"*, gérmenes de esperanza para todo paciente cuya espada de Damocles pende sobre su cabeza. No pretendemos sustituir ningún tratamiento oficial sino **complementar técnica occidental con arte oriental** para el bien del enfermo.

El **lenguaje bélico** (*guerra al cáncer, armas contra el cáncer, batalla contra el cáncer...*), como toda contienda, inevitablemente provoca daños colaterales que se despliegan en los efectos secundarios de muchos de los métodos al uso. Estos efectos, además de deterioro físico, provocan una desalentadora calidad de vida y ese **desaliento** se convierte en un serio *nocebo* a la hora de *reparar la patología* porque, como veremos, las **emociones** son importantes agentes facilitadores tanto de la salud como de las dolencias.

Sun Tzu, en su "Arte de la Guerra", alienta nuestras hipótesis: *"La mejor victoria es vencer sin combatir"*. Es a lo que aspiramos con este libro. Plantear una serie de protocolos para tumores primarios, metástasis, efectos secundarios de los tratamientos occidentales, cuidados paliativos... Protocolos que deberán adaptarse al paciente concreto y a sus características tanto tumorales como afectivas.

Convertiremos nuestras **agujas de acupuntura** en *batutas* capaces de *resintonizar la sinfonía de la vida*. **Sus notas reverberan en cada uno de los puntos que conforman los meridianos energéticos de la medicina china**. Todo un mapa de energías que nos muestra senderos transitables que nos permiten llegar al destino deseado. Aventureros de la salud nos aventuramos en el **maravilloso paisaje humano** compuesto no sólo de materia sino, y lo que es más importante, de campos vibracionales.

Cuenta la leyenda que el legendario Emperador **Huang Di** fue inmortalizado como un Dragón y ascendió al cielo. A Huang Di le debemos el **Neijing** 内經 ("Canon Interno del Emperador Amarillo", 2697–2597 a. C) compuesto en colaboración con su médico Qi Bo. El Neijing se compone de dos partes: **Suwen** 素問 ("Preguntas Básicas", teoría médica y métodos diagnósticos) y **Lingshu** 靈樞 ("Pivote Espiritual", enumera terapias de acupuntura en detalle).

El proverbio que iniciaba este Preludio alude al necesario despertar del **linaje del Dragón** cuyos conocimientos sanadores descansan en los textos de Huang Di. En sus capítulos encontraremos la manera de que ningún *karkinos* gobierne la contienda.

"Hay que evitar el combate en lugar de vencer en él. Hay triunfos que empobrecen al vencido, pero no enriquecen al vencedor"
(Juan Zorrilla de San Martín)

CAPÍTULO 1

HISTORIA DE UN CANGREJO

"[...] los viejos tienen la barba blanca, las caras con arrugas, que vierten de sus ojos ámbar abundante y goma de ciruela; que padecen gran debilidad de piernas, y mucha falta de entendimiento. Todo lo cual, señor mío, aunque yo plena y eficazmente lo creo; con todo eso, no me parece bien hallarlo afirmado en tales términos, porque al fin, vos seríais sin duda tan joven como yo, si os fuera posible andar hacia atrás como el cangrejo" (William Shakespeare: Diálogo entre Hamlet y Polonio Acto II–Escena VII)

LA mitología griega relata el **diálogo de Zeus con un cangrejo** que le explicaba que, al caminar de lado, engañaba al tiempo y se convertía en inmortal. Si bien los cangrejos viven normalmente entre los 3 y los 18 años, hubo un tiempo en el que existía la creencia de que este crustáceo era imperecedero debido al exoesqueleto que lo recubre como una armadura protegiendo sus órganos internos. Decisiva es también, para esta creencia,su capacidad de regenerarse siempre y cuando no pierdan las tenazas principales.

Avivando la **memoria mitológica**, y nuestro deleite por actualizarla, recordemos a la célebre **Hydra de Lerna**, monstruo del inframundo con forma de serpiente policéfala. En el segundo de sus doce trabajos, **Hércules** tuvo que enfrentarse a ella al objeto de matarla. Cada vez que cortaba una de sus cabezas, dos más surgían de nuevo. Para complicar aún más la hazaña, **Hera**, molesta con Zeus, enviaba un **cangrejo**que mordía los pies de Hércules dificultando su cometido. Al final, Hércules consiguió aplastar al crustáceo para continuar luchando contra la Hydra hasta vencerla. Hera, por su parte, recompensó al cangrejo y a la Hydra otorgándoles un lugar en el cielo estrellado: Con forma de serpiente retorciéndose, **Hydra** ostenta el puesto 1º en extensión de las 88

constelaciones. Su estrella más brillante es Alfard (α Hydrae) que, con una magnitud de 1,99, dista 177 años luz. Bajo la elíptica celeste, su cabeza se encuentra junto a la constelación de **Cáncer** (fig. 1).

Según nos ha legado la cultura egipcia, la constelación de Cáncer era representada por el **escarabajo**, símbolo sagrado de la inmortalidad. Este sacro coleóptero representaba al autocreado **dios Jepri** (Khepri). Su nombre significa *"El que llega a ser por sí mismo"*. Jepri (*ḫprj*) se deriva del verbo *ḫpr*, que significa 'llegar a ser, ser transformado, nacer o crear'.Su derivado *Jeperu* aludía a los cambios, las transformaciones y de ahí, Jepri, quien 'se transforma' o 'se crea'. El **escarabeo** era un amuleto, con forma de escarabajo, como símbolo de la resurrección. En vida proveía de protección contra el mal y, colocado en el pecho del difunto, le aseguraba la posibilidad de resucitar a la vida eterna. Su nombre jeroglífico se translitera como *ḫpr* (o *xpr*): "convertir o transformar" (fig. 2).

No puede dudarse del **trasfondo mitológico y astrológico en la historia de la oncología** puesto que durante siglos la medicina estuvo directamente relacionada con los astros, los planetas y las constelaciones. Resulta curioso, en este sentido, el paralelismo del **escarabajo pelotero** con el cosmos que lo acoge. La investigadora **Marie Dacke**, de la Universidad de Lund, afirma que este coleóptero se orienta por la **Vía Láctea** *"el brillo de las estrellas le sirve para huir, en línea recta, de los montones de estiércol que genera"* (Revista Current Biology). Era sabido que se orientaba por el Sol y la Luna, pero ahora, tras este hallazgo, se convierte en el primer insecto que emplea las estrellas, como hacen los pájaros y los humanos. Más adelante veremos que la **onco–célula** intenta sobrevivir en un terreno peligrosamente contaminado y, como el escarabajo, ensaya formas de huir de la *mugre* que la circunda.

Repasemos un poco la historia. En 1736, el naturalista **Abraham Trembley** encontró un extraño organismo en una muestra de agua proveniente de un estanque. Un diminuto *monstruo verde* con múltiples extremidades que más parecía planta que animal. Cortó uno de estos *engendros* por el centro y se fascinó viendo como cada mitad se regerabaconvirtiéndose en un nuevo individuo. El físico **René Antoine Ferchault de Réaumur**, tras un largo epistolario con Trembley, pudo probar que el organismo en cuestión se trataba de un **pólipo**. En una de sus cartas, Trembley lo apodó como Hydre en referencia al mito griego. Siete

---

* Todas las figuras se encuentran al final del texto a partir de la página 219.

años más tarde, **Carl Linnaeus** clasificó a estos pólipos propios de aguas dulces bajo el género Hydra (fig. 3). A finales del siglo XX, el profesor **Daniel Martínez** reportó que *Hydra vulgaris* no envejecía.Sus células no se deterioraban, eran potencialmente inmortales debido a la cualidad de sus **células madre** favorecedoras de la creación de **pequeños clones de sí misma**.

Recientemente, el profesor **Thomas C. G. Bosch** y su equipo han descubierto una proteína en las citadas células madre que parece ser clave en el **antienvejecimiento**. *"Si se elimina el **gen Fox O**, la Hydra envejece"*, apunta Bosch, *"aunque aún no está claro cómo funciona"*. Los humanos tenemos versiones de este gen y algunas de estas variedades cobran relevancia en gentes que viven más de 100 años. Frente a este gen de la Hydra debemos **redefinir nuestro saber para aportar hipótesis que actualicen la tarea de Hércules**. El estudio del pólipo de aguas dulces ha ensanchado las expectativas de la biología y sus secretos. En un hipotético futuro tal vez podamos vivir inmunes al paso del tiempo…

La ***Hydra vulgaris***, descendiente simbólico de la Hydra de Lerna, encarna una perfecta **metáfora del cáncer**. **Eva–Maria S. Collins**, investigadora en la Universidad de California en San Diego (EE UU), usando fluorescencia y técnicas de microscopía, logró mostrar cómo funcionan los **biomecanismos de este curioso pólipo** de agua dulce: *"en el momento en que un animal roza sus tentáculos, dispara púas envenenadas para paralizarlo. A continuación, contrae los tentáculos y un grupo especial de células se separa para mostrar una boca con la que chupa a su víctima. Una vez que ha digerido la comida, mantiene la boca abierta para escupir cualquier material sobrante, la vuelve a sellar con una capa de tejido y espera a la siguiente presa. Para poder abrir la boca, sus células cambian de forma"*. Iremos viendo como el proceder de la **enfermedad tumoral** difiere poco de los mecanismos de la Hydra: *"Las células cancerosas liberan señales químicas a los capilares y las venas circundantes que las inducen a crear nuevos vasos sanguíneos, a ramificarse como un bosque de coral, entregando nutrientes y oxígeno que dan vida a su colonia floreciente. El cuerpo obedece, alimentando inconscientemente al asesino anidado en su corazón"* (**Sam Dresser**).

Por base científica, **el cáncer va paralelo al desarrollo celular**. Desde la **prehistoria** hay evidencias de casos que pueden corresponderse con el concepto actual de esta enfermedad pero es en la **época faraónica** donde encontramos los primeros "textos" que hablan claramente de ello. En dos de los **papiros médicos** de la Dinastía XVIII (**Edwin Smith** del 1600 a.C. y **George Ebers** del 1500 a.C.) se citan referencias claras al cáncer. El de Ebers hace una extensa mención a tumores de mama (incluso en varones) y de útero. También aparecen teóricos tratamientos, algunos quirúrgicos. Citemos los **hallazgos arqueológicos**:

— El esqueleto de una mujer de unos 34 años de la VI Dinastía egipcia (2300 a.C.), fue hallado con la huella de metástasis ósea cuyo origen parece apuntar a un cáncer de mama.

— Evidencias de metástasis en los huesos de un hombre de entre 25 y 35 años en una tumba de 3.200 años de antigüedad, en las proximidades del río Nilo en Sudán, que fue descubierta por la estudiante australiana Michaela Binder de la Universidad de Durham.

— La Universidad de Granada, que lleva años excavando en la necrópolis de Qubbet el Hawa (Asuán, Egipto), dio a conocer los resultados de los TACs realizados a cuatro momias de esta necrópolis. En dos de ellas, fechadas en el 2000 y el 1800 a.C. respectivamente, se han identificado casos de cáncer de mama y mieloma múltiple.

— Se han encontrado, también varios tumores de colon en momias conservadas en el Museo del Cairo de Egipto.

El cáncer ha estado presente en toda la amplia historia del ser humano pero ¿por qué se le llama así? La palabra cáncer proviene del griego, en concreto, de la palabra *karkinos* καρκίνος. Hay teorías que la derivan del sánscrito (lengua indoeuropea del s. XV a.C.) cuyo término *karkah* significa cangrejo y cuya raíz coincide con la de *karkinos*. **'Kar–'** describe cosas duras como el caparazón del cangrejo. *"Sus venas están tan llenas y apretadas como las patas de un animal llamado cangrejo"*. Con esta descripción, el médico griego **Hipócrates de Cos** describía la **enfermedad de 'karkinos'** pero es en los "Tratados Hipocráticos" donde se encuentran las primeras asociaciones del cáncer a este crustáceo.

El citado **Sam Dresser**, editor de la revista 'Aeon', publicó un interesante reportaje sobre la adopción de la **metáfora *crustácea hipocrática*** citando un libro reciente sobre la historia del cáncer a lo largo de los siglos escrito por la académica **Alanna Skuse** (*Constructions of Cancer in Early Modern England*, Palgrave Macmillan 2015). En este texto se recogen testimonios médicos del siglo XVI que respaldan las descripciones de Hipócrates: *"No tenía sentido extirpar el tumor, así como tampoco se puede* *forzar a un cangrejo a dejar lo que ha agarrado entre sus garras apretadas. La enfermedad es tan astuta como su homónimo, se arrastra poco a poco, roe y muerde la carne como si fuera un cangrejo"*. **El 'karkinos' griego evolucionó a 'karkinoma'** de la mano de otro médico llamado **Pedanio Dioscórides Anarzabeo** cuyo manual ("De Materia Médica") se convirtió en la panacea para tratar esta enfermedad durante toda la Edad Media hasta el Renacimiento. Fue traducido al castellano y ampliado con más información por **Andrés Laguna** que recupera el saber médico de la Antigua Grecia alojándolo en la España renacentista. En la palabra 'carcinoma' (καρκίνωμα, *karkinoma*) el sufijo *'–oma'* (–ωμα) indica tumor.

Milenios después, en los escritos atribuidos a **Hipócrates de Cos**, encontramos el origen etimológico de la palabra latina cancer (sin tilde). En el **Corpus Hippocraticum**, se mencionan unas lesiones ulcerosas crónicas ("úlceras malignas"), en ocasiones duras, que evolucionan sin control expandiéndose por los tejidos y asemejándose a las patas de un cangrejo. Hipócrates las bautizó con la palabra *karkinos* englobando en ella las distintas clases de úlceras y tumoraciones.

Galeno abordó los tumores distinguiendo *onkoi* (bultos o masas en general) del *karkinos* (úlceras malignas) y de los *karkinomas* (incluidos cánceres no ulcerantes). Los clasificó en **tres categorías**, desde los más benignos hasta los malignos:

· *De Tumoribus Secondum Naturam* (tumores según la naturaleza) incluía todas las variantes de los procesos neoplásicos.

· *De Tumoribus Supra Naturam* (tumores más allá de la naturaleza) comprendía procesos como abscesos e hinchazones.

· *De Tumoribus Praeter Naturam* (tumores sobre la naturaleza) incluía lesiones consideradas como cáncer en la actualidad.

La clasificación de Galeno de bultos y crecimientos es el primer y único documento escrito de la antigüedad dedicado exclusivamente a los tumores tanto cancerosos como no cancerosos. Todos ellos son el resultado de una alteración del Humor **"Bilis Negra"**. **Wilhelm Bombast von Hohenheim** (Paracelso) propuso sustituir la 'Bilis Negra' de Galeno por varios *"ens"* (entidades): *astrorum* (factores cósmicos); *veneni* (tóxicos); *naturale et spirituale* (física o mental) y *deale* (providencial).

Las verdaderas causas del cáncer siguen siendo misteriosas. Tanto es así que ya en 1773, la **Academia de Lyon** ofreció un premio al mejor informe científico sobre *"Qu'est–ce que le cancer"*. La tesis doctoral de **Bernard Peyrilhe** ganó el concurso defendiendo con pulcritud la existencia de una **"materia Icorosa"** como factor promotor del cáncer que, similar a un virus, se desarrollaba en la linfa degradada. Las causas, la naturaleza, los patrones de crecimiento y el tratamiento del cáncer debían examinarse desde este prisma.

Pierre Paul Broca en su *"Mémoire sur L'anatomie pathologique du Cancer"* estatificó el proceso canceroso y sus posibles pronósticos. Su síntesis es de hondo calado en la actualidad. Sin embargo, la primera orientación sobre el origen celular relacionado con el **estroma tumoral**[2] fue hecha por **Alfred Velpeau** que anticipó las bases genéticas: *"la llamada célula cancerosa es simplemente un producto secundario en lugar del elemento esencial de la enfermedad. Debajo, debe existir algún elemento más íntimo que la ciencia necesitaría para definir su naturaleza"*. **Theodor Boveri**, en un ensayo titulado *"Zur Frage der Entstehung maligner Tumoren"*, propuso por primera vez el papel de las mutaciones somáticas en el desarrollo del cáncer. Aún con todas estas previas investigaciones sigue siendo certera la opinión del sirio **Arquigenes de Apamea** que, en los siglos I y II, enfatizó la importancia del diagnóstico temprano del cáncer, cuando los remedios conocidos aún pueden tener éxito, recomendando la cirugía en el caso de enfermedad avanzada pero advirtiendo que *"si el cáncer ha tomado algo entre sus manos no se puede arrancar fácilmente"*. De aquí que nos prestemos a proponer hipótesis capaces de inutilizar las temibles *pinzas del cangrejo*.

Regresemos a los términos griegos. El **singular de onkoi es onkos**, del que deriva el término **oncología**. Además de designar "masas", en el **teatro griego Onkos** se utilizaba para *"agrandar la máscara trágica que a menudo se cargaba con este peso rígido que servía para señalar el **fardo psíquico** que abrumaba a su portador"*[3] (fig. 4). Sin lugar a dudas los **factores emocionales**, como veremos más adelante, son dignos de tenerse en cuenta tanto en la manifestación como en el desarrollo del proceso tumoral. El exceso de la *viscosa* 'Bilis Negra', que Galeno anotaba como causa probable de los tumores, también es causante de

---

[2] El **estroma tumoral** podría aparecer alrededor de las células tumorales como reacción de defensa del organismo ante la enfermedad, pero a la vez dificulta la acción de los fármacos en la célula maligna y estimula la dispersión del tumor a otras partes del cuerpo, a través de la sangre.

[3] Los actores calzaban el *coturno* para parecer más altos. Además del distintivo del *coturno*, existió el *"onkos"* que consistía en una enorme y alta peluca, en forma de torre, que se ponía sobre la careta.

otra *plaga* bien conocida: la depresión. Depresión y cáncer, binomio psico–físico de las alteraciones de este *negruzco humor pringoso*, quedan entrelazados. No en vano el proceso tumoral y el estado psíquico difieren en sólo una letra: **[H]umor–[T]umor**.

La eterna pregunta, ¿es el cáncer una enfermedad moderna causada por factores ambientales y estilo de vida o, por el contrario, es una enfermedad tan antigua como la vida misma?, se complica con el hallazgo, publicado en The Lancet Oncology: hace 76 millones de años, un **dinosaurio herbívoro** de la especie *Centrosaurus apertus* padeció un osteo–sarcoma en estado avanzado. Parece ser que, para el pensamiento oficial científico el cáncer, más que una consecuencia de nuestra sociedad, lo es de nuestra biología. Según el paleopatólogo del hospital académico Bogenhausen de Múnich, **Andreas Nerlich**: *"El cáncer no es una enfermedad moderna, sino que ha estado presente tanto en humanos como en animales de forma muy temprana desde el comienzo de la vida"*. Estudioso de la incidencia del cáncer en poblaciones antiguas de Egipto y la Edad Media, este experto no ha encontrado grandes diferencias con respecto a la era industrial. La mayor frecuencia actual pudiera deberse al aumento de la esperanza de vida que, con el paso de los años,tiende a ir acumulando sustancias carcinogénicas e infecciones virales.

Para **Manuel Serrano**, experto en genes supresores de tumores e investigador del Institute for Research in Biomedicine de Barcelona *"el cáncer es una enfermedad propia de edades avanzadas"*. Señala que, muy posiblemente, los tipos de cánceres más frecuentes hayan cambiado respecto a los tiempos antiguos y, por último, destaca que *"los fármacos actuales nos liberan de infecciones crónicas que también suponen un factor de riesgo de cáncer"*. En su opinión se vive *"bastante mejor que antes, muchísimos más años que antes y, por lo tanto, son más comunes las enfermedades propias de la vejez"*.

Así contemplado, **el cáncer parece algo inevitable**. Con cada nuevo cumpleaños se recibe como regalo un nuevo *boleto de lotería*. Sin embargo, ya en el siglo XVIII **Sir Percival Pott** defendió el desarrollo de la **prevención en Oncología**. Pott fue el primero en exponer la posibilidad de *evitar que los agentes causales del cáncer contactaran con el individuo*. Lo demostró con el cáncer de escroto que sufrían los deshollinadores. **Howard**, pariente y discípulo de Pott, creó en la ciudad inglesa de Middlesex, el primer servicio de oncología en un hospital:

"una sala aireada en la que los pacientes puedan permanecer hasta que el arte médico solucionare sus problemas, o hasta su muerte".

Volvamos al **cangrejo**, objeto de nuestras primeras reflexiones, retrocediendo en el tiempo. En el periodo comprendido entre los **años 500 y 1500 d.C.**, en Europa surgieron diversos **tratamientos** contra el cáncer: extirpación y cauterización de tumores pequeños, aplicación de pastas cáusticas con arsenio, dietas, amuletos y **polvo de cangrejo** para tumores extensos ¡Polvo de cangrejo! a modo de **arcaico remedio homeopático** según la máxima *"similia similibus curantur"*[4]. Los vínculos de *karkinos* (καρκίνος) con los *karkinoma* (καρκίνωμα) acaparan amplios textos médicos a lo largo de la historia. Aquel *cangrejo–guardaespaldas* **de la Hydra de Lerna** es el símbolo que encarna los biomecanismos capaces de favorecer la replicación sin límites de la célula devenida en cancerosa. **La Hydra es el proceso oncológico** y, tanto es así, que aquella otra hidra–pólipo de aguas dulces serviría para examinar cómo se desarrolla un organismo a partir de un grupo estructurado de células en un cuerpo complejo. Según la antes citada **Eva–Maria S. Collins** *"ofrece respuestas a dos procesos fundamentales para todos los organismos: la formación de tejidos y sus patrones"*.

A partir del **relato mitológico de la Hydra de Lerna** podemos entrever algunas características de una de las más temibles enfermedades que acechan al hombre:

· **Criatura de los pantanos**: El colapso, el atasco energético como lecho mórbido, favorece la aparición de las enfermedades. Este colapso viene descrito en el hexagrama nº 12, P'i 否 "El Estancamiento" (Cielo sobre Tierra): *"Las fuerzas creativas se mantienen desconectadas y todas las cosas se vuelven rígidas"* como el caparazón del cangrejo. En biología, la matriz extracelular (MEC), *matrisoma*, representa una red tridimensional que engloba todos los órganos, tejidos y células del organismo. Constituye un filtro de protección, de nutrientes y de respuestas inmunes. Sus alteraciones suponen la pérdida de su capacidad de filtrar, de manera eficaz, agentes infecciosos y tumorales. El ***matrisoma* tumoral** es tóxico debido a su **pH ácido**, con escaso oxígeno, haciendo del microambiente tumoral un *cenagoso pantano* en el que la Hydra pugna por sobrevivir sustituyendo un metabolismo aeróbico por uno anaeróbico.

---

[4] "Lo similar se cura con lo similar".

· **Una de sus cabezas era inmortal**: la célula cancerígena, en su replicación sin límites, busca desesperadamente subsistir, aún a costa del organismo entero, para alcanzar la inmortalidad que sueña. Las células, al irse dividiendo, van acortando sus telómeros hasta que, por debajo de una longitud mínima, interrumpen su ciclo celular, envejecen y mueren (límite de Hayflick). La telomerasa, enzima que participa en la preservación telomérica, se encuentra sobreexpresada en las células cancerosas convirtiéndolas en eternamente jóvenes.

· **Cangrejo defensor**: No cabe duda alguna de que el cáncer es el *guardián de la longevidad celular*. Un equipo del Instituto de Investigación Biomédica de Bellvitge (IDIBELL) afirma que *"las células cancerosas no duermen. No respetan los ciclos circadianos y están siempre activas, es decir, 'despiertas'"* hasta que Hércules consiga desarmarlas.

La **Enfermedad Tumoral**, esta terminología define más exactamente el carácter sistémico de esta enfermedad, es una división celular incontrolada con comportamiento aberrante y metastásico (vía sanguínea o linfática). Las células tumorales tienen una morfología alterada que, en su aspecto, se asemeja a las características de la **Hydra de Lerna**. El cangrejo que la defiende puede tener un aspecto terrorífico o, por el contrario, ser más benigno como así lo atestiguauna antigua y difusa constelación creada por **Petrus Plancius** que aparece por vez primera en 1613 y en desuso desde el siglo XVIII: **Cancer Minor** (pequeño cangrejo) compuesta por estrellas débiles de Géminis junto a Cáncer (fig. 5). Estos dos cangrejos encarnan el grado de malignidad de la enfermedad tumoral.

La **astucia maligna** de la **onco–célula** favorece su desarrollo expansivo siendo las **metástasis** el resultado de 'pautas de información' diseñadas desde el origen del proceso tumoral. Es esta 'Información' quien anticipa la 'Energía' necesaria para reproducir, en *territorios distantes*, la 'Materia' del tumor.

'Materia', 'Energía' e 'Información' (MEI) son los tres *pilares* del onco–proceso y nos atrevemos a aventurar que la 'Información' representa la viga maestra.

Sin desdeñar ni excluir las **simbólicas metáforas** que en otros tiempos describieron la **génesis cancerosa**, mencionemos los sucesivos paradigmas que aspiraron a desentrañar el fenómeno.

Durante los últimos 50 años la investigación oncológica protagoniza **cinco cambios de "teoría"**: 1) teoría viral, 2) teoría del oncogén,

3) teoría de los genes supresores de tumor, 4) teoría génica y 5) teoría de la inflamación o del microambiente.

- **Teoría viral**: En 1951, a partir de distintos sarcomas y carcinomas murinos, se aislaron los virus Graffi, Friend, Moloney y Ehrlich (nombre de sus descubridores) y se postuló la etiología infecciosa del cáncer (virus exógenos). En 1959 esta hipótesis fue puesta en entredicho al descubrir que, en el ratón, los rayos X eran capaces de inducir leucemia. Para dar cabida a esta contrariedad, en 1969 Huebner y Todaro postularon la "teoría del oncogén".

- **Teoría del oncogén**: El genoma celular contiene un "oncogén" potencialmente responsable de la transformación neoplásica pudiendo ser transmitido por línea germinal y activado por diversos agentes. La búsqueda del "oncovirus humano" se vio alentada por el National Cancer Act firmado por Nixon en 1971 bajo el lema de Sabin "un cáncer, un virus, una vacuna". Los oncovirus, entendidos como *virus endógenos*, abrieron las puertas de la retrovirología[5]. En contra del dogma "ADN–ARN–proteína" se infirieron retrotransposones (ADN a ARN a ADN) y transposones (ADN a ADN). La demostración de estos "genes saltarines" le valió, en 1983, el Premio Nobel a Barbara McClintock. Sin duda alguna, la célula neoplásica era "propia" del organismo[6].

- **Teoría del anti–oncogén (genes supresores de tumor)**: A partir de 1984, el heredable retinoblastoma se asoció a la falta o inactivación de los dos alelos de un gen determinado. Estos genes, ausentes o inactivados, se consideraron anti–oncogénes (supresores de tumor) postulándose que su deleción[7] eliminaría el "freno" de la expansión clonal neoplásica. A la célula transformada le faltaba "algo"[8].

- **Teoría génica**: Considera que un cáncer surge como consecuencia de una cascada de eventos en el ADN genómico que involucra tanto activación de oncogénes como deleción de genes supresores de

---

[5] Coffin JM, Hughes SH, Varmus HE. *Retroviruses*. Cold Spring Harbor NY: Cold Spring Harbor Laboratory Press, 1997.

[6] Shimkin B. *Contrary to Nature*. Bethesda MD: NIH, 1977.

[7] **Alelos**: maneras en que puede manifestarse un carácter o un gen. **Deleción**: cambio genético que implica la pérdida de un segmento de ADN.

[8] Harris H, Miller OJ, Klein G, Worst P, Tachibana T. *Suppression of malignancy by cell fusion*. Nature 1969; 223: 363–5.

tumor. La transformación neoplásica es consecuencia de una serie de sucesos mutagénicos[9].

- **Teoría de la inflamación o del microambiente**: La metamorfosis neoplásica de una célula no significa necesariamente el desarrollo de un tumor. La célula "mutada" puede ser suprimida por el sistema corrector de errores del ADN. También puede permanecer en un estado de "tumor dormido" siempre que el sistema inmunológico no la detecte. Un microambiente inflamado, que altera la matriz extracelular, puede *despertarla* provocando su proliferación[10]. En todas las relaciones "tumor–huésped", el sistema inmunológico tiene una función bivalente: de una parte, se necesita su estímulo para la iniciación, promoción y neovascularización tumoral; por otro lado, la vigilancia inmunológica establecería un balance homeostático entre aceptación y rechazo, con varios factores a favor y otros en contra de la proliferación tumoral. Según esta teoría, la colaboración del microambiente es indispensable[11].

No pueden descartarse ninguna de los supuestos, aún hoy vigentes, puesto que los **cinco paradigmas suponen una extensa visión del proceso tumoral**: agentes cancerígenos relacionados con cambios génicos que engloban proto–oncogénes, deleciones de anti–oncogenes y *nicho* inflamatorio del microambiente. A pesar de su importancia, ninguna de estas hipótesis es capaz de abarcar todas las dimensiones del proceso tumoral. Se sigue esperando, y necesitando, un **nuevo paradigma integrador** que satisfaga la búsqueda de remedios exitosos.

Actualmente, el cáncer es considerado como un **desorden de células** que se dividen anormalmente formando agregados. Estos agregados crecen dañando los tejidos vecinos, se nutren del organismo y alteran su fisiología. Sus células migran e invaden tejidos lejanos cuyo *nicho* les resulta apropiado para continuar su crecimiento originando metástasis.

Se presume que en **una célula normal ocurren diariamente alrededor de 20.000 eventos que dañan el ADN y cerca de 10.000 errores**

---

[9] Prehn RT. *Stimulatory effects of immune reactions upon the growth of untransplanted tumors.* Cancer Res 1994; 54:

[10] Marx J. *A boost for tumor starvation.* Science 2003; 301: 452–4.

[11] Park CC, Bissell MJ, Barcellos–Hoff MH. *The influence of the microenvironment on the malignant phenotype.* Mol Med Today 2000; 6: 324–9. / Liotta LA, Kohn EC. *The microenvironment of the tumor–host interface.* Nature 2001; 411: 375–9.

de replicación. Existen, además, alrededor de **153 genes que participan directamente en la reparación del ADN**[12] cuyos principales mecanismos incluyen la reparación de mal pareamiento (*missmatch*), reparación por escisión de base o nucleótido, unión de extremos no homólogos y recombinación homóloga. Algunos ejemplos de estos genes son BRCA1 y 2 (cáncer de mama y ovario) y MSH2, MLH1 y MSH6 (cáncer colorrectal hereditario no poliposo). Para que estas mutaciones, iniciadoras o promotoras de tumores, prosperen originando un *clon tumoral*, deben darse en la célula y su **microambiente** dos hechos comunes a todos los tipos tumorales: **la inestabilidad genómica** que favorece la adquisición de mutacionesy la **inflamación tumorigénica**.

• **Inestabilidad genómica y mutaciones**: En las células normales existen mecanismos que controlan la acumulación de mutaciones que ocurren de manera espontánea: la detención del ciclo celular, la reparación del ADN y la eventual destrucción de una célula muy dañada mediante apoptosis (muerte celular). Un rol fundamental lo cumple la proteína **p53** distinguida como **"Guardián del Genoma"**. Si los *guardianes* fallan, las secuencias génicas no se tutelan correctamente durante la replicación generándose fragmentos que provocan **inestabilidad microsatelital** (MSI). Junto con la falla en los mecanismos de control, la pérdida del ADN de los telómeros[13] es otra fuente de inestabilidad genómica.

• **Inflamación tumorigénica**: Las células del sistema inmune son las principales responsables de la inmunovigilancia tumoral. Durante este proceso se produce un estado de inflamación crónica mediado principalmente por macrófagos y mastocitos que infiltran el tumor y producen factores que promueve su crecimiento, La inflamación del microambiente provoca **estrés genotóxico** que, a su vez, favorece nuevas mutaciones, **angiogénesis** y metástasis[14].

Datos, teorías, propuestas... No puede negarse el **esfuerzo investigador** ni los aciertos obtenidos hasta la fecha. Tampoco debe obviarse la incapacidad clínica a la hora de ofrecer tratamientos que erradiquen la enfermedad. Bien es cierto que se han logrado exitosos

---

[12] L.A. Loeb. *Human cancers express mutator phenotypes: origin, consequences and targeting.* Nat Rev Cancer, 11 (2011).

[13] **Telómeros**: secuencias de ADN localizadas en los extremos de los cromosomas.

[14] R.D. Schreiber, L.J. Old, M.J. Smyth. *Cancer immunoediting: integrating immunity's roles in cancer suppression and promotion.* Science, 331 (2011).

avances en procedimientos destinados al "cáncer primario" pero las **metástasis** siguen siendo una *mortífera espada de Damocles* que espera su oportunidad para asestar el *tajo definitivo*. Frente a ella no hay cirugía, quimioterapia —en cualquiera de sus variantes—, o radioterapia eficaces.

La novedosa inmunoterapia (tratamiento del cáncer que ayuda al sistema inmunitario a combatirlo) no deja de ser, también, una *espada de doble filo* puesto que, los fármacos utilizados para combatir a las células tumorales pueden causar que el sistema inmunitario identifique como extraños tejidos sanos del cuerpo y los ataque. Como ejemplo, la **terapia de células T con receptores quiméricos de antígenos (CAR–T)** puede provocar síntomas neurológicos e, incluso, un (STC)"[15] que puede poner en peligro la vida. Ante estos riesgos, **Daniel Barber**, Jefe de Sección de Biología de Linfocitos T del "National Institute of Allergy and Infectious Diseases (NIAID)" de Bethesda–Maryland (EEUU) se muestra palmario: *"hace tiempo que sabemos que reforzar las respuestas de las células inmunitarias puede resultar en algo bueno o algo malo"*.

Otro de los **problemas de la inmunoterapia** es que no es efectiva en una buena parte de los tumores considerados fríos o inertes ante las defensas al no tener las mutaciones necesarias o suficientes para ser eficazmente reconocidos por ellas.

Con este nuevo libro queremos aportar nuestra **personal hipótesis de la génesis del cáncer** y sus posibles tratamientos. Sin renunciar al mítico relato de la **Hidra de Lerna**, **y su cangrejo valedor**, nos proponemos ser *arriesgados Hércules* cuya colaboración sirva para identificar y destruir la cabeza mortal del *insidioso monstruo de los pantanos*. Su alegoría no dista de los conceptos con los que la medicina china contribuye al conocimiento de la enfermedad tumoral. Nuestras reflexiones gravitan en esta órbita con el claro objetivo de aportar ideas que puedan traducirse en alivio, en cura, en sanación.

Entre tantos paradigmas oficiales, y algún que otro extraoficial, malo será no encontrar un hueco en el que nuestra propuesta sea analizada sin prejuicios y sin afán antagonista. Bienvenida sea toda aportación y toda esperanza ponderadamente cimentada.

---

[15] **Tormenta de Citoquinas**: las citoquinas son pequeñas proteínas que se encargan de coordinar una respuesta inmune eficaz. Su 'Tormenta' activa las defensas desproporcionadamente provocando una respuesta inflamatoria descontrolada y generalizada que se retroalimenta pudiendo llegar a dañar diversos órganos.

Los pacientes oncológicos reclaman **tratamientos benignos** que no les recuerden a las torturas inquisitoriales de épocas oscuras. *Mutilamos* con la cirugía, *intoxicamos* con las quimioterapias y *abrasamos* con la radio sin poder garantizar la solución del problema.

Fieles a nuestro *peculiar estilo*, arriesgamos la poca reputación que aún nos quede proponiendo hipótesis que *ensanchen* el conocimiento de la enfermedad tumoral. Acostumbrados a no ser tenidos en cuenta nos basta con creer que, como bien escribió Ernesto Cardenal, *aunque se nos entierre, seguiremos siendo semilla.*

Nos incentiva el lúcido aserto del filósofo alemán **Arthur Schopenhauer**: *"Toda verdad atraviesa tres fases. En la primera, es ridiculizada. En la segunda, se le opone una violenta oposición y ya en la tercera, es aceptada como evidente".* Necesario es precisar, para no ser tachados de irrefutables, que nuestra 'verdad' es un conjunto de 'verdades' pequeñitas, todas con minúscula. En cuanto a las fases, hemos de reconocer, sin desaliento alguno, que continuamos, por el momento, en la primera.

"Si al principio la idea no es absurda, entonces no hay esperanza para ella" (Albert Einstein)

CAPÍTULO 2

GENÉTICA Y EPIGENÉTICA
TEORÍA GENERAL DE SISTEMAS

"Me he dado cuenta de que aun la gente que dice que todo está predestinado y que no podemos hacer nada para cambiarlo, mira antes de cruzar la calle" (Stephen Hawking)

L A identificación de moléculas que son expresadas sólo por células tumorales ha permitido introducir nuevos **biomarcadores** específicos para mejorar el diagnóstico del cáncer. Por otra parte, establecer potenciales **'blancos terapéuticos'** ha motivado el desarrollo de la investigación farmacológica. Las **técnicas genómicas de alto rendimiento** (*high–throughput genomic*) permiten realizar perfiles del tumor facilitando la búsqueda de nuevas dianas tanto diagnósticas como terapéuticas. Se espera que, en los próximos años, estas herramientas den su merecido fruto merced a la creciente investigación en microRNAs y al establecimiento de perfiles de expresión específicos para los distintos tipos de tumor.

A pesar de las diversas entidades clínicas agrupadas dentro del término 'cáncer', la gran cantidad de mutaciones acumuladas por las células cancerosas confieren a los tumores **características comunes**. **Hanahan y Weinberg**, en el año 2000, describieron seis que compartían las **células tumorales**[16]:

1. Independencia de señales de crecimiento.
2. Insensibilidad a estímulos que inhiben el crecimiento.
3. Evasión de apoptosis.
4. Invasión y metástasis.
5. Potencial ilimitado de replicación.
6. Angiogénesis sostenida.

---

[16] D. Hanahan, R.A. Weinberg. *The hallmarks of cancer*. Cell, 100 (2000).

Estos rasgos característicos son adquiridos por los diversos tipos celulares durante el proceso carcinogénico. Los mismos autores, en 2011, añadieron dos nuevos atributos[17]:

7. Reprogramación del metabolismo energético.

8. Evasión de la destrucción inmune.

Ocho parecen ser las **características intrínsecas de las células tumorales**. Su desarrollo se ve favorecido por la inestabilidad genómica y la inflamación tumorigénica descritas en anterior capítulo.

Aunque el objetivo de este libro dista mucho de ser un amplio compendio de genética, nos será de utilidad describir mínimamente cada una de estos ocho distintivos.

- **Independencia de señales de crecimiento**

  Alta tasa proliferativa. A diferencia de los tejidos normales, se pierde la homeostasis que regula cuidadosamente la entrada al ciclo de división celular. Normalmente, las células son estimuladas por factores de crecimiento extracelulares que activan receptores presentes en la superficie celular. Estos factores movilizan vías de señalización intracelular y, de este modo, se regula el crecimiento de la célula y su supervivencia.

  En las células tumorales se observan mutaciones en los genes involucrados en estas vías de control manteniéndose activa la proliferación celular por alguno o varios de los siguientes dispositivos:

  · Sintetizan o estimulan, en sus células vecinas, similares factores de crecimiento.

  · Expresan nuevos receptores de membrana que responden a las señales proliferativas presentes en el entorno o sintetizados por la misma célula.

  · Aumentan la expresión de 'receptores tirosina quinasa'[18] en la superficie, haciéndose hipersensibles.

  · Exhiben mutaciones en los receptores de superficie o en las proteínas de la vía de señalización que las mantienen *constitutivamente activas*.

  · Presentan mutaciones en las proteínas encargadas de la retroalimentación negativa que permite atenuar las señales proliferativas.

  Otra vía de señalización comúnmente alterada en tumores es la vía PI3K–Akt–mTOR, relacionada con la proliferación y sobrevida, en la que suele perderse la función de la proteína PTEN (*supresora de tumor*).

---

[17] D. Hanahan, R.A. Weinberg. *Hallmarks of cancer: the next generation*. Cell, 144 (2011).

[18] Los **receptores de tirosina quinasa** (TC) son reguladores centrales de vías de proliferación, diferenciación y apoptosis celular.

- **Insensibilidad a estímulos que inhiben el crecimiento**

Las células tumorales evaden los mecanismos reguladores de la división celular controlados por los genes supresores de tumor. La **proteí–na RB** administra señales externas e internas de proliferación decidiendo si la célula es apta para progresar en el ciclo celular (transición G1/S[19]). Además, regula la expresión génica de proteínas que participan en la mitosis. A su vez, la **proteína p53** vigila el estrés intracelular activando dos vías de respuesta:

· Freno en la transición G1/S para permitir la reparación del ADN.

· Apoptosis cuando el daño es irreparable.

La mutación de p53 (alterada en un 50% de los tumores humanos) favorece la tumorigénesis al perderse su actividad supresora de tumor. Su presencia funcional en cáncer predice una buena respuesta a terapias que inducen apoptosis.

- **Evasión de apoptosis**

El crecimiento de los tumores no sólo depende del número de divisiones de las células que lo componen sino que está condicionado por la tasa de muerte celular. La apoptosis es promovida por diversos estímulos que activan las vías moleculares de las llamadas "**caspasas**" (responsables de la degradación celular). Se forman pequeños corpúsculos (cuerpos apoptóticos) que son fagocitados por otras células. En las células humanas se describen 2 vías apoptóticas:

· **La vía de receptores de muerte (*extrínseca*)**: Se activa en la membrana plasmática tras la unión de miembros de la superfamilia de receptores de factor de necrosis tumoral (TNF).

· **La vía mitocondrial (*intrínseca*)**: Se activa por mecanismos internos y es regulada por proteínas de la familia Bcl–2 cuyas proteínas inhiben la apoptosis (anti–apoptóticas). Otras proteínas la promueven (pro–apotóticas). Su 'balance anti–pro' permite la sobrevida o la muerte celular[20].

Las células tumorales desarrollan mecanismos que les permiten evadir la apoptosis tales como:

· Alteración en el balance de proteínas pro– y anti–apoptóticas.

---

[19] La **fase G1** es aquella en que la célula se prepara para dividirse. Para hacerlo, entra en la **fase S**, que es cuando la célula sintetiza una copia de todo su ADN.

[20] A. Strasser, S. Cory, J.M. Adams. *Deciphering the rules of programmed cell death to improve therapy of cancer and other diseases*. EMBO J, 30 (2011).

· Disminución de la actividad de las caspasas.

· Fallos en la señalización del receptor de necrosis tumoral (TNF).

- **Invasión y metástasis**

Del tumor primario, sólo algunas células adquieren mutaciones que les permitan desarrollar potenciales invasivos en el tejido que las rodea (invasión) y, posteriormente, en sitios distantes (metástasis). Dentro de estas mutaciones, la más característica es la que afecta a la expresión de **E–cadherina** en carcinomas, proteína fundamental en la adhesividad con otras células y con la matriz extracelular (MEC). **Las onco–células pierden el anclaje al epitelio**.

Las células del tumor con capacidad invasiva cambian su fenotipo, haciéndose parecidas a las mesenquimales, mediante un proceso de **transición epitelial–mesenquimal (EMT)**. En él, pierden las uniones adherentes, cambian su morfología, aumentan la expresión de enzimas que degradan la MEC y amplían su motilidad favoreciendo la invasión. Los fibroblastos que las rodean también se modifican beneficiando el proceso carcinogénico al promover un microambiente pro–tumoral denominado "**estroma reactivo**"[21].

Son importantes las **diferencias entre el tejido epitelial y el mesenquimal**. El primero se caracteriza por poseer polaridad apicobasal y una interacción cohesiva, basada en la formación de capas y uniones intercelulares, que impide moverse a las células. El tejido mesenquimal, por el contrario, se distingue por la pérdida de la interacción intercelular, polaridad anteroposterior y una morfología celular alargada. La EMT es una etapa biológica descrita en diversos procesos como la embriogénesis, la reparación de tejidos y los procesos neoplásicos.Si bien, en principio, las células tumorales de origen epitelial se caracterizan por su alta proliferación, la capacidad invasiva y metastásica se relaciona con la aparición de mecanismos de EMT[22]. El concepto inicial de transformación epitelial–mesenquimal lo introdujo **Elizabeth Hay** que, en 1967, se percató de su participación en el desarrollo embrionario[23].

---

[21] Z. Castano, K. Tracy, S.S. McAllister. *The tumor macroenvironment and systemic regulation of breast cancer progression*. Int J Dev Biol, 55 (2011).

[22] Lamouille S, Xu J, Derynck R. *Molecular mechanisms of epithelial–mesenchymal transition*. Nat Rev Mol Cell Biol. 2014; 15 (3).

[23] Hay ED. *An overview of epithelio–mesenchymal transformation*. Acta Anat (Basel). 1995; 154(1).

La EMT no es sólo un mecanismo de diseminación local de las células tumorales a partir de un sitio primario sino que **induce un programa con las propiedades necesarias para la progresión tumoral**. Por otra parte, el hecho de que las células que migran, y se establecen en sitios distantes formando tumores secundarios, sean histopatológicamente similares a sus progenitoras supone que, además del papel facilitador de la EMT necesitan despojarse, al llegar al *nuevo territorio*, de su fenotipo mesenquimal por medio de un proceso inverso de **transición mesenquimal–epitelial (MET)**[24] (fig. 6). La recuperación del fenotipo epitelial cohesivo es ventajosa dado que el microambiente local del órgano distante carece de las señales presentes en el tumor primario, señales que desencadenaron la EMT inicial[25].

A partir del tumor primario, las células comienzan la **invasión local** continuando con la **intravasación** en vasos sanguíneos o linfáticos. A través de estas vías, penetran en el parénquima de tejidos distantes (**extravasación**) formando pequeños nódulos de células cancerosas (**micrometástasis**) que crecen hasta desarrollar tumores (**colonización**) clínicamente detectables. A este proceso se lo denomina **cascada invasión–metástasis**.

Sin embargo, **el proceso metastásico "exitoso" es poco eficiente**. Se requieren, al menos, 10.000 células *tumorales circulantes* (CTCs) para el desarrollo de una metástasis triunfante. La presencia de CTCs es necesaria pero no suficiente.

- **Activación de un potencial de replicación inmortal**
La mayor parte de las células se multiplican un número limitado de divisiones (**límite deHayflick**).Cuando alcanzan esta frontera, pueden optar por dos estados no–proliferativos:
  · Senescencia.
  · Muerte por apoptosis.
En los extremos de los cromosomas se encuentran los **telómeros** que se acortan progresivamente con cada una de las divisiones de la célula hasta llegar a un punto crítico (*crisis* celular). Solo algunas células (germinales y reproductivas) pueden sobrepasar este límite y dividirse de

---

[24] Yao D, Dai C, Peng S. *Mechanism of the mesenchymal–epithelial transition and its relationship with metastatic tumor formation*. Mol Cancer Res. 2011 Dec; 9(12).

[25] Guarino M, Rubino B, Ballabio G. *The role of epithelial–mesenchymal transition in cancer pathology. Pathology*. 2007 Jun; 39(3).

manera indefinida, al igual que las células tumorales, en un proceso de **inmortalización**. Estas células inmortales expresan la proteína **telome-rasa** que evita el acortamiento telomérico. La telomerasa está ausente en las mayoría de las células del organismo pero hace su presencia en cerca de un 90% de las células tumorales inmortalizadas.

La expresión de esta proteína junto a mutaciones que inactivan la función de p53, evitan la *crisis* celular y la muerte o senescencia de las células tumorales.

- **Angiogénesis sostenida**

La formación de nuevos vasos sanguíneos es necesaria para suplir de nutrientes y oxígeno a los tejidos en formación. No obstante, en el cáncer la estimulación de la angiogénesis favorece su crecimiento y me-tástasis.

La angiogénesis está regulada por diversas vías en las que participan **moléculas anti– y pro–angiogénicas** que, **en tejidos normales, se en-cuentran en balance**. La pérdida de este balance en el tejido tumoral fa-vorece el desarrollo de nuevos vasos sanguíneos a partir de células precursoras endoteliales. El desarrollo del tumor provoca una **hipoxia local** que estimula la producción de citoquinas angiogénicas, factores de creci-miento de fibroblastos y de necrosis tumoral alfa (TNF–α) entre otras.

- **Reprogramación del metabolismo energético**

En **condiciones normales** aeróbicas, las células procesan glucosa hasta su degradación completa a dióxido de carbono en la mitocondria. En **células tumorales**, ciertas mutaciones y la presencia de un medio pobre en oxígeno conducen al *efecto Warburg* que consiste en una **re-programación del metabolismo energético** hacia una acelerada velo-cidad glicolítica a pesar del oxígeno disponible. Se cree que los tumores requieren una modificación en su metabolismo para cumplir las deman-das de su rápido crecimiento.

Existe un interés creciente en el desarrollo de terapias capaces de in-hibir el *efecto Warburg* en tumores. Todas ellas implican un serio riesgo por su alta toxicidad dado que la glicólisis es un proceso que ocurre en casi todos los tejidos humanos y no sólo en los tumorales[26].

---

[26] R.J. De Berardinis, C.B. Thompson. *Cellular metabolism and disease: what do metabolic out-liers teach us?* Cell, 148 (2012), pp. 1132–1144.

La alteración del metabolismo celular tumoral queda de manifiesto en la Tomografía por Emisión de Positrones (**PET**–CT), que utiliza el radiomarcador "18F–fluorodeoxiglucosa" por su capacidad de depositarse en los tumores ávidos de glucosa.

- **Evasión de la destrucción inmune**

Los clones tumorales pueden ser detectados y eliminados por el sistema inmune tanto innato (monocitos, macrófagos, células *natural killers* (NK)...) como adaptativo (inducción de linfocitos T y B). Los *desaciertos* en esta **inmunovigilancia** puede explicar la mayor incidencia de ciertos tipos de cánceres en individuos inmunocomprometidos.

Normalmente, las células tumorales son reconocidas por el sistema inmune pero el proceso no es sencillo. Al ser células del mismo individuo existe cierto grado de **inmunotolerancia**. Por otra parte, debido a su inestabilidad genómica, cambian constantemente su perfil antigénico consiguiendo la sobreexpresión de ciertas proteínas (citoquinas y quimioquinas) que actúan como inmunomoduladores que regulan su microambiente, suprimen la actividad inmune y facilitan la neovascularización.

Incluso, algunas **células tumorales** logran sobrevivir entrando en una fase de *durmientes* hasta encontrar la oportunidad de *burlar* al sistema inmune. Es entonces cuando emergen sus clones que no son reconocidos, escapan al control inmunitario y continúan proliferando. A este proceso se lo conoce como *inmunoedición*[27]. El *mecanismo inmunoeditor* comprende tres fases:

·**Eliminación**: Los componentes del sistema inmune,tanto innato como adaptativo, actúan de forma conjunta para detectar y destruir células tumorales.

·**Equilibrio temporal**: En el caso de que el *descarte* sea parcial, se genera un estado en el que las células tumorales pueden permanecer *dormidas*. A medida que ocurre este proceso el sistema inmune ejerce una presión selectiva para intentar destruir los clones.

·**Escape**: La continua presión ejercida sobre las células genéticamente inestables lleva a la creación de variantes tumorales que no son reconocidas por el sistema inmune o que son insensibles a sus mecanismos (Dunn et al., 2004).

---

[27] R.D. Schreiber, L.J. Old, M.J. Smyth. *Cancer immunoediting: integrating immunity's roles in cancer suppression and promotion*. Science, 331 (2011).

La teoría de la "inmunoedición" complementa el concepto de inmunovigilancia al tener en cuenta la premisa de que **el sistema inmune puede tanto proteger al _hospedador_ contra el desarrollo tumoral como promover su crecimiento** (Schreiber et al., 2011). Desconcierta que el sistema inmune pueda favorecer la inmunogenicidad de los tumores como contrapartida a su función preventiva sobre el crecimiento tumoral.

Como puede apreciarse, la _**díscola célula**_ que desobedece todo mecanismo que limite su inmortalidad es **altamente lúcida**, **intuitiva e ingeniosa**. Elude todo freno e, incluso, consigue _colaboraciones desinteresadas_, por parte de sus congéneres sanas, para sus propósitos.

El oncólogo **Siddartha Mukherjee**, en su extenso libro"El Emperador de todos los Males", hace referencia a Rusánov[28], uno de los personajes de "El Pabellón del Cáncer" de **Alexandr Solzhenitsyn**, cuando afirma que _"recibir un diagnóstico de cáncer es ingresar en un gulag médico sin fronteras. Un estado invasivo y paralizante"_ porque _"el_ [mero] _diagnóstico de cáncer tiene una connotación psicosocial desesperanzadora y se considera que los tratamientos afectan la vida física, emocional y social de los enfermos"_ (González, 2012). En esta misma línea se manifiesta Mukherjee: _"la vida diaria de un paciente termina por estar tan intensamente ocupada por la enfermedad que el mundo se desvanece"_.

Antes de continuar con nuestras especulaciones resumiremos cuanto hemos expuesto citando la **excelente síntesis** que **Siddartha Mukherjee** nos ofrece en su libro: _"Solemos pensar en el cáncer como una enfermedad 'moderna' porque sus metáforas lo son. Es una enfermedad de la sobreproducción, de crecimiento fulminante. Crecimiento imparable, crecimiento inclinado sobre el abismo del descontrol (...). El cáncer es una enfermedad expansionista: invade los tejidos, establece colonias en paisajes hostiles, busca un 'santuario' en un órgano y luego migra a otro. Vive desesperada, inventiva, feroz, territorial, astuta, defensivamente; por momentos como si nos enseñara a sobrevivir. Confrontar el cáncer es ponerse frente a una especie paralela, quizá aún más adaptada que nosotros a la supervivencia"_.

En 1990 se dio inicio al **"Proyecto Genoma Humano"** (PGH) bajo la dirección del **Dr. Francis Collins**, director del National Human

---

[28] Solzhenitsyn, Alexandr: _Pabellón de cáncer_. México, DF: Tusquets Editores, 2013.

Genome Research Institute, (NHGRI) y líder del grupo de investigación formado por numerosos científicos de diferentes países. En 2001, tras la publicación de la mayor parte del genoma, Collins señaló que el resultado era muy similar al de un texto con múltiples usos: *"Es un libro de historia, una narrativa de la travesía de nuestra especie al paso del tiempo. Es un manual de taller, con un plano increíblemente detallado para construir cada célula humana. Y es un libro de texto transformativo de medicina, con entendimiento que dará a los proveedores de atención de la salud inmensos poderes nuevos para tratar, prevenir y curar enfermedades".*

En **2003**, se completó la secuencia completa y, de los cerca de **20.000 genes** identificados como codificantes para proteínas, cerca del **1%** se bautizaron como **'genes del cáncer'** susceptibles del desarrollo y la progresión de los distintos tipos de tumor. Las expectativas de utilidad clínica fueron abrumadoras. **Josep Francesc Abril**, de la Facultad de Biología de la Universidad de Barcelona, y uno de los científicos que intervino directamente en la secuenciación, considera que *"hubo un boom con el genoma humano. Pensábamos que ya estaba todo hecho. Ahora sabemos que sólo ha sido un paso más en el camino de la investigación de las enfermedades. Tenemos el catálogo de genes, que es como tener todas las piezas de un reloj, pero el problema es que todavía no sabemos muy bien cómo las piezas encajan entre ellas y cómo funciona el reloj".*

El ***boom* del genoma humano** marca un importante punto de partida que debe ampliarse con el **"Proyecto Microbioma Humano"**. Este interesante nuevo objetivo intenta definir las comunidades microbianas encontradas en diversas localizaciones del cuerpo para determinar las posibles correlaciones entre los cambios del microbioma y el estado de salud.

Microbioma, epigenética y ecosistema tumoral serán quienes guíen nuestras próximas reflexiones. Sirvan de antídoto estos *tres magníficos* ante el *pesimista determinismo genómico* de Solzhenitsyn: *"El cáncer se encariña con las personas. A quien atenaza con sus tentáculos ya no lo suelta hasta la muerte porque la enfermedad tiene su propio proyecto".*

Suscitaremos ***heterodoxas propuestas***, *fondeadas* en la legendaria medicina china, capaces de quebrar las *pinzas* con las que el cangrejo de la Hydra de Lerna intenta apresarnos. Este **simbólico** *cangrejo* puede muy bien ser el **responsable de la supremacía de la telomerasa** cuya acción confiere a las células cancerosas la sobrevivencia al *violar* el **límite de Hayflick** (fig. 7).

Después de las ingentes inversiones empleadas en investigación genética, el avance real no ha sido tan espectacular como se esperaba porque, por fortuna, **no todo está determinado por los genes**. Los intentos de asociar causas genéticas a numerosas enfermedades complejas han arrojado resultados modestos al obviar las **complejas relaciones entre "genotipo", "ambiente" y "fenotipo"**.

En su libro (2012) "El Destino no está Escrito en los Genes" el biólogo **Jörg Blech** postula un alegato contra el "determinismo genético" en el que defiende la **influencia del ambiente** capaz de modificar las funciones de los genes haciéndolos, incluso, heredables. En la misma línea se manifiesta el premio Nobel de Medicina (1965) **Franēois Jacob** cuya crítica es una de las más demoledoras que se hayan hecho al "determinismo biológico" que mira sólo aquello que pretende descubrir. Sus palabras son muy claras: *"creo que aún no sabemos lo suficiente sobre los procesos biológicos. Estamos preparados, sí, para mirar lo que queremos ver"*. **Más allá de *lo que queremos ver* está todo aquello que debe ser visto**.

La disciplina que estudia los cambios que el medio ambiente puede realizar en los genes es la epigenética. Estos cambios, que se producen a lo largo de la vida en los genes de los progenitores, pueden ser transferidos a los hijos. Como bien sentenció **Francis Collins** *"el genotipo pone la pistola y el ambiente aprieta el gatillo"*.

Un factor esencial en el cáncer es el impacto de las alteraciones epigenéticas (fig. 8). A diferencia de las mutaciones, estos cambios no suponen mudas en la secuencia del ADN pero sí en la función de los genes. Las **mudanzas epigenéticas** pueden llevar a la expresión anormal de genes promoviendo la **tumorigénesis**. Se sabe que, en los distintos tipos de cáncer aparecen diversos cambios epigenéticos desde las primeras etapas de la enfermedad de manera paralela a las mutaciones genéticas.

Dos de estos significativos cambios, que confieren a los tumores rasgos heterogéneos y de plasticidad ante el medio, son:

· **Metilación del ADN**: El epigenoma del cáncer tiene un patrón paradójico caracterizado por hipometilación en el genoma a nivel global (expresión de protooncogenes) junto a una hipermetilación en promotores de genes específicos (silenciamiento de genes supresores de tumor).

· **Modificaciones de las histonas**: Las modificaciones químicas de las histonas pueden llevar tanto a la activación como a la represión génica.

Estas transformaciones auspician el uso de **epifármacos** cuya estrategia parece prometedora. El uso de estos epifármacos, solos o en combinación con quimioterapia o inmunoterapia, ha mostrado resultados satisfactorios potenciando el aumento de los efectos antitumorales; sin embargo, muchos de ellos se encuentran en fase de estudio.

El estilo de vida se entrelaza con los antecedentes genéticos y los factores ambientales. Los mecanismos epigenéticos funcionan como un registro de todos los factores a los que los seres vivos se exponen: rayos UV, estrés, fármacos y adicciones (drogas, alcohol y tabaco). Sin lugar a dudas, **el medioambiente y el comportamiento de la persona tienen efectos en el fenotipo humano siendo los principales causantes de las modificaciones epigenéticas**. Decisiva nos parece la asociación entre el estrés psicológico ylos cambios epigenéticos:

• El control epigenético está involucrado en las señales y respuestas de estrés.

• El estrés puede modificar la regulación epigenética en muchos niveles diferentes.

• La epigenética y los componentes genéticos de las respuestas al estrés están conectados.

• La diversidad epigenética podría ser un factor importante en la adaptación al estrés.

Veremos más adelante como en la medicina china las emociones, el **Shen** 神, actúan como factores epigenéticos predisponentes a la salud o la enfermedad así como las malas relaciones entre el estrés y la Energía Centinela **Wei Qi** 衛氣 (sistema inmune).

La tumorigénesis, proceso progresivo complejo y multifactorial por el que una célula normal se convierte en maligna, se caracteriza por la acumulación de múltiples fenotipos hereditarios específicos de cáncer provocados por eventos mutacionales y/o epigenéticos. La buena noticia es que, a diferencia de los cambios genéticos, que son esencialmente inalterables, los epigenéticos pueden ser reversibles. Esta reversibilidad permite tratar algunos tipos de cáncer con inhibidores de metiltransferasa de ADN e inhibidores de histonadesacetilasa.

El Hombre contiene un ecosistema que agrupa genes propios junto a millones de **bacterias**. Las bacterias comparten funciones en la expresión de genes hasta el punto de acreditarse el título de genoma extendido. Este **metagenoma del microbioma** humano podría contener 8 millones de genes codificantes de proteínas; es decir, mucho más que el propio genoma. Algunos investigadores afirman que la mayor parte de la población de microbios que se encuentra en el cuerpo no son necesariamente bacterias[29], sino una clase muy antigua de los organismos unicelulares llamadas **arqueas**.

Un equipo de investigadores coordinados por **Nicola Segata**, del Departamento de Biología Celular, Computacional e Integrativa–Cibio de la Universidad de Trento y del Instituto Europeo de Oncología (Italia), ha centrado su interés en el microbioma. Los investigadores concluyen que *"La transmisión del microbioma tiene implicaciones importantes para nuestra salud. Los resultados refuerzan la hipótesis de que algunas enfermedades y condiciones que actualmente se consideran no transmisibles (como las cardiovasculares, la diabetes o el cáncer) deben reevaluarse teniendo en cuenta la transmisibilidad del microbioma"*. Durante la edad adulta, explica Nicola Segata, las **fuentes de nuestros microbiomas** son principalmente **las personas con las que estamos en contacto cercano**: *"La duración de las interacciones es aproximadamente proporcional a la cantidad de bacterias intercambiadas"*.

Por si poco fueran los factores genéticos y epigenéticos en la tumorigénesis ahora debemos incluir la transmisión del microbioma y algún que otro concepto más que nos disponemos a desenredar.

Muchos son los **cambios epigenéticos que predisponen un tóxico microambiente tumoral**. En esta línea se muestra la onco–bióloga **Mina Bissell** sosteniendo que *"acumulamos mutaciones, pero el cáncer no aparece hasta que la arquitectura se daña. Sabemos 'casi todo' sobre el genoma pero no sabemos nada del lenguaje de las formas"*. En 1985 confirmó que el entorno no solo influye en las metástasis, sino también en el inicio del tumor: *"Cuando una planta se siembra, sus semillas se transportan en todas las direcciones; pero sólo pueden crecer si caen en un suelo apropiado"*. Defensora de la **teoría "Semilla y Suelo (seed and soil)"** establece bellas metáforas entre las 'semillas', células de un tumor, y el suelo como microentorno en el que pueden, o no, desarrollarse los tumores.

---

[29] Todas las bacterias son microbios pero no todos los microbios son bacterias.

Bissell retoma la hipótesis del cirujano inglés **Stephen Paget**[30] que, en 1889, descubrió algo fundamental. Al analizar los informes de más de 735 mujeres fallecidas a causa de un cáncer de mama, observó que **los patrones de metástasis no eran al azar** sino dirigidos especialmente a hígado y huesos. Contra la lógica inicial, los diferentes órganos no eran actores pasivos que recibían a las células tumorales, sino que se relacionaban con ellas aceptándolas o rechazándolas. Otro ejemplo actual es el de los tumores hereditarios en los que una mutación en el gen **BRCA1** aumenta el riesgo de cáncer de mama y de ovario pero apenas afecta a otros órganos ¿Si todas las células del cuerpo tienen la mutación, por qué no todas sufren las consecuencias?

El entorno, **el 'suelo'**, con las semillas, tiene varios **protagonistas**:

· **Vasos sanguíneos** que se forman y crecen para alimentar el tumor.

· **Fibroblastos**, encargados de producir la matriz de fibras donde descansan todas las células. Se sabe que, en condiciones normales, actúan contra la formación del tumor y también que este "envía mensajeros para secuestrarlos en su beneficio".

· **Células defensivas** (linfocitos y leucocitos). En contextos sanos vigilan y evitan el crecimiento de células malignas pero el tumor manipula el entorno para cegarlas, frenarlas y ponerlas a su favor.

Ante todo este galimatías, Bissell se muestra esperanzada: *"El inicio de los tumores es inevitable, pero su progresión hacia la malignidad puede y debe ser controlable. Con la edad, las mutaciones se van acumulando dando lugar a tumores iniciales pero si el entorno se mantiene sano, no permite que crezcan ni progresen"*. Es decir, hay que contemplar el **microentorno como un jardín** en el que las *malas hierbas* han crecido abonadas tanto por la genética como, y más importante, por la epigenética que se manifiesta en el estado del microbioma. En el año 2020, **Eduard Batlle**, director del Programa de Ciencia del Cáncer del Instituto de Investigación Biomédica de Barcelona, sugería la necesidad de *"de entender el tumor como un ecosistema"*.

Dirigidos por **Héctor Peinado**, investigadores del "Centro Nacional de Investigaciones Oncológicas" (CNIO) vieron que los tumores liberaban unas pequeñas bolsas, llamadas exosomas, específicas para cada tejido. Son los **exosomas** los **embajadores** encargados de localizar y

---

[30] Paget S (1989): *The distribution of secondary growths in cancer of the breast.* Cancer Metastasis Rev 8.

preparar un "suelo apropiado" para las migraciones. Nos parece este descubrimiento una actualización molecular de la inicial teoría de Paget.

Los exosomas fueron observados por primera vez a principios de la década de 1980 por los grupos de Stahl y Johnstone pero fueron **Raposo y Stoorvogel**, en 2013, quienes revelaron su papel como **vehículos esenciales de comunicación célula a célula**. La Sociedad Internacional de Vesículas Extracelulares (ISEV), fundada en 2012, tuvo el encargo de clasificarlas. Según su biogénesis surgieron tres grupos: **exosomas, microvesículas y cuerpos apoptóticos**.

Entre los tres subtipos, los exosomas son los más estudiados a pesar de ser los más pequeños (entre 30 y 150 nm). Las **células cancerosas secretan vesículas extracelulares** tanto a las células en la proximidad como a los sitios distales, transfiriendo una variedad de moléculas que **modifican el microambiente**, lo que a su vez favorece el crecimiento, la invasión y la metástasis de las células. Las vesículas derivadas de tumores garantizan el mal entendimiento entre las células tumorales y su microentorno en beneficio de las cancerosas. Además, dado que se secretan en grandes cantidades en el torrente sanguíneo, pueden viajar a sitios distantes, donde promueven la formación de **nichos premetastásicos**. El microambiente tumoral también incluye la **matriz extracelular (MEC)** y los factores secretados por estas células.

La metástasis es la última consecuencia de la propagación del cáncer y sigue siendo la principal causa de mortalidad relacionada con él pero, **para *hacer metástasis*, las células tumorales deben manipular y degradar la MEC acidificándola**. Ya hemos analizado la importancia de la **EMT** y la **MET** en todo este proceso. Para la colonización de un sitio distante, las células necesitan la habilidad de regenerar las características epiteliales para modelar un tumor secundario. (fig. 6).

La **matriz extracelular** representa una **red tridimensional** que engloba todos los órganos, tejidos y células del organismo. La MEC constituye un filtro biofísico de protección, nutrición e inervación celular siendo el terreno útil para la respuesta inmune, la angiogénesis y la regeneración tisular. Los tumores son tejidos funcionales conectados y dependientes del microambiente. **Este microambiente tumoral, constituido por la MEC**, las células del estroma y la propia respuesta inmune, son determinantes de la morfología, agresividad clínica, pronóstico y respuesta al tratamiento.

Claude Bernard definió el entorno extracelular proponiendo que *"la impureza de este terreno produciría enfermedades"*. Ya en el siglo XX, **Alfred Pischinger**[31] la describe como un **tercer sistema**, sistema básico o de regulación basal homeostática. La investigación moderna sobre 'matriz viviente' está siendo llevada a cabo por **Oschman**[32] que realiza una investigación en profundidad sobre los aspectos energéticos de la matriz, a través de los cuales todas las células saben lo que hacen las otras. La **matriz nuclear, la matriz citoplásmica y la matriz extracelular están interconectadas** formando una red que pone en comunicación todas las moléculas del cuerpo por medio de **circuitos de energía e información que establecen vías comunicativas en la MEC**. Analizaremos sus semejanzas con el concepto de San Jiao, 三焦, o **Triple Recalentador** de la medicina china.

Los modelos metastásicos sugieren que debe desarrollarse un microentorno propicio (**nicho pre–metastásico**) para que las células tumorales puedan injertarse (**nicho metastásico**) y proliferar en sitios secundarios (**transición micrometastásica a macrometastásica**). En contraste con el nicho metastásico, que se inicia y se forma al llegar las células tumorales circulantes (CTC), el pre–metastásico representa un microentorno que favorece el crecimiento tumoral aún sin la presencia de células cancerosas[33]. **Para que las células tumorales sean capaces de dividirse y formar colonias es necesario recrear las características del microambiente del tumor primario**. La adaptación a este microam–biente es esencial para una metástasis exitosa.

Las terapias para tratar el cáncer dependen del estadio del tumor, de su tamaño, de hasta qué grado se ha extendido a tejidos circundantes y si se ha difundido a tejidos distantes (metástasis). El **catálogo de opciones de tratamiento** se clasifica en: cirugía, radioterapia, terapia hormonal (endocrina), quimioterapia, terapia biológica (inmunoterapia). Muchas de ellas con efectos secundarios no deseados.

La **cronoterapia** es una alternativa que parece reducir los efectos adversos. Aplicada a cáncer, ha obtenido resultados positivos en cuanto a la reducción de la dosis y la toxicidad de las terapias teniendo en cuenta

---

[31] Pischinger A. *The extracellular matrix and ground regulation*. Hartmut Heine editor. Basis for a holistic medicine. Berkeley (CA) 2006.

[32] Oschman JL. *Charge transfer in the living matrix*. J Bodyw Mov Ther 2009.

[33] Psaila B, Lyden D. *The metastatic niche: adapting the foreign soil*. Nature Review a Cancer. 2009 (9).

los ciclos biológicos circadianos, es decir, la aplicación de la terapia en el momento preciso del ciclo de 24 horas donde el agente químico es menos tóxico[34]. Aquí también encontramos el eco de los postulados de la medicina china que establece **ciclos horarios en los que la energía** de determinados órganos se encuentra en plétora o deficiencia.

El **tratamiento de la metástasis** es **uno de los mayores desafíos** en medicina. De hecho, la metástasis es responsable de más del 90% de la mortalidad asociada al cáncer. Las estrategias terapéuticas convencionales, incluida la resección quirúrgica, la quimioterapia y la radioterapia, son relativamente eficaces en la eliminación de los tumores primarios pero muestran una eficiencia limitada en el descarte de las metástasis.

La hipótesis *"seed and soil"* supone un eficaz enfoque de las metástasis. Los **tropismos de órgano** que plantea explican el que **la mayoría de las cascadas metastásicas invadan, preferentemente, huesos, pulmón, cerebro e hígado**. Órganos que, como analizaremos, responden a estos tropismos según los **Ciclos Sheng** 生 **y Ke** 克 de los **5 Reinos** 五行 de la medicina china. Así visto, **el cáncer** no parece el resultado exclusivo de mutaciones genéticas sino el **desarrollo de *semillas génicas* en un microambiente degradado**.

"Semilla y Suelo", como en la **parábola del Sembrador**[35], amparan nuevas rutas investigadoras. Para nosotros, *"el fuera de terreno, las zarzas y las piedras"* son los oncosupresores que impiden a la *maligna semilla* dar fruto (fig. 9). Promover los adecuados cambios epigenéticos capaces de crear un **microentorno anti–tumoral** es la **teoría que mejor responde a los postulados de la medicina china** que será objeto del siguiente capítulo. Antes de ello debemos precisar algún que otro concepto.

El ya descrito *efecto Warburg*, y su proceso glicolítico, provoca un **aumento de entropía** que se duplica en condiciones de hipoxia haciendo que los tumores sean más resistentes y agresivos. Si hablamos de entropía tendremos que adentrarnos en la **Teoría General de Sistemas**. En 1925, **Ludwing Bertalanfy**, biólogo alemán, presentó la Teoría de Sistemas Abiertos en la que *"el todo era mucho más que la suma de las*

---

[34] Dallmann R, Okyar A, Lévi F. *Dosing–time makes the poison: circadian regulation and pharmacotherapy*. Trends in molecular medicine. 2016; 22 (5).
[35] Mt. 13:1–9.

partes". Un **Sistema Abierto** es aquel que interactúa con su medioambiente importando energía y transformándola para exportarla. Sus **Características** son:

· Existe un intercambio de energía entre el sistema y su medio.

· El intercambio y adaptación con el medio le permite lograr el equilibrio para subsistir.

· **Sinergia**: El enfoque reduccionista se descarta porque, por separado, las 'partes' no permiten entender el 'todo'. Veremos cómo este distintivo es quien mejor define las interacciones de los 5 Reinos, **Wu Xing** 五行, de la medicina china.

· **Recursividad**: El sistema se compone de subsistemas que poseen las mismas propiedades del 'conjunto'.

· **Entropía**: Es la medida del tránsito de estados menos probables (ordenados) a estados más probables (desordenados). Por lo general, los sistemas tienden a un estado de desorden que puede conducirles al caos y a la destrucción. Ya vimos que el ***efecto Warburg*** provoca un incremento entrópico que influye en los procesos comunicativos en los que los 'canales emisores y receptores' pueden verse afectados por el 'ruido'. Mientras mayor y más 'clara' sea la información recibida menor será la entropía. Al respecto **Stafford Beer**, creador de la "Cibernética Organizacional" (*Management Cybernetics*) y uno de los principales representantes del pensamiento sistémico, aclara que *"Entropía es igual a menos Información"*.

· **Neguentropía**: Se entiende como la Entropía Negativa. Es la manera en la que un sistema mantiene niveles de orden obteniendo energía del medioambiente.

· **Organicidad**: Los sistemas abiertos pueden mantenerse en un estado ordenado aprovechando la neguentropía del medio. En otras palabras, capta la información del medioambiente para sobrevivir.

Los **seres vivos combinan la estabilidad de la estructura con la fluidez del cambio**. El Hombre, entendido como una **"estructura abierta disipativa"**, depende de flujos continuos de energía y recursos. Como "sistema total", su conducta no puede ser explicada a través del análisis de cada una de sus partes. Su 'conjunto' es mayor que la suma de sus 'porciones'.

En el primer capítulo concedimos prioridad a la 'Información' dentro del concepto **'Materia–Energía–Información'** (MEI), los tres *pilares* del cáncer cuyas células se caracterizan por un claro **desorden en el** que la información de los mecanismos celulares está distorsionada para favorecer su crecimiento.

Entropía, Información, Desorden… Nos parece necesario entrelazar la carcinogénesis con los postulados del Caos y los sistemas adaptativos complejos.

El **Caos**, ciencia de los sistemas no–lineales dinámicos y complejos, toma su nombre de la palabra griega que significa **desorden**[36]. Los sistemas complejos adquieren la capacidad de conciliar el 'caos' y el 'orden' en un extraño equilibrio para que la vida adquiera estabilidad y se conserve.

El organismo humano es un sistema complejo adaptativo. Su estructura y funcionamiento responden a un sistema caótico. Como **"estructura abierta disipativa"** depende de flujos continuos de energía e información. El físico–químico **Ilya Prigogine** alerta de su posible desbalance[37]: *"cuando nos apartamos mucho de las condiciones de no equilibrio, se originan nuevos estados en la materia. Llamo a estos casos estructuras disipativas, porque presentan estructura y coherencia, y su mantenimiento implica una disipación de energía"*.

Desde la teoría del Caos puede interpretarse el cáncer como un *fenómeno aleatorio en un organismo complejo adaptativo de no–equilibrio*. Así concebido, el onco–proceso supondría la aparición de estructuras disipativas, muy alejadas del equilibrio, que materializan **nuevos estados de la materia** dependientes de oleadas continuas de energía y recursos provenientes del "organismo huésped". Cuando la capacidad de adaptación del cuerpo es sobrepasada por el neoplasma se atraviesa la frontera entre la vida y la muerte.

Sobre el papel, **el desarrollo del cáncer podría ser controlado**:

· Suspendiendo la formación del nuevo orden estructural y funcional.
· Dirigiendo su metabolismo hacia el equilibrio.
· Induciendo la adaptación del huésped a la estructura parasitaria.

Caos e Información están de viva actualidad. El equipo de la Universidad de Ginebra (UNIGE) y los Hospitales Universitarios de Ginebra (HUG) lograron corregir el mecanismo adaptativo de los tumores en su resistencia a los fármacos aplicando la Teoría de la Información a

---

[36] **Caos**: del griego antiguo Χάος (abismo desordenado y tenebroso). Creó a **Nyx**, la diosa de la Noche, y a **Erebo** dios de las tinieblas.

[37] Prigogine I. *El Fin de las Certidumbres*. Taurus, 1996.

la dinámica molecular de un organismo vivo[38]. Tampoco parece de *delirantes* **contemplar el cáncer al amparo del universo y sus leyes**. El **Instituto Bloomberg–Kimmel** de Inmunoterapia contra el Cáncer (BKI) y el Centro Bloomberg de Física y Astronomía (Facultad de Medicina de la Universidad Johns Hopkins, Baltimore, USA) son los protagonistas de una innovadora iniciativa destinada a desarrollar, validar e implementar clínicamente las "firmas fenotípicas" de los tumores en aras de optimizar los tratamientos. En esta iniciativa, según la revista The Economist, está implicado el **Sloan Digital Sky Survey** (SDSS), un proyecto de investigación del espacio.Su telescopio capta los fotones de luz procedentes del universo y los convierte en una señal eléctrica que es analizada para construir con la imagen una representación del cosmos.

Para aproximarse a la biología, al **telescopio** se le añade un **microscopio**. Con esta combinación, los investigadores obtienen *retratos* de células y tejidos cancerosos del mismo modo que el Sloan Digital Sky Survey logra las imágenes del universo. El microscopio captura *fotografías* de amplios cortes de tumores desde diferentes ángulos, las somete a las mismas técnicas de análisis de datos que utiliza el telescopio y dibuja un mapa detallado como si el **tumor fuera una parte del universo**.

Los avances en *inmunofluorescencia múltiple* (MIF) permiten estudiar al detalle las interacciones intratumorales. Al procesar los *datos espaciales* **del tumor** consigue predecir la respuesta ante los distintos tratamientos. Es en esta fase cuando entran en juego los **algoritmos que cartografían los cielos**. A través del programa, **AstroPath**, se analizan grandes conjuntos de datos del MIF integrando los principios de inmunología, patología, informática y astronomía para identificar **biomarcadores predictivos** de cada paciente. Hasta la fecha, AstroPath ha analizado 226 millones de células tumorales de pulmón y piel.

Las **relaciones microcosmos (organismo humano)–macrocosmos (universo)** están muy presentes en **medicina china** donde a cada órgano del cuerpo se lo relaciona con un planeta, un clima y una estación entre otras muchas correspondencias.

Siendo la **carcinogénesis un proyecto disipativo de desarrollo caótico**, no podemos por menos que dirigir la mirada hacia una curiosa

---

[38] *A mutual information–based in vivo monitoring of adaptive response to targeted therapies in melanoma*. Bugi–Marteyn et al. Neoplasia, Volume 23, Issue 8, August 2021.

característica de la célula rebelde. El término **"fractal"**, derivado del latín *fractus* —fragmento—, abre una novedosa ventana de esperanza dado que **los fractales podrían ayudar a detectar el cáncer, antes de que aparezca**. La idea de fractal, término propuesto en 1975 por el matemático **Benoît Mandelbrot**, se vincula a objetos geométricos cuya estructura irregular se repite a diferentes escalas (autosemejanza) en un proceso infinito. Cada una de sus partes es similar, aunque no idéntico, a su estructura completa.

La imagen de una **geometría fractal acentuada en la superficie celular premaligna sólo parece ocurrir durante la transición a la enfermedad marcando una crisis entre el orden y el caos**. En 2015, el grupo dirigido por **Igor Sokolov** (Universidad Tufts) y **Craig Woodworth** (Universidad Clarkson) publicó una serie de resultados que mostraban un incremento de estructuras multifractales en la superficie de las células que están a punto de transformarse en cancerosas[39]. Este incremento no está presente ni en las células sanas ni en las enfermas del mismo tejido por lo que identificarlo permitiría un diagnóstico precoz. *"El aumento del grado de fractalidad aparece en el momento exacto en el que las células precancerosas se transforman en células inmortales y no antes o después de este punto"*, explican los investigadores añadiendo que *"se desvían del fractal cuando avanzan más hacia el cáncer. En adelante, tendremos que ampliar nuestra comprensión de la importancia de la superficie celular en el desarrollo del cáncer y sus metástasis"* (fig. 10).

También el Dr. **Larry Norton**, investigador en el Centro de Cáncer Memorial Sloan Kettering defiende esta hipótesis: *"los tumores tienen una dimensión fractal más alta que los tejidos normales, lo que indica su mayor complejidad interna"*. La creencia de Norton es que la geometría del tejido tumoral juega un papel clave en las funciones de crecimiento de Gompertz[40]. De acuerdo con su punto de vista, la geometría del tejido rivaliza con el comportamiento celular normal. Según sus palabras, *"las tasas de crecimiento tumoral no son estáticas. Dependen del número de células, de cómo están dispuestas espacialmente en el espacio y de sus relaciones con el entorno"*.

---

[39] M E Dokukin, N V Guz, C D Woodworth, I Sokolov. *Emergence of fractal geometry on the surface of human cervical epithelial cells during progression towards cancer*. New Journal of Physics (2015).
[40] Curva o función de Gompertz: función sigmoidea que describe el crecimiento como más lento al comienzo y al final de un período de tiempo dado.

Así vistas las cosas, la geometría fractal o, mejor dicho, **el grado de fractalidad de una célula se convierte en un marcador del tipo de célula. Cuanto más *deshilachada*, más maligna.** Para **Joachim Spatz**, director del Instituto Max Planck de Sistemas Inteligentes en Stuttgart y profesor de la Universidad de Heidelberg, *"las células cancerosas muestran un mayor grado de fractalidad que las sanas, ya que el crecimiento caótico de los tumores provoca convexidades muy irregulares de tamaño variable en la superficie celular"*. Utilizando la geometría fractal, el equipo de Spatz identifica las células cancerosas de forma fiable y rápida. Con un microscopio de contraste de interferencia de reflexión (RICM) estudian los detalles de los contornos celulares. **La geometría fractal informa de las evoluciones del tumor**, de la angiogénesis y de las metástasis.

Existe una creciente literatura que muestra que los fractales, **herramientas morfométricas**, son medidas útiles de la patología de la arquitectura vascular (los vasos tumorales tienen tortuosidades profundas con muchas curvas más pequeñas sobre cada curva grande), el borde tumoral/parenquimatoso y la morfología celular/nuclear. Son las *curvaturas fractales* de los vasos sanguíneos del tumor quienes impiden el transporte uniforme de fármacos antineoplásicos. En definitiva, la naturaleza fractal del borde tumoral proporciona información útil para el pronóstico y el diagnóstico.

En **nuestras reflexiones** nos sentimos partidarios de creer que **el incremento en el grado de fractalidad es un intento desesperado de la célula en su afán por sobrevivir en un medio extracelular caótico. La búsqueda de un "nuevo orden", que le libere del caos, le lleva a malignizarse y a expandirse (metástasis) en busca de *terrenos adecuados* que le permitan una *nueva existencia*. Su error consiste en dar por buenos *terrenos* distantes *poco saludables*. El organismo es un todo y, por mucho que migre de territorios acidificados e hipóxicos hacia nuevos horizontes, allá donde *desembarca* se encuentra con la misma toxicidad extracelular. Acorralada y sin perspectivas inicia su *batalla final*.**

Su última ofensiva agota al huésped presa de una "cascada metastásica" que recordamos y resumimos a continuación.

Las **colonias metastásicas** representan una respuesta combinada de las células tumorales y de las normales y es la consecuencia final de un proceso activo, continuo, complejo y multiescalonado constituido por las siguientes etapas:

· **Invasión local de la matriz extracelular**: Disolución de la membrana basal y progresión a través del estroma intersticial.

· **Penetración de los vasos sanguíneos y/o linfáticos**: Adhesión, en el caso de los capilares sanguíneos, a la membrana basal por receptores específicos de superficie, lisis de la membrana y migración celular al interior de los vasos mediante movimientos ameboides.

· **Diseminación por el torrente circulatorio**: Las células migrantes deberán sobrevivir al sistema defensivo del huésped y a las *turbulencias sanguíneas* por donde *navegan*. Lo consiguen menos del 0,001% fenómeno que, según vimos, se denomina "ineficiencia metastásica".

· **Detención de las células a nivel de los capilares del órgano diana**: Mediada por receptores de membrana organoespecíficos existentes en las células tumorales y/o por factores quimiotácticos del parénquima del órgano a invadir.

· **Extravasación de las células tumorales**: En orden inverso al utilizado para la penetración en el torrente circulatorio.

· **Infiltración del parénquima circundante y progresivo aumento de la población metastásica**: Se necesitan factores de crecimiento tanto locales (paracrinos) como segregados por las propias células tumorales (autocrinos), factores hormonales producidos por el huésped y la existencia de una angiogénesis tumoral que asegure el aporte de nutrientes.

· **Evasión de las defensas del huésped**: Resistencia a los macrófagos, células natural–killer (NK) y linfocitos T activados junto a un defecto en la expresión o bloqueo de antígenos específicos tumorales así como resistencia a los fármacos.

Para conseguir salvar los obstáculos, las **células tumorales modifican hábilmente la matriz extracelular**:

1. Degradan los componentes de la MEC, en las zonas de invasión, fragmentando el estroma y perdiendo la membrana basal.

2. Desarrollan un estroma peritumoral desmoplásico[41] que facilita la movilidad de las células, la invasión de los tejidos adyacentes y la intravasación a los vasos sanguíneos o linfáticos.

3. Son capaces de sintetizar los componentes de la matriz por ellas mismas.

---

[41] **Desmoplasia**: Producción excesiva de tejido conectivo, pobre en células y rico en fibras de colágeno.

En **resumen**, las células tumorales, mediante *movimientos ameboi-des*, emiten *pseudópodos* que les facilitan las interacciones célula–sustrato. Esto les permite migrar a través de las matrices extracelulares modificadas[42].

Ante este panorama de **rebeldía altamente inteligente** pareciera que poco se puede esperar. Sin embargo, **las células cancerosas cantan**… En el laboratorio de bionanomecánica de **Javier Tamayo**[43] (CSIC) se ha observado que *"vibran en frecuencias inaudibles pero diferentes a las sanas"*. Tamayo desarrolla una máquina, que funciona como una biopsia líquida, capaz de detectar virus o cáncer mediante un chip. Con sólo una gota de sangre mide las vibraciones que producen las proteínas que se desprenden de los tumores. Tamayo define su investigación como *superdivertida*. Para nosotros, además de *divertida* nos resulta jugosa puesto que **las vibraciones propagan ondas de energía** y la energía, el **Qi** 氣, es el fundamento de la medicina china. En el capítulo que nos aguarda *transferiremos* los conceptos oncológicos de occidente a la medicina oriental así como propuestas de tratamientos que destierren al temido cangrejo de la Hydra.

"Todo gran avance de la ciencia es el resultado de una nueva audacia de la imaginación" (Anónimo)

---

[42] Tryggvason K, Höyhtyä M, Salo T. *Proteolytic degradation of extracellular matrix in tumor invasion*. Biochim Biophys Acta 1987;907:191–217.

[43] Premio de la Real Sociedad de Física y la Fundación BBVA.

CAPÍTULO 3

LA ENFERMEDAD TUMORAL EN MEDICINA CHINA

*"Lo opuesto de una formulación correcta es una
formulación incorrecta. Pero lo opuesto de una verdad
profunda puede ser muy bien otra verdad profunda"*
(Niels Henrik David Bohr)

S IN desdeñar ninguno de los conocimientos de la ortodoxia médica occidental, expuestos en el capítulo anterior, nos complace sumergirnos en otro enfoque que, por sus **metáforas poéticas**, nos permite seguir soñando alivios.

Hace 3.500 años, las primeras inscripciones en huesos oraculares contenían el nombre de "tumor". Con posterioridad, el **Nei Jing** 黃帝內經 registró la clasificación de los tumores y describió su etiología, síntomas y tratamiento incluyendo la resección quirúrgica y la farmacoterapia herbal. En 1170, **Dongxuanjushi**, en su Weiji Baoshu 衛濟寶書 ("Libro Atesorado de la Promoción de la Salud"), menciona por primera vez la palabra 'cáncer', *aí* 癌, atribuida al carbunco de mama, rŭ *yŏng* 乳癰 (fig. 11). Cien años después, el médico **Yang Shiying** escribió el "Ren Zhai Zhi Zhi Fang Lun 仁齋直指方論" ("Recetas Efectivas de la Casa Renzhai")[44] siendo el primero en dar una descripción concisa de las características del "cáncer" como tal: *"está en lo alto y en lo profundo, en forma de cuevas, con racimos colgando. La raíz del veneno está escondida profundamente, atravesando el interior"*. Otro médico, **Yang Shixuan**, propuso las mismas características: *"La parte superior es alta y la parte inferior es profunda, y la forma es como una cueva. Las raíces venenosas están profundamente escondidas, atravesadas"*.

---

[44] Yang Shi Ying. *Effective Recipes from Renzhai House* (Ren Zhai Zhi Zhi Fang Lun, 仁齋直指方論). Fuzhou: Fujian Scientific and Technical Publishers, 1989.

En la **dinastía Qing** 秦朝 (221–206 a. C.), la medicina no sólo profundizó en la comprensión de los varios tipos de tumores, sino que enriqueció los métodos de tratamiento basándolos en:

· Combatir los factores patógenos, *xié qì* 邪氣.

· Purgar el Calor, *rè* 熱.

· Desintoxicar la sangre, *xuè* 血.

· Eliminar la Flema (*tán* 痰) y la Humedad *shî* 濕.

· Dragar estancamientos.

· Nutrir el cuerpo de acuerdo con los principios del yîn 陰 y del yáng 陽.

Comencemos por desentrañar el ideograma chino que define la palabra 'cáncer'. En la alta antigüedad no se conocía la profundidad patometastásica de los carcinomas pero sí eran considerados como *rocas duras, desiguales, venenosas, profundamente arraigadas en el cuerpo y difíciles de tratar*. Por su malignidad, a la palabra "roca (precipicio)" [*yán* 巖 (simplificado 岩 y abreviado 嵒)] se le añadió el prefijo de enfermedad [*nè* 疒]. Este fue el origen del ideograma "cáncer", *ái* 癌. A su vez, la palabra "roca" combinaba pictografías de "montaña, *shan* 山" y "piedra, *shi* 石". "Cáncer" y "roca" se usaban indistintamente por su común fonética.

La pronunciación moderna de "cáncer" [*ái* 癌] se remonta a 1961 con la revisión del "Diccionario Xinhua". El editor consideró que debería haber una diferencia en la pronunciación de "cáncer, *yán* 岩" e "inflamación, *yán* 炎" adhiriéndose a los principios de convención y distinción de homónimos. Así fue como 'cáncer' pasó a ser *ái* 癌. Desglosemos sus trazos (fig. 12):

· 疒 *nè*: Radical nº 104 para 'enfermedad'.

· 品 *pǐn*: 'Producto'.

口 *kǒu*: 'Boca. Apertura. Filo de un cuchillo'.

· 山 *shân*: 'Montaña'.

巖 *yán*: 'Roca'. Acantilado. Risco' (simplificado: 岩. Forma abreviada 嵒).

石 *shí*: 'Piedra. Roca'.

Si a la *abreviatura* 嵒 se le añade el radical de enfermedad 疒 se obtiene, como resultado, 癌 (fig. 13).

Tras la bella danza de estos armoniosos trazos reposa el *"Emperador de todos los Males"* (Siddhartha Mukherjee) aguardando su debut estelar. Podemos preguntarnos si su aparición no sería otra cosa sino la llamada de socorro que pretendiese restaurar el orden perdido a partir de una cierta situación de caos evolutivo.

Gonzalo Guevara Pardo, médico genetista y microbiólogo de la Universidad Nacional de Colombia, analiza el **cáncer** desde una **concepción evolutiva**. Sin negar factores predisponentes, habla de micro y macro–evolución. La primera, aparece en una misma línea de descendencia y la segunda, la refiere a cambios evolutivos a nivel de especies. Ganador de un Premio Nacional de Medicina en el año 2000, afirma que *"la quimioterapia y la radioterapia facilitan la aparición de clones resistentes más adaptados"* sugiriendo que *"los cambios genéticos* [mutaciones] *obedecen a adaptaciones de la célula como respuesta al medio ambiente"*. Desde esta perspectiva, se considera que los **tumores son microcosmos en evolución** que siguen las Leyes naturales para sobrevivir y reproducirse:

· Compiten por el espacio y los recursos nutritivos.
· Burlan el Sistema Inmune (energía Wei Qi 衛氣).
· Cooperan para desplazarse y colonizar.

Para **Carlo C. Maley** en esos tres postulados se basa el fracaso de las terapias actuales puesto que **la célula tumoral**, refractaria a los tratamientos oficiales, **se hace resistente para reaparecer**, cesados los *ataques*, con mucha mayor virulencia. A lo mejor **se trata más bien de convencer**, y **no sólo de vencer**, **a la célula descarriada**. A lo mejor **con–vencer** nos permitiría un amplio margen de maniobra sanadora donde, venciendo conjuntamente, se lograse restaurar el equilibrio en el medio celular tanto interno como externo.

Pretendemos con nuestras aportaciones dar un *pequeño giro* a la manera 'oficial' de afrontar los tratamientos. **Nos parece que la ortodoxia médica se centra en exceso en combatir el cáncer menospreciando los daños colaterales que tal guerra implica** y que, a su vez, deprimen aún más al ya exhausto sistema inmunitario (Wei Qi 衛氣). **Ofrecerle al tumor una salida digna** *recreándole* un hábitat saludable en el que sea innecesario el derroche expansivo en busca de nuevos territorios que colonizar para sobrevivir. En este sentido, el **Yi Jing** 易經 nos sugiere la vía a seguir: el **hexagrama número 7**, *Shi* 師 (Tierra sobre Agua: "El Ejército"), en su línea rectora indica que: *"todo se subordina al hábil general pero no por medios violentos"*. Su 'espectral', el 13 *Tong Ren* (Cielo sobre Fuego: "La Comunidad con los Hombres"); el 'espejado o simétrico', el 8 *Pi* (Agua sobre Tierra: "La Solidaridad") y el 'nuclear', el 24 *Fu* (Tierra sobre Trueno: "El Retorno")[45]

---

[45] **Espectral**: Donde hay una línea entera, poner una partida y donde hay una partida, una entera. **Espejado**: La 6ª línea pasa a ser la 1ª; la 5ª, la 2ª; la 4ª, la 3ª; la 3ª, la 4ª; la 2ª, la 5ª y la 1ª, la 6ª. **Nuclear**: Formado por los trigramas interiores una vez de que se hayan suprimido la 1ª y 6ª líneas.

insinúan el camino: **evitar la confrontación bélica y establecer el retorno a una comunidad solidaria celular**. Este es el objetivo que ensoñamos. Queremos entender las razones de la insolidaria célula para retornarla a sus condiciones iniciales.

El **Dr. Heinrich Kremer**, director de la política sanitaria alemana en los años 80, diferenciaba las células tumorales de las sanas en *"la diferente capacidad de absorción de 'paquetes cuánticos' de luz"*. Para este médico, ***"la célula cancerosa vive en gris"***. También el físico austríaco **Erwin Schrödinger**, fundador de la teoría cuántica, postuló que *"el campo lumínico poseía la capacidad de potenciar el orden en los macro–entornos y en el micro–espacio celular de todos los seres vivos"*. En la misma línea, el biofísico **Albert Popp** establece que *"la célula cancerosa tiene una disfunción en su capacidad de almacenamiento de la energía lumínica de tal modo que acaba sucumbiendo al desorden"*.**La insolidaridad de la 'semilla' parece ser el resultado de su desarrollo en un 'terreno en blanco y negro', carente de 'color'.** No debemos seguir rehuyendo la **evidencia de una *fisiología luminosa***[46] que nos consienta la esperanza ante tanta enfermedad que acorrala, asusta y amenaza. Veremos más adelante la importancia de estos *asertos lumínicos* para las hipótesis que plantea–remos.

Aprender a escuchar a la enfermedad tumoral puede ser un buen comienzo que nos permita diseñar mejores terapéuticas porque *"lo importante en ciencia no es tanto obtener nuevos hechos como descubrir nuevas formas de pensar sobre ellos"* (William Lawrence Bragg). Para el médico chino lo importante no se centra en curar la enfermedad sino en restaurar el equilibrio energético del paciente. Se concibe la Enfermedad Tumoral como:

- Un complejo desequilibrio *yin* 陰–*yang* 陽:
  - · Yanguinización crónica (Calor interno que provoca inflamación).
  - · Yinguinización progresiva (estancamiento de la Humedad del Reino de la Tierra).

     El Calor, *rè* 熱, sumado a la Humedad, *shî* 濕, provoca Flema *tán* 痰.

- Alteración de los componentes psíquicos, *Ben Shen* 本身, de los *zangfu* 臟腑 (órganos–*yin* y entrañas–*yang*).

---

[46] Toty de Naverán: *Las Estancias de la Luz*. Miraguano Ediciones, 2020.

• Descontrol del Viento, *feng* 風, del Reino de la Madera (causante de las metástasis).

• *Interferencias* en la información que requiere la célula para el correcto desarrollo de sus ciclos vitales.

• Desequilibrio sangre–materia–energía (*xue–qi* 血氣).

Retomando la hipótesis **"semilla y suelo"**, del capítulo anterior, ampliaremos el concepto de 'suelo' considerando que, no sólo el ambioma[47] y el microambiente celular lo son sino que debemos incluir las *variables psíquicas* en el desarrollo de la oncogénesis. Para la medicina china, las **emociones** (*ambiente interno*) influyen en la energía (fig. 14):

· La rabia,la dispersa.

· La euforia excesiva, la acelera y calienta.

· La preocupación, la estanca y hunde.

· La ansiedad, la encoge.

· El miedo, la enfría, deprime y agota.

La *fisiología luminosa*, a la que aludíamos en párrafo anterior, se inscribe en un modelo de *anatomía paisajística* que dista mucho del **"Hombre–máquina"**. Esta expresión, elaborada por **Julien Offray de La Mettrie** en su obra *L'homme machine* (1747), consideró el cuerpo humano de una manera estrictamente mecánica. La noción de 'espíritu, alma, esencia', como "principio vital", quedó descartada así como todas las relaciones entre la materia y lo sutil. El Dr. **Fritz Kahn**, ginecólogo y escritor, realizó en 1926 una serie de ilustraciones sobre el funcionamiento del cuerpo humano representado como una factoría que funciona gracias a una potente maquinaria llena de mecanismos y conexiones. Una de las más famosas es, sin duda, el póster "Der Mensch als Industriepalast" (El Hombre como Palacio Industrial).

En la antípoda de este canon se encuentra el **"Hombre–paisaje"** de la medicina china cuyos *vergeles* se nutren, para bien o para mal, de emociones (fig. 15). **Emociones** que son **capaces de activar o silenciar**, en gran medida, los **mecanismos oncosupresores** dependientes de la epigenética. Antes de analizar con mayor detalle los *afectos que afectan* a los **(H)**umores convirtiéndolos en **(T)**umores, recorramos los **bellos paisajes** que custodian los 5 Reinos, Wu Xing 五行.

---

[47] Relaciones con el medioambiente.

• GENERALIDADES: EL QI 氣 Y LOS 5 REINOS

El *So Wen* 素問, primera parte del *Huang Di Nei Jing* 黃帝內經 (Libro de Medicina del Emperador Amarillo) enuncia que *"el Soplo* (Qi 氣)*, al expandirse para generar la vida, crea los '5 Haceres'"*. Como todo Sistema Abierto, detallado en capítulo anterior, estos **'5 Haceres' o Reinos** componen una singular **sinergia**[48] que se dinamiza conforme a fases rítmicas de transiciones energéticas. Los 5 Reinos son, por tanto, **matrices vibratorias del Qi 氣**. El mismo Qi vibratorio que, en su desarmonía, provoca vibraciones diferenciadas en las células cancerosas según los experimentos del nombrado **Javier Tamayo**.

Con respecto a estas *matrices oscilantes*, en el *Shang Shu Hong Fan* puede leerse *"son cinco y están en continuo movimiento"*:
> · **El Agua**, humedece y desciende.
> · **La Madera**, se endereza y se expande.
> · **El Fuego**, flamea y asciende.
> · **La Tierra**, siembra y cosecha.
> · **El Metal**, engendra el cambio.

Analicemos los ideogramas de Wu Xing 五行 (fig. 16):
· *Wu* 五 significa "cinco": 4+1 (las cuatro direcciones: Norte, Sur, Este, Oeste más el Centro).
> · *Xing* 行: "desplazarse, moverse, circular". Compuesto de dos partes:
> > · Izquierda, 彳 *chi*, "Paso con pie izquierdo".
> > · Derecha, 亍 *chu*, "Paso con pie derecho".
> Ambos, 彳亍 *chi chu*, "Caminar".

Agua, Madera, Fuego, Tierra y Metal establecen tres principales **circuitos interactivos**:
· **Autodinamismo**: el Agua refresca, la Madera crece, el Fuego calienta, la Tierra nutre y el Metal condensa. La *actividad* propia de cada Reino es la raíz que conserva el equilibrio de los Ciclos de Generación, *Sheng* 生 y de Control, *Ke* 克.
· **Ciclo Generativo Sheng** 生: cada Movimiento engendra–*madre* a la vez que es engendrado–*hijo* (el Agua es *madre* de la Madera que origina el Fuego que concibe a la Tierra que produce el Metal que genera el Agua…).
· **Ciclo de Control Ke** 克: repara cualquier deficiencia ocasionada en el Ciclo *Sheng* (el Agua sofoca al Fuego, el Fuego funde el Metal, el Metal corta la Madera, la Madera penetra en la Tierra, la Tierra le pone diques al Agua…).

Generación y Control se complementan para sustentar el preciado equilibrio energético. **Sheng** 生 significa 'crecimiento' y **Ke** 克, 'contención, límite' (fig. 17).

Retomando conceptos médicos de occidente ya descritos, nos parece acertado considerar que **los arbitrajes erróneos del Ciclo Ke** sean los **responsables tanto de las violaciones del Límite de Hayflick como de la sobreexpresión de la telomerasa** (fig. 18 y 19).

Los 5 Reinos, también presentan **ritmos patológicos** que perturban el equilibrio del Qi (fig. 20):

· **Autodaño**: Inestabilidad del *terreno energético* en un *zang–fu* 臟腑. Es presagio de una futura enfermedad funcional del órgano afectado.

· **Generación excesiva**: El órgano afectado *zang*, además de involucrar en sus manifestaciones mórbidas al *fu* acoplado, afecta, como *madre*, al *hijo*. Es la segunda etapa en la evolución de la patología.

· **Control excesivo–Agresión**: Desajuste del Reino *dominador* que doblega en exceso al *dominado*. Es una tercera etapa del proceso de la dolencia.

· **Insulto–Humillación–Menosprecio (Contradominancia)**: Cuarto estadio de la afección. El Reino *tiranizado* ataca al *opresor* invirtiendo el Ciclo *Ke* (el Fuego ataca al Agua; el Agua, a la Tierra; la Tierra, a la Madera; la Madera, al Metal; el Metal, al Fuego…).

· **Inversión del Ciclo Generativo**: Indica procesos terminales o de muy mal pronóstico. El Ciclo *Sheng* 生 asume un ritmo *contracorriente* en el que el *hijo* ataca a la *madre* (el Metal ataca a la Tierra; la Tierra, al Fuego; el Fuego, a la Madera, la Madera al Agua, el Agua al Metal…).

Cada Reino acoge un órgano–*yin* y una entraña–*yang* (fig. 21):

· **Los cinco órganos–vísceras *yin*** (*zang* 臟 "esconder, ocultar, almacenar, conservar"): Son los responsables de almacenar la energía esencial *jing qi* 精氣. Agua–Riñón *shen* 肉腎, Madera–Hígado *gan* 肝, Fuego–Corazón *xin* 心, Tierra–Bazo *pi* 脾 y Metal–Pulmón *fei* 肺 **protegen la esencia** impidiendo que se malogre. Según el *Nan Jing*, en su Dificultad nº 36, pueden considerarse a **los riñones** órganos **dobles** dando origen a **seis *zang***: *"el riñón izquierdo es el órgano–riñón y el derecho, la Puerta de la Vida (ming men* 命門*) o Morada de jing qi ligada a la energía original yuan qi* 原氣*"*.

· **Las seis entrañas–*yang*** (*fu* 腑 "archivo, depósito de objetos preciosos, tesoro del estado"): Se encargan de **transformar la energía**.

Agua–Vejiga *pangguang* 膀胱, Madera–Vesícula Biliar *dan* 膽, Fuego–Intestino Delgado *xiaochang* 小腸, Tierra–Estómago *wei* 胃 y Metal–Intestino Grueso *dachang* 大腸. Se considera al **Triple Recalentador** del Reino del Fuego, *San Jiao*, una **sexta víscera** porque, aunque carece de forma física, es la fuente de la energía original *yuan qi*: *"Maestro de Corazón, Xin Bao* 心包, [también perteneciente al Reino del Fuego] *y Triple Recalentador, San Jiao* 三焦, *tienen nombre pero no forma"* (*Nan Jing*, Dificultad 25).

Las *metáforas sociales* de los *zang–fu* describen de manera extraordinaria el cometido de cada víscera–entraña: El **Reino del Agua** 水 (*"aquello que empapa y desciende"*) se convierte en el origen de la vida con el Riñón como **Emperatriz** del Imperio; el **Reino de la Madera** 木 (*"aquello que puede doblarse y enderezarse"*), con el Hígado y la Vesícula Biliar, son el **General** y el **Juez** de los ejércitos; el **Reino del Fuego** 火 (*"aquello que llamea y asciende"*) con el Corazón como **Emperador**; el **Reino de la Tierra** 土 (*"aquello que puede ser sembrado y cosechado"*), el Bazo, el **Pueblo** y el **Reino del Metal** 金 (*"aquello que puede ser moldeado y cambiado"*), con el Pulmón como **Ministro** encargado de la supervivencia.

A su vez, cada *zang–fu* desarrolla su energética por **12 meridianos Principales** que adquieren mayor sentido si se los define según sus vínculos longitudinales de polaridad y atendiendo a si sus puntos *shu antiguos* se encuentran en el brazo (*shou* 手) o en la pierna (*zu* 足). De esta manera se evita duplicar innecesariamente el número de ellos evitando su tosca fragmentación. Así pues, no son 12 sino **6 meridianos Unitarios**, *liu jing* 六經, por los que transita el Qi 氣 de los 5 Reinos.

· *TAI YANG*: 手太陽 *Shou Tai Yang* (*Taiyang* de la mano) [meridiano de Intestino Delgado] + 足太陽 *Zu Tai Yang* (*Taiyang* del pie) [meridiano de Vejiga].

· *SHAO YANG*: 手少陽 *Shou Shao Yang* (*Shaoyang* de la mano) [meridiano de *San Jiao*–Triple Recalentador] + 足少陽 *Zu Shao Yang* (*Shaoyang* del pie) [meridiano de Vesícula Biliar].

· *YANG MING*: 手陽明 *Shou Yang Ming* (*Yangming* de la mano) [meridiano de Intestino Grueso] + 足陽明 *Zu Yang Ming* (*Yangming* del pie) [meridiano de Estómago].

· *TAI YIN*: 手太陰 *Shou Tai Yin* (*Taiyin* de la mano) [meridiano de Pulmón] + 足太陰 Zu Tai Yin (Taiyin del pie) [meridiano de Bazo].

· *JUE YIN*: 手厥陰 *Shou Jue Yin* (*Jueyin* de la mano) [meridiano del Maestro del Corazón] + 足厥陰 *Zu Jue Yin* (*Juejin* del pie) [meridiano de Hígado].

· **SHAO YIN**: 手少陰 *Shou Shao Yin* (*Shaoyin* de la mano) [meridiano de Corazón] + 足少陰 *Zu Shao Yin* (*Shaoyin* del pie) [meridiano de Riñón].

Todo el entramado energético que hace posible el libre flujo del Qi contempla vías secundarias que interconectan los 6 planos energéticos de los **meridianos Unitarios**. **Cada uno de los Principales que los conforman dispone de dos barreras defensivas:**
· **Meridianos Tendino–Musculares** (*jing jin*): *Escoltan* a los meridianos Principales protegiendo el exterior corporal. Se extienden por la superficie *irradiando* la Wei Qi (semejante al sistema inmune occidental) para crear un ***campo energético extracorpóreo***.
· **Meridianos Distintos o Profundos** (*jing bie*): Salvaguardan el interior fortificando los *zang–fu* y transportando la Wei Qi hasta la profundidad. Parten del punto *shu* antiguo *Ho–Mar* del meridiano Principal y su trayecto es interno.
Existen, también, las llamadas:
· **Vías *Luo* Transversales** (*Fu Luo*): Ajustan las energías del órgano y la entraña pertenecientes a un mismo Reino para concordar su equilibrio *yin–yang*.
· **Vías *Luo* Longitudinales** (*Bie Luo*): Comunican las vías Principales con las secundarias.
Ambas vías *Luo* llevan el nombre del meridiano Principal al que pertenecen o el del punto *luo* del que parten.
Además de toda esta bellísima urdimbre de tránsitos energéticos, existen unas exclusivas Vías conocidas como los **8 meridianos Extraordinarios** (*qi jing ba mai* 奇經八脈)[49] cuyo cometido fundamental es favorecer el tránsito de la Luz… Las obstrucciones en su transporte provocan ***quistes energéticos*** que, con el tiempo se malignizan causando diversas enfermedades.
Cada *zang–fu* de los 5 Reinos tiene un **meridiano de acupuntura** que hace transitable su energía. Los meridianos, ***jing*** 經, componen un complejo entramado que regula y organiza la circulación de *qi–xue* 氣血 (sangre–energía). La expresión *jingmai* que aparece repetidas veces en el ***Huang Ti Nei Jing***, 黃帝內經 (*Libro de Medicina Interna del Emperador*

---

[49] Toty de Naverán: *Nostalgia de Infinitos*. Miraguano Editorial, 2023. En este libro reflexionamos ampliamente sobre estas 8 Vías de Luz.

Amarillo), permite sugerir la íntima relación entre conductos que transportan sangre, *mai* o *mo* 脈 (arterias y venas–pulso), y *virtuales cauces* de regulación energética, *jing* 經 (meridianos). Un capítulo del mencionado *Huang Ti Nei Jing* se titula "Los Cursos de Agua Regulares (***jingshui*** 經水)" y se ocupa de las **correspondencias entre los 12 meridianos de acupuntura y los 12 grandes ríos de China**.

El flujo del agua en los ríos y el flujo del *qi–xue* 氣血, en los meridianos *jing* 經 y en los vasos *mai* 脈, se somete a **reglas macrocósmicas** de tal modo que, en medicina china, se habla de 4 grandes mares (***si hai*** 四海) en los que desembocan todos los *jingmai* 經脈:

· **Mar de las Médulas**: *gu sui hai* 骨髓海.
· **Mar del Agua–Cereales** (alimentación): *shui gu bu hai* 水穀物 (谷物) 海.
· **Mar del Qi** (energía): *qi hai* 氣海.
· **Mar de la Sangre**: *xue hai* 血海.

Además, cada uno de los meridianos–ríos tiene unos **valiosísimos puntos**, denominados ***shu antiguos***, que representan el recorrido del agua–(energía) hasta alguno de los 4 Mares descritos (fig. 22):

· ***TING*** o *jing* 井 (Pozo): Su pictograma semeja un hoyo profundo con agua. En este punto se inician los meridianos Tendino–Musculares. Su tarea es sacar a la superficie la energía que liga la vida a su origen. Reúne el *yin* con el *yang* y establece cambios de polaridad. Constituye la reserva de la energía vivificante e impide el paso de la perversa.

· ***IONG***, *yong* o *rong* 滎 (Manantial): Su pictograma exhibe dos fuegos sobre el agua como idea de abundancia. Relaciona el *yin* con el *yang*. Activa y acelera la energía del meridiano y la armoniza.

· ***IU***, *yu* o *shu* 輸 (Arroyo): Su pictograma representa la carga sobre una canoa que navega. Bloquea la entrada de energía perversa y promueve el transporte energético incentivando a Wei Qi (Energía Centinela).

· ***IUNN*** o *yuan* 原 (Fuente): [Los meridianos *yin* no tienen puntos *iunn* específicos, los reemplazan los *iu*]. El pictograma hace referencia al brotar del agua cristalina. Custodia la energía *Yuan Qi* (Original) y gobierna todos los movimientos de la energía. Hace regresar al origen de la distribución del *yin* y del *yang*. Regulariza el flujo energético de los meridianos acoplados (aquellos que conforman un mismo Reino).

· ***KING*** o *jing* 經 (Río): Su pictograma representa los hilos de seda de un telar. Este ideograma es utilizado como sinónimo de 'meridiano'.

En este punto, el dinamismo del agua produce energía y refuerza la inmunidad (Wei Qi).

·*HO* o *he* 合 (Mar): Su pictograma es un recipiente con tapa que custodia la energía en las profundidades facilitando el encuentro del *yin* con el *yang*. A través de este punto se contacta con el *zang–fu* correspondiente.

Recordando el **proyecto AstroPath** del capítulo anterior, veíamos como el tumor era considerado parte del universo. Pues bien, el **carácter cosmológico** que impregna toda teoría en **medicina china** permite contemplar los **5 Reinos**, 五行 *wu xing*, como fases cíclicas que se suceden en el espacio–tiempo. Su concepción bien pudo derivarse de observaciones estelares puesto que cada uno de estos Reinos representa, además de a un órgano–entraña anatómico (*zang–fu* 臧府), un planeta, una estación, una orientación…:

· **Agua**: Riñón–Mercurio–Invierno–Norte.
· **Madera**: Hígado–Júpiter–Primavera–Este.
· **Fuego**: Corazón–Marte–Verano–Sur.
· **Tierra**: Bazo–Tierra–el Centro–Saturno.
· **Metal**: Pulmón–Venus–Otoño–Oeste.

Para los neurocientíficos, el **núcleo supraquiasmático**[50] (uno en cada hemisferio cerebral) es el *"maestro relojero"* (*Frontiers in Neuroscience. Dr. Joseph L Bendot*). Gracias a él se regulan los ritmos circadianos. Su funcionamiento es complejo:

• Recibe información sobre la luz ambiental a través de la **retina**.

• La retina no sólo tiene **fotorreceptores** sino también células ganglionares ricas en un pigmento llamado **melanopsina**.

• La melanopsina lleva información de manera directa al núcleo supraquiasmático. Tras analizar los datos, envía al ganglio cervical superior unas señales para que la glándula pineal, o epífisis, secrete o inhiba la producción de **melatonina**.Si no hay estímulo de luz solar, la secreción de melatonina aumentará para reducir el nivel de activación y propiciar el sueño.

El *reloj circadiano* favorece que el cuerpo realice **tareas de mantenimiento y restauración** durante la fase REM del sueño.

---

[50] El núcleo supraquiasmático se sitúa en la región anterior del hipotálamo y contiene cerca de 20.000 neuronas.

En el anterior capítulo hablamos de la esperanzadora **cronoterapia** que, utilizando el **ciclo circadiano**, propone administrar los fármacos antineoplásicos a la hora donde el agente químico sea menos tóxico. En farmacología se utiliza un parámetro, la **dosis letal 50** (DL50), para determinar la toxicidad de un fármaco. La DL50 del **cisplatino**, un fármaco ampliamente utilizado en quimioterapia oncológica, es aquella que produce la muerte del 50% de los animales a los que se administra, generalmente ratones. Sin embargo, si administramos la misma DL50 en diferentes momentos del día y de la noche a grupos diferentes de animales, se comprueba que hay horas en las que su toxicidad aumenta, mientras que a otras apenas produce mortalidad[51].

También el **sistema inmune** se ve afectado por el ritmo circadiano. A modo de ejemplo, en la fase de reposo, o durante la noche, los leucocitos maduros, excepto los T CD8+, aparecen en mayor cantidad en la circulación sanguínea que en la fase de actividad o diurna. Asimismo, citoquinas proinflamatorias, como la IL–1β, tienen su pico máximo durante el día. En similar línea se encuentra la síntesis de algunas citoquinas, como el TNF–α, por parte de los macrófagos[52]. Parece claro que las **alteraciones en el ritmo circadiano afectan a la inmunidad** pudiendo desequilibrarla. Veremos como la **Wei Qi** 衛氣, Energía Centinela, de la medicina china se ajusta a patrones circadianos de igual manera que su *hermano occidental* Sistema Inmune. Asimismo, Wei Qi mantiene estrechas relaciones con Shen Qi 神氣 (mundo emocional).

Pues bien, la medicina china hace siglos que contempla **ritmos energéticos en los órganos y entrañas**. Establecidos intervalos de 2 horas, de las 24 horas de una jornada, se contemplan 12 para los meridianos *yin* (*jing yin* 經陰) y 12 para los *yang* (*jing yang* 經陽). A cada meridiano le corresponden 2 horas de mayor predominio energético. Pasadas 12 horas, su flujo de energía estará disminuido. Puede verificarse que la mayor cantidad de síntomas por exceso de un órgano so-

---

[51] Levi F, Madrid JA. 2006. *Ritmos biológicos y cáncer*. En: Cronobiología Básica y Clínica. Editec@Red, Madrid.

[52] Ramos Ríos MA., León Lobeck A. *Cronobiología del sistema inmune*. Revista cubana de hematología, inmunología y hemoterapia. Vol 32 (3). 2016. / Lucas D, Battista M, Shi PA, Isola L, Frenette PS. *Mobilized hematopoietic stem cell yield depends on species–specific circadian timing*. Cell Stem Cell. 2008. / Dimitrov S, Benedict C, Heutling D, Westermann J, Born J, Lange T. *Cortisol and epinephrine control opposing circadian rhythms in T cell subsets*. Blood. 2009 May; 113(21).

brecargado se relaciona con el horario de su predominio energético. Sin embargo, en el horario de declive se identifican signos de deficiencia del órgano así como otros indicadores relacionados con los Ciclos Sheng (Generación) y Ke (Control).

La *marea circadiano–energética* de los *zang–fu* **comienza cada amanecer, entre las 3h y las 5h solares**, en el *zang*–Pulmón, el **"Maestro de la Energía" y concluye, para volver a reiniciarse, en el** *zang*–**Hígado entre la 1h y las 3h** (fig. 23). Las alteraciones **cronodisruptivas** aumentan el riesgo de desarrollar patologías como la obesidad, los desórdenes cardiovasculares, el síndrome metabólico e incluso el cáncer. El **estrés**, los horarios desordenados o la falta de sueño, entre otros muchos factores, producen disrupciones en el sistema circadiano que se asocian con un aumento de enfermedades metabólicas. Los ritmos circadianos dependen de factores genéticos, se habla de 'genes reloj', pero la epigenética puede modularlos. La exposición regular a sincronizadores ambientales como la luz, el horario de comidas y el ejercicio físico podrían re–sincronizar el sistema circadiano dañado.

Así como cada uno de los **5 Reinos y sus** *zang–fu* se relacionan con un planeta, una estación y un punto cardinal, también encuentran correspondencia con los climas de manera que (fig. 24):

· **Agua**: Riñón–Frío, *han* 寒.
· **Madera**: Hígado–Viento, *feng* 風.
· **Fuego**: Corazón–Calor, *re* 熱.
· **Tierra**: Bazo–Humedad, *shi* 濕.
· **Metal**: Pulmón–Sequedad, *zao* 燥.

Junto a los factores psíquicos constituyen los **"Climas Interiores"** (*nei wu tian qi* 內五天氣). Analizaremos la importancia de la Humedad interna que, conjugada con Calor interno origina la **Flema**, *tan* 痰, iniciadora de la carcinogénesis. Establecido el tumor inicial, la cascada metastásica correría a cargo del **Viento** interno.

La Energía, **el Qi** 氣 **que transita las múltiples sendas de los 5 Reinos** Wu Xing 五行, se diversifica según las tareas que tenga encomendadas. Aun siendo 'Uno', **el Qi se despliega en dos grandes escenarios** que posicionan los trigramas del Octograma en secuencias diferentes (fig. 25 y 26):

· **CIELO ANTERIOR** (先天 Xiântiân): [Diagrama de Fu Xíen en el que cada trigrama se halla enfrentado a su opuesto]. Las energías del Cielo Anterior son las precedentes al surgimiento de la vida. Hacen referencia a un esquema que responde al momento previo a la 'creación manifiesta'.

· **Energías Hereditarias**:

    · *Yuan Qi* 原氣: *'Original'* (de la Especie Humana). Similar al concepto de Genoma Mitocondrial.

    · *Zong Qi* 宗氣: *'Ancestral'* (del linaje propio del individuo). Afín al Genoma Nuclear.

    · *Jing Qi* 精氣: *'Esencial* o *Intermediaria'* (interrelaciona a las dos anteriores dentro de un *escenario* concreto). En concordancia con el ambioma y la epigenética.

· **CIELO POSTERIOR** (後天 Hòutiân). [Diagrama del Rey Wan que reordenó los trigramas de Fu Xí introduciendo el 'factor Tiempo' como 'orden circular']. Pertenece al orden de 'lo manifestado' (de lo material). Las energías del Cielo Posterior son aquellas que el individuo, una vez nacido, materializa por sí mismo a partir de los alimentos, del aire y de las emociones.

· **Energías Adquiridas**:

    · *Yong o Ying Qi* 營氣: Nutricia.

        · Alimentación Terrestre: Alimentos y agua.

        · Alimentación Celeste: Respiración.

    · *Wei Qi* 衛氣: *Centinela*. Sistema Inmunitario.

    · Shen Qi 神氣: Energías Psíquicas.

        · *Ben Shen* 本身: *Psiquismo* de los *zang* de los **5 Reinos**:

        · *Zhi* 志: Agua (Riñón).

        · *Hun* 魂: Madera (Hígado).

        · *Shen* 神: Fuego (Corazón).

        · *Yi* 意: Tierra (Bazo).

        · *Po* 魄: Metal (Pulmón).

Si bien las Energías Hereditarias pudieran ser portadoras de proto–oncogenes y oncogenes, las Adquiridas permiten influir en la epigenética activando o desactivando oncosupresores. La alimentación, el ejercicio, el estilo de vida y, de manera muy especial, los afectos influirán decisivamente en la solvencia de Wei Qi 衛氣 que, como buen Centinela, guarda y custodia los 5 Reinos de la Salud. Así lo atestigua su pictograma: un 'caminar alerta' alrededor de una estructura (el cuerpo) (fig. 26). Recorrer el contorno, el 'vacío' en el que habita la materia. Una **prodigiosa Red membranosa lo interconecta todo** (*lianwang youmo* 連網油膜). Sus 'espacios huecos' son la cuna de todos los procesos vitales[53]. Analicemos los entresijos de estos 'espacios deshabitados'.

• SAN JIAO 三焦 (Triple Recalentador) Y SU CORRESPONDENCIA CON LA MATRIZ EXTRACELULAR

> *"De las cenizas se despertará un fuego, brotará una luz de las sombras"* (J. R. R. Tolkien)

Como bien sabemos, las células del cuerpo humano no están 'selladas' entre sí como los ladrillos de una casa. Existen amplios espacios entre ellas que reciben el nombre de **espacio intersticial**. En el año 2019, el patólogo **Neil Theise** y cols. identificó una extensa red de cavidades susceptibles de constituir en sí mismas un nuevo órgano. Si hasta esa fecha se hablaba de un "espacio intersticial", a partir de Theise se abrieron las puertas al concepto de intersticio, *kong xi* 空隙, como nuevo órgano capaz de conectar todo el cuerpo por medio de oquedades compuestas de líquido, principalmente agua, en movimiento. Ese líquido es la Matriz Extracelular (**MEC**) cuyo flujo energético promueve el que la actividad electromagnética de un órgano se extienda al campo de los órganos vecinos comunicándose con ellos. La MEC, **matrisoma**, garantiza las mutuas interrelaciones de *los zang–fu*. Sus *vacíos* son autopistas de comunicación. Es evidente que esa **capacidad de conexión puede tener un papel importante en la proliferación del cáncer**.

San Jiao 三焦 *"tiene nombre pero no tiene forma"*. La **Dificultad 31 del Nan Jing** lo describe como: *"el oficial responsable del control de los pasos del Agua que gobierna las compuertas (三焦疏通水道 San Jiao Shu Tong Shui Dao)"*. No siendo un órgano físico es un entramado entre los órganos internos. El Compendio de Medicina China *Jing yue quan shu* 景岳全書 de Jiebin Zhang declara:***"Por fuera de los órganos internos y dentro del cuerpo, envolviendo a los órganos como una red, hay una cavidad que es un Fu: el San Jiao. Los órganos ocupan un espacio sólido que está rodeado de membranas y oquedades que los envuelven, delimitan y conectan. El San Jiao controla el movimiento de Qi dentro y***

---

[53] Tang, Z.–H. 1987b [1892], *Zhongxi Huitong Yi Jing Jing Yi [Essential Meanings of the medical canons [approached] through the convergence and assimilation of Chinese and Western medicine]*, Taipei: Lixing Shuju.

fuera de las cavidades y membranas". Fieles a la Tradición, nos atrevemos a considerar al San Jiao en relación directa con el intersticio. Por ser Mensajero Especial de *Yuan Qi* 原氣 (capítulo 66 del Nan Jing), la Energía del Origen, la **red energética que despliega el San Jiao** envuelve a todos los *zang–fu* dirigiendo los movimientos del Qi. Como un *spiderman de ciencia ficción*, teje una perfecta *tela de araña* capaz de rodear y ceñir los órganos y vísceras del cuerpo físico del Hombre englobadas en **3 grandes cavidades**: **San Jiao Superior** (Shang Jiao 上焦), **San Jiao Central** (Zhong Jiao 中焦) y **San Jiao Inferior** (Xia Jiao 下焦) (fig. 27).

Siglos antes de que Neil Theise adjudicara el concepto de órgano al intersticio, el **capítulo 38 del Nan Jing** establecía su existencia en términos energéticos: *"Los órganos–Zang son cinco* [riñón, hígado, corazón, bazo y pulmón] *pero las entrañas–Fu seis* [vejiga, vesícula biliar, intestino delgado, estómago, intestino grueso y 'san jiao'] *¿a qué se debe esto? Que se diga que hay 6 entrañas–Fu se debe al Triple Recalentador que emana de Yuan Qi. Tiene nombre pero no tiene forma. Es un 'Fu extra'. Por ello se dice que hay 5 Zang pero 6 Fu"*. Este **"Fu Extra"**, esta *energía intersticial*, es el **soporte inmaterial de la corporalidad**; **el vacío que**, como una hornacina, **acoge en su seno la materialidad de la existencia para transfigurarla**. **San Jiao** es el **Ave Fénix** capaz de hacer resurgir de las cenizas de la enfermedad la anhelada salud.

El Fénix chino, **Fenghuang**, es un pájaro hermafrodita mitológico (fig. 28):

· Macho: *Feng* 鳳.
· Hembra: *Huang* 凰.

Se considera de género *yin* 陰 para poder emparejarse con el Dragón, *Long* 龍, de características *yang* 陽.Su apareamiento simboliza la armonía *yin–yang*.

San Jiao, también llamado Triple Recalentador, está impreso en el **ideograma de cáncer**, *aí* 癌, en el que los **Tres Calderos** nos ofrecen la esperanza de resurgir como el Ave Fénix que define el pictograma de **Jiao** 焦 (fig. 29).

Este **magno *Fénix energético*** goza de otra especial propiedad en el contexto de la genética. El ideograma de'herencia', *chéng* 承, exhibe los tres trazos que forman parte del concepto de San [三] Jiao [焦] (fig. 30).

Un gen no existe aislado del conjunto. Permanece en resonancia con la totalidad, sin actuar de forma aislada. Su comportamiento influye en todo el genoma. **Hablar de 'genes buenos' y 'genes malos' es un erróneo reduccionismo cartesiano**. Además del ADN biológico, existe un **ADN energético**. No sólo es 'materia' sino una molécula de Luz. Como *seres lumínicos en viaje por el tiempo*, sus bases (adenina, guanina, timina y citosina) conciertan nuestra **sinfonía estelar**.

No hemos perdido el juicio al hablar del ADN como molécula de luz. Según un estudio llevado a cabo por investigadores de la Academia Nacional de Ciencias de Estados Unidos[54], **las moléculas de nuestro ADN**, si bien no lo hacen todo el tiempo, **son capaces de emitir un ligero brillo fluorescente**.

El **Dr. Piotr Gariaev**, fundador de la genética ondulatoria ("Wave Genetics") o **genética cuántica** y nominado al Nobel de Medicina 2021, demostró que el ADN produce una radiación de onda que crea hologramas de información. El **ADN** de cualquier ser vivo presenta una estructura que **desprende luz**. Esta luz está en un espectro de longitud de onda desde el azul oscuro al rojo. No sólo emana luz, sino una **luz–láser–coherente** que permite a los cromosomas trabajar con fotones. Las células saben las unas de las otras de manera simultánea gracias a la información aportada por **los fotones** que **se entrelazan cuánticamente** para que la comunicación sea instantánea en todo el cuerpo. El equipo de Gariaev llevó a cabo **experimentos sobre ratones** a los que destruyeron el páncreas con **aloxano**, usado para inducir *diabetes mellitus* experimental (causa necrosis de las células β del páncreas). Con el láser, iluminaron a los ratones con la información holográfica de un páncreas totalmente sano tomado de otro ratón recién nacido. Cuando la exposición al láser fue suficiente, su páncreas se reconstituyó por completo. En un grupo testigo que no recibió ese tratamiento, todos murieron.

El profesor **Luc Montagnier** (Nobel de Medicina en 2008), utilizando un enfoque experimental totalmente diferente, también se dio cuenta de la existencia de un campo electromagnético asociado al ADN.

Todo se enlaza en un **campo holográfico** que explica cómo lo antígenos y anticuerpos se reconocen mutuamente, cómo los "transposones" saben en

---

[54] Biqin Dong, Luay M. Almassalha, Yolanda Stypula–Cyrus: *Superresolution intrinsic fluorescence imaging of chromatin utilizing native, unmodified nucleic acids for contrast*. Edited by Gabriel Popescu, University of Illinois at Urbana–Champaign, Urbana, IL, and accepted by Editorial Board Member John A. Rogers July 8, 2016.

qué lugar del ADN deben insertarse, cómo los ribosomas, unidades de producción de proteínas en la célula, adivinan el aminoácido que deben producir. Todo recibe un 'código' y es el ADN quien tiene la capacidad de codificar, descodificar, interpretar, modificar y archivar gracias a su campo electromagnético de radiaciones de onda. **Este Campo Holografico contiene Matrices de Salud que pueden estar sanas o distorsionadas**.

Antes que Gariaev, el científico chino **Tsiang Kan Zheng** pensó que las moléculas de un organismo vivo estaban ligadas por **campos informacionales** y que el ADN contenía esta información en forma de señales electromagnéticas. En 1993 escribió: *"El campo electromagnético y el ADN constituyen una MATERIA GENÉTICA COMBINADA que existe bajo dos formas: pasiva (ADN) y activa (campo bio– electromagnético). La forma pasiva sirve para conservar la información genética mientras que la forma activa es capaz de modificarla... El campo bio–electromagnético (soporte de la energía y de la información) se manifiesta en la banda UHF y en la de los rayos infrarrojos"*. Kan Zheng demostró que sus métodos hacían posible transferir *informaciones curativas*. En 1987 llevó a cabo un experimento con su padre de 80 años. Los resultados fueron positivos: desaparecieron las enfermedades crónicas que padecía desde hacía más de veinte años; seis meses más tarde le creció el cabello donde tenía calvas y sus canas volvieron a ser negras. Un año después, un diente volvió a crecer tras habérselo extraído años antes. Sacó una patente de todo ello.

En la actualidad hay evidencia científica contrastada que demuestra la emisión fotónica ultradébil por parte de los seres vivos[55]. Las células emiten emisiones ultradébiles de fotones a ritmos específicos y constantes. Sus radiaciones son patrones de **bioinformación electromagnética**.

El **Dr. F.A. Popp** demostró la presencia de radiaciones infrarrojas pertenecientes al rango de los **biofotones** de longitud de onda ancha en estructuras del cuerpo humano que parecían ser idénticas al sistema de meridianos descritos por la medicina china. Todo el organismo se comporta como un sistema biológico semiconductor donde el biofotón sería

---

[55] Rahnama M, Tuszynski JA, Bókkon I, Cifra M, Sardar P, Salari V. *Emission of mitochondrial biophotons and their effect on electrical activity of membrane via microtubules.* J Integr Neurosci. 2011;10:65–88. / Takeda M, Tanno Y, Kobayashi M, Usa M, Ohuchi N, Satomi S, etal. *A novel method of assessing carcinoma cell proliferation by biophoton emission.* Cancer Lett. 1998;127:155–60. / Amano T, Kobayashi M, Devaraj B, Usa M, Inaba H. *Ultraweak biophoton emission of transplanted bladder cancer.* Urol Res. 1995;23:315–8. / Van Wijk R, Van Aken H. *Light–induced photon emission by rat hepatocytes and hepatoma cells.* Cell Biophys. 1991;18: 15–29.

el legendario Qi 氣 chino. **El cuerpo humano es energía y las palabras, los pensamientos y las emociones pueden perturbar esa energía y, por lo tanto, el ADN**. Los cromosomas, según Garaiev, funcionan como ordenadores holográficos que procesan textos genéticos que se articulan siguiendo patrones semejantes a la gramática del lenguaje humano. En otras palabras, el ADN reacciona al lenguaje porque el lenguaje humano y el lenguaje genético tienen características matemático–lingüísticas similares.

En 1996, el **Dr. Glen Rein**, bioquímico de la Universidad de Londres (Reino Unido) presentó una ponencia en el "Foro Internacional sobre Nueva Ciencia" (Denver, Colorado) señalando que las intenciones humanas podrían afectar al plegamiento de las dos hebras del ADN. En el experimento, el Dr. Rein extrajo el ADN de células de placentas humanas y lo colocó en agua. Luego pidió a varias personas que trataran de enrollar o desenrollar el ADN con sus pensamientos. Se descubrió que **la tasa de cambio en el estado del ADN por intención consciente estaba entre el 2 y el 10 por ciento**, que es un cambio significativo en comparación con el 1,1 por ciento del grupo control. Este experimento sugiere que la mente humana puede cambiar el estado de enrollamiento o desenrollamiento del ADN. Analizaremos la importancia del Shen 神, y de sus afectos e 'intenciones', más adelante.

El Hombre, *rén* 人, es inseparable del concepto de Cielo, *tian* 天. Si del ideograma de *tian* 天 *desencajáramos* el de *ren* 人, la estructura del grafo no se sustentaría. Los restantes trazos, *èr* 二, simbolizan su *anclaje* entre lo Celeste y lo Terrestre. El Hombre, en definitiva, está constituido de inmaterialidad puesto que las dos líneas de su ideograma, 人, pertenecen a las vías energéticas de San Jiao 三焦 (la de la izquierda, parte del trazo celeste) y Xin Bao 心包 (la de la derecha, parte del trazo terrestre), ambas ubicadas en el Reino del Fuego Inmaterial (fig. 21) y sin *zang–fu* corpóreo asignado. El **San Jiao**, como **Vía Incorpórea**, nos **permite reorientar la biología de la Luz. Su meridiano consta de 23 puntos**, el mismo número que los **pares de cromosomas del genoma humano** (fig. 31).

La **Genética de Ondas**, impulsada por **Piotr Gariaev**, se basa en la luz que emana tanto del ADN como del ARN. Ambas moléculas emiten y reciben información a través de frecuencias que se expresan como **ondas solitónicas**[56]. Estas ondas actúan en dos niveles:

---

[56] **Solitones**: ondas en forma de un pulso capaces de trasladarse sin cambio de forma y sin pérdida de energía conservando su estructura. Los **biosolitones** tienen aplicaciones en neurología y ADN.

· En la capacidad de los organismos de recordar los procesos básicos de supervivencia.

· En la asociación con todo el organismo en totalidad. La información contenida en ese solitono no sólo tiene los datos de un órgano o elemento, sino que informa y modifica todo el conjunto de un modo holográfico donde la parte contiene a la totalidad.

Si el genoma se comunica lumínicamente, emitiendo fotones en el espectro electromagnético, **es de suponer que una Vía de Luz como el San Jiao jugará una labor importante** a la hora de *deconstruir* mutaciones insanas imprimiendo holografías de Matrices de Salud restauradas.

Los **puntos Shu Antiguos del San Jiao** dan fe de su importancia (fig. 22):

· **TING** o *jing* 井 (Pozo): **1TR** *guān chōng* 關衝 "Asalto de la Barrera". Modifica el pato–proyecto celular despertando el designio de salud.

· **IONG**, *yong* o *rong* 滎 (Manantial): **2TR** *yè mén* 液門 "Puerta de los Líquidos". Reajusta el programa de las células para rescatar el original diseño. Al ser 'punto puerta', cumple la función de transmitir un *resonante eco energético* desde el lugar en que se ubica hacia la totalidad corporal.

· **IU**, *yu* o *shu* 輸 (Arroyo): **3TR** *zhōng zhǔ* 中渚 "Islote Central". Provoca cambios en una situación dada (pudiera *mutar la mutación* patógena).

· **IUNN–Yuan** 原 (Fuente): **4TR** *yáng chí* 陽池 "Estanque de los Yang". **El Gran *Reseteador***. Regula y hace transitable la energía originaria del San Jiao. En el Nan Jing (capítulos 8, 38, 62 y 66) se establecen las **íntimas relaciones entre San Jiao** 三焦**, Ming Men** 命門 **y Yuan Qi** 原氣. El San Jiao es la Vía por la que la Energía Original Yuan transita desde el Ming Men hacia los *zang–fu*. El capítulo 62 enuncia: *"Los Zang tienen 5 ting, iong, iu, king y ho; pero los Fu tienen 6 ¿por qué? Los Fu son Yang, el Triple Recalentador es Yang y por tanto tiene un punto shu adicional llamado Yuan"*. Es muy posible que **el único punto verdaderamente Yuan–(原 Fuente) sea el de San Jiao** y que debido a la naturaleza *yang* de su meridiano se extendiera la existencia de dicho punto al resto de los Fu. **El punto Yuan permite rescatar la genuina y armónica distribución del *Yin–Yang Primigenio*.**

· **KING** o *jing* 經 (Río): **6TR** *zhî gôu* 支溝 "Foso Ramificado". Preserva el espíritu, el Shen 神.

· **HO** o *he* 合 (Mar): **10TR** *tiân jǐng* 天井 "Pozo Celestial". Sanea la matriz extracelular (MEC). Al no tener un *zang–fu* asociado, puesto que San Jiao *"tiene nombre pero no tiene forma"*, **proponemos la hipótesis de que su punto–Ho contacta directamente con el intersticio** (*kong xi* 空隙).

Otros puntos a destacar son:

· **Lo–Enlace**: **5TR** *wài guân* 外關 "Barrera Externa". Como punto Lo establece contacto directo con Xin Bao (Maestro del Corazón) a quien dedicaremos próximas reflexiones. Este punto Lo es Maestro del Vaso Maravilloso Yang Wei 陽維, el Centinela de todo el Yang.

· **Xi–Grieta–Rendija** 隙: **7TR** *huì zông* 會宗 "Encuentro con los Antepasados". Filtrar–deslizar–introducir. Como bien dijo **Leonard Cohen** *"hay una grieta en todo, así es como entra la luz"*. Más adelante veremos la importancia de los puntos *'xi–rendija'* en la **cromo–puntura** terapéutica.

San Jiao, *Fénix alkímico* por excelencia, armoniza la Danza del Agua–*yin* 水陰 y del Fuego–*yang* 火陽 constitutivos de la vida humana. Debido a sus relaciones con los Campos de Cinabrio **Dan Tian** 丹田, el San Jiao se diversifica en (fig. 32):

·**Jiao de la Forma** localizado en el estómago:

·Jiao Shang (superior) 上焦 en el cardias.

·Jiao Zhong (medio) 中焦 en el fundus.

·Jiao Xia (inferior) 下焦 en el píloro.

La transformación de los alimentos constituye la *alkimia de la forma*.

· **Jiao de la Función** en referencia a las funciones:

· Genito–Urinaria: Fogón inferior, Xia Jiao下焦 (región infraumbilical).

·Digestiva: Fogón medio, Zhong Jiao 中焦 (abdomen).

· Cardio–Respiratoria: Fogón superior, Shang Jiao 上焦 (pecho).

·**Jiao de la Esencia**:

· Dan Tian Xia (inferior) 下丹田: Depósito de la Esencia (zona infraumbilical).

·Dan Tian Zhong (medio) 中丹田: Purificación de la Esencia (centro del pecho).

·Dan Tian Shang (superior)上丹田: Sublimación de la Esencia (entrecejo, *InnTang*, relacionado con la glándula Pineal).

Sinteticemos las **principales labores del San Jiao** (fig. 33):

• *"Es un lugar donde yin y yang se encuentran y transforman"* 陰陽交會.

• *"Es un pasaje para el Qi fuente* [Yuan Qi: Energía Original]*"* 原氣之道路. La Dificultad 66 del Nan Jing designa con el título honorífico de 'Origen' al San Jiao encomendándole ser "Mensajero Especial de Yuan Qi" (*bie shi yuan qi* 別使原氣).

• *"Administra los diversos tipos de Qi"* 主持諸氣.

Quizá, su principal función sea la de regular el movimiento del agua dentro del cuerpo: "**SÂN JIÂO SHÛ TÔNG SHUǏ DÀO**", 三焦疏通水道: *"Es el oficial responsable del control de los pasos del Agua. Gobierna las compuertas y es el comienzo y el final de la circulación del Qi. Difunde el Fuego del Ming Men* 命門 [Puerta de la Vida o del Destino situada en el Dan Tian Inferior 下丹田 y que se corresponde con el punto de acupuntura del mismo nombre **4TM**]*"*.

La Matriz Extracelular (MEC) semeja **un mar en el que navegan las células**, un entorno similar al **agua salada** que constituye el principal sistema de regulación de los procesos vitales. En la MEC existe un sistema de regulación basal que se ocupa de la nutrición de las células, de la eliminación de los productos de desecho y de la regulación del ambiente celular. Al mismo tiempo, interviene en procesos inflamatorios y de inmunidad, ambos de importancia destacable en patología oncológica. Viendo las **estrechas relaciones del San Jiao con el agua**, nos parece oportuno considerar su específico papel a la hora de *limpiar los deshechos* acumulados en la Matriz Extracelular puesto que:

· En el Jiao Superior, el agua se comporta como vapor.

· En el Jiao Medio, como espuma.

· En el Jiao Inferior, las aguas simulan una alberca que, si se intoxica y enfanga, se convierte en el pantano de nuestra mítica **Hydra de Lerna**.

Dentro del concepto del Tao 道, el **San Jiao** se corresponde con el Pequeño Yang (*xiao yang* 小陽) que, a su vez, recibe el título de **Pequeño Dragón** (*xiao long* 小龍) (fig. 34).Recordemos que el Fénix chino, **Fenghuang** 鳳凰, era un pájaro hermafrodita (fig. 28) que se consideraba de género *yin* 陰 para poder emparejarse con el Dragón de características *yang* 陽. Su apareamiento representaba la perfecta armonía *yin–yang*, el Tao de la Vida, el Tao Shang 道生.

Destacamos la importancia del **punto Ho–(Tierra) del San Jiao** (10TR *tiân jǐng* 天井 "Pozo Celestial") según la **hipótesis** que planteamos en párrafos anteriores en la que propusimos que este punto es quien goza del acceso directo, y tal vez exclusivo,al **intersticio** (*kong xi* 空隙) saneando la matriz extracelular (fig. 35).

El San Jiao realiza una labor alkímica manteniendo el equilibrio del Agua, *shui* 水, y el Fuego, *huo* 火. Es un fuego líquido, inmaterial, que preserva y alimenta la vida.

Quien mejor define las extraordinarias propiedades del San Jiao es **Zhang Yuan Su** 張元素, en su libro **"Propiedades Medicinales del Saco Perlado"** (珍珠囊補遺藥性賦 *Zhen zhu náng bu yi yao xing fu*): *"El Triple Recalentador es la función del Fuego Ministerial que difunde el Qì Original (*原氣 Yuán Qì) de la Puerta de la Vida (Ming Men 命門)"*. Para este autor, el San Jiao *"gobierna el ascenso, el descenso, la entrada y la salida del Qi 氣. Desfila entre el Cielo y la Tierra. Es la totalidad del Qì de las cinco vísceras–zang y de las seis entrañas–fu, de la construcción y de la defensa, de los meridianos y colaterales, del interior y del exterior, del arriba y del abajo, de la izquierda y de la derecha. Es la 'casa de los negocios de la víscera de la esencia del centro'. Arriba, gobierna la absorción; en el centro, la transformación y abajo, la salida"* (三焦為相火之用，分佈命門元氣，主升降出入，遊行天地之間，總領五臟六腑營衛經絡內外上下左右之氣，號中精之腑，上主納。中主化,下主出, *San Jiao wèi xiang huo zhi yòng, fen bù mìng mén yuán qì, zhu sheng jiàng chu rù, yóu xíng tian dì zhi jian, zong ling wu zàng liù fu yíng wèi jing luò nèi wài shàng xià zuo yòu zhi qì, hào zhong jing zhi fu, shàng zhu nà. Zhong zhu huà, xià zhu chu*).

Sinteticemos:

·Maestro del Vaso Maravilloso Yang Wei 陽維, el Centinela de todo el Yang.

· El Triple Recalentador (三焦 San Jiao) gobierna todos los tipos de Qì 氣 y sus transformaciones (三焦主持豬氣總司氣機氣化 *San Jiao zhu chí zhu qì, zong si qì ji qì huà*).

· Es por donde transita el Qì Original (原氣 Yuán Qì).

· Desobstruye y administra las vías del agua y de los humores (三焦疏通水道運行水液 *San Jiao shu tong shui dào, yùn xíng shui yè*). En el **"Tratado Secreto de la Orquídea Espiritual"** (Líng Lán Mì Dian Lùn 素問·靈蘭秘典論) [capítulo octavo del "Canon Interno del Emperador Amarillo" **Huangdi Neijing Suwen** 黃帝內經素問] define al Triple Recalentador como el *"oficial responsable de las esclusas"* porque todas las vías del agua se someten a él (三焦者 決瀆之官 水道出焉 *San Jiao zhe, jué dú zhi guan, shui dào chu yan*). A esto se debe el que, en medicina china, se diga que "gobierna las compuertas" (三焦主決瀆 *San Jiao zhu jué dú*).

En definitiva, **el San Jiao representa aquello que lo mantiene todo unido y trabajando al unísono. Los "Tres Espacios Ardientes y sin forma" del San Jiao permiten infinitas posibilidades de energía lumínica sanadora**…*"Si seguimos siendo cenizas o nos convertimos en el Fénix, depende de nosotros"* (Ming–Dao Deng)

• XIN BAO 心包 (Maestro del Corazón) MENTOR DE LA EPIGENÉTICA

> *"Lo que nos permite sobrevivir como especie no es la inteligencia ni la fuerza, sino nuestra capacidad de adaptación"*
> (Natalia Gómez del Pozuelo)

El *taijitu* 太極圖 es un símbolo que representa los conceptos de la filosofía china del *yin* 陰, del *yang* 陽 y del *taiji* 太極 o principio generador de todas las cosas a partir de la **danza del Fénix con el Dragón**. En la figura 34 podemos ver la importancia de San Jiao y Xin Bao como constituyentes de la vida:

· **Tai Yang** 太陽: El "Gran Yang", el Dragón, Long 龍.

· **Tai Yin** 太陰: El "Gran Yin", el Fénix 鳳凰.

· **Xiao Yang** 小陽: El "Pequeño Yang". Simboliza el "Pequeño Dragón" (*xiao long* 小龍) que resuena en San Jiao 三焦.

· **Xiao Yin** 小陰: El "Pequeño Yin". Alude al "Pequeño Fénix" (*xiaofenghuang* 小鳳凰) que reverbera en Xin Bao 心包.

Tras ahondar en las extraordinarias características del San Jiao cederemos turno al entrañable Xin Bao.

La naturaleza esencial del Corazón es Luz, no en vano el ideograma de Corazón, *xin* 心, es el único órgano que no contiene el radical que significa "carne" (*rou* 肉). El Corazón, como el hogar del Shen 神, alberga la *chispa individual* de la Luz que proviene de la Conciencia del Universo, el Shen Ming 神明, el resplandor del Espíritu. El ideograma de Maestro del Corazón, *xin bao* 心包, se compone de Corazón, *xin* 心, y de *bao* 包, que significa "envoltura". La **Luz del Shen**, para resplandecer iluminando la densa materia del cuerpo, necesita de vías especiales por las que peregrinar hasta llegar a todos sus destinos corporales. En este sentido, **el Maestro del Corazón actúa protegiendo y difundiendo la Luz del Shen a través del cuerpo–materia.**

Bao 包, el *íntimo envoltorio* que protege al Corazón, **actúa tutelando la difusión de esa Luz del Espíritu por todo el cuerpo.** Su ideograma tampoco porta el de "carne", *rou* 肉, siendo erróneo pensar que representa al pericardio según establece la OMS. Tampoco se refiere al útero que sí es corpóreo, *bao* 胞 aunque su fonética sea la misma y sus trazos parecidos. **El *bao* de Xin Bao es una función energética e inmaterial** que hace de **guía**, de **maestro que protege al Emperador–Corazón** cumpliendo con dos tareas indispensables:

· Transmite los designios del Emperador–Corazón a todo el organismo.

· Filtra las informaciones del resto de los *zang–fu* para ofrecer al Corazón los matices destacados del estado general del cuerpo y, en base a ello, el Emperador dicte los *oportunos decretos* para el bien de sus 5 Reinos. Un Corazón angustiado, mal guiado, empobrece las **actitudes vitales** facilitando la aparición de un sinfín de enfermedades. El *bao* 包, la "envoltura" a la que nos referimos nada tiene que ver con la estructura física del pericardio. Planteamos una nueva hipótesis:

El **meridiano del Maestro del Corazón**, 心包經, nace en el centro del pecho (punto 17RM "Centro de la Sinceridad", *shan zhong* 膻中) atraviesa el diafragma y conecta con el Jiao Medio, (punto 12RM "Granero Central", *zhong wan* 中脘) e Inferior (punto 6RM "Mar del Soplo", *qi hai* 氣海). Es decir, parte del mismísimo Corazón, transita hacia la "forma" y arriba a la "esencia". **La Luz emana del Corazón, impregna la "materia" y asegura la *"fragancia del ser"*.**

Al igual que el San Jiao, el Xin Bao es nombrado en el **"Tratado Secreto de la Orquídea Espiritual"** (Líng Lán Mì Dian Lùn 素問·靈蘭秘典論) [capítulo 8 del Nèi Jing–Sù Wèn]: *"el Xin Bao sostiene el cargo de Emisario Gubernamental. La felicidad emana de él"* (膻中者，臣使之官，喜樂出焉 *dàn zhong zhe, chén shi zhi guan, xi lè chu yan"*).

Dentro de los 6 **Meridianos Unitarios** (*liu jing* 六經), el Xin Bao pertenece a la cupla del Jué Yin, 厥陰 (Maestro del Corazón e Hígado). Jué Yîn representa la base material para el ascenso y descenso de Tài Yin, 太陰 (Bazo–Pulmón) y regula al Shào Yin, 少陰 (Corazón–Riñón). Para el **Dr. Wang Ju–Yi** 王居易 (†2017), autor de una "teoría aplicada de los meridianos 經絡醫學 *jing luò yi xué*" y distinguido como "Gran Maestro Nacional" por la Administración de Medicina China de Beijing, el Xin Bao despliega labores de "clausura" (Hé 合), de refugio, de almacenamiento y renovación de Yin. Además de encargarse de distribuir y regular la sangre que nutre al Corazón.

La **raíz del Xin Bao** está en el **Xiao Xin** 小心 (**"Pequeño Corazón"**) que custodia el Fuego Auxiliar de Ming Men 命門, de "La Puerta de la Vida y del Destino" que también recibe el calificativo de Xiao Xin.

Analicemos los **Puntos Shu Antiguos de Xin Bao**:

· **TING** o *jing* 井 (Pozo): **9MC** *zhong chong* "Asalto Central".

· **IONG**, *yong* o *rong* 滎 (Manantial): **8MC** *lao gong* "Palacio de las Fatigas".

· **IU**, *yu* o *shu* 輸 (Arroyo): **7MC** *da ling* "Gran Meseta".

· **IUNN–Yuan** 原 (Fuente): **7MC** *da ling* "Gran Meseta".

· **KING** o *jing* 經 (Río): **5MC** *jian shi* "El Intermediario".

· **HO** o *he* 合 (Mar): **3MC** *qu ze* "Vapores Luminosos Sinuosos".

De especial trascendencia es el **punto Ho–Mar de Maestro de Corazón** (Xin Bao) **3MC** *qu zé* 曲澤 ("Vapores Luminosos Sinuosos") que custodia la *melodía del ser*. Como sucedía en el Ho–Tierra de San Jiao no tiene *zang–fu* con quien conectar. Plantearemos una nueva **hipótesis**. En la filosofía islámica, el *qalb* (بلق), corazón, es el asiento de *rû* (حور) el espíritu fiel. Para el sufismo, este 'espíritu fiel' revela el yo inmortal de una persona[57]. Proponemos que **el punto Ho de Maestro de Corazón se adentra en el *rû*, en el Secreto del Corazón** capaz de iluminar las oscuridades del alma. Sería sinónimo del "Embrión Estelar" de la alkimia china (fig. 36).

Destacamos, también, **sus puntos**:

· **Puerta**: **4MC** 郄門 *xi men* "Puerta del Límite". Los puntos 'puerta' son lugares de acceso, paso o transición. **El pictograma de *men*** 門, **'puerta'**, **indica una apertura batiente tanto hacia dentro como hacia fuera** (fig. 37). Tal grafía evoca que a través de ella se reciben las influencias Celestes en dirección hacia adentro y emanan las terrestres desde dentro hacia el plano de lo Celeste. El 4 MC **también es un punto Xi** que permite aplicaciones de **cromo–puntura** como veremos en su capítulo correspondiente.

· **Lo–Enlace**: **6MC** *nei guan* 內關 "Barrera Interna" que conecta con el **5TR** *wai wang* 外關 "Barrera Externa". El 6MC es el Punto Maestro del Vaso Maravilloso Yin Wei 陰維, el Centinela de todo el Yin.

---

[57] Bedir, Murteza (2006). *Interacción de sufismo, derecho, teología y filosofía: un místico no sufí de los siglos IV–5/10–11*. En Carmona, Alfonso (ed.). *El Sufismo y las normas del Islam—* Trabajos del IV Congreso Internacional de Estudios Jurídicos Islámicos: Derecho y Sufismo.

Así como el **Fuego Inmaterial de San Jiao aparece en el mismo instante de la concepción**, a partir del corte del cordón umbilical comienza a desarrollarse el **Xin Bao que adquiere su plenaria función hacia el 7° u 8° día después del nacimiento** quedando constituido el Hombre, *ren* 人, con los atributos que lo caracterizan: las dos Vías de Luz que, en su inmaterialidad, iluminan la materia (Xin Bao 心包 y San Jiao 三焦) (fig. 38). **Xin Bao brota para adaptar al nuevo ser a las condiciones del planeta que le toca habitar.** Es el gran **Maestro de la epigenética** que contribuye a regular los dictados genéticos.

Como Maestro del Corazón, custodia el campo electromagnético del regio órgano. La neurocardiología establece que el corazón tiene su propio pequeño cerebro (alrededor de 50.000 neuronas) que le capacita para sentir, pensar, procesar información y tomar decisiones de forma independiente. Los doctores **Gary Schwartz** y **Linda Russek** propusieron la hipótesis de la **naturaleza infoenergética** del mismo: *"fuente de energía portadora de información, memoria, que se comunica al resto del organismo en cada uno de sus latidos"*[58]. **Cada órgano emite *vibraciones–notas* que componen la melodía de la vida. La *partitura* tiene como autor al Corazón y la *batuta* la gobierna el Xin Bao**. La **sincronización entre corazones**, su resonancia, explica su poder de adaptación. Adaptación modelada por Xin Bao.

Los **estados emocionales** se reflejan en el campo electromagnético del Corazón y los campos de baja frecuencia similares al cardiaco son capaces, en condiciones de laboratorio, de influir en los tejidos vivos, de cambiar la estructura molecular del agua y de causar cambios en el ADN.

El estrés y las emociones negativas desordenan la *melodía cardíaca* y sus *campos informacionales* alterados se trasmiten a cada célula del cuerpo. Las **ondas bioenergéticas**, tanto de la salud como de la enfermedad, dependen de la *partitura* del Corazón y de la *batuta* de su Maestro. Los errores en la información emitida generan incertidumbre que aumenta la entropía. Ese aumento entrópico provoca un declive del Qi 氣 alterándose el sistema inmune (Wei Qi 衛氣), inhibiéndose los mecanismos oncosupresores y provocando un verdadero caos celular.

La impronta electromagnética de cada experiencia deja su sello energético en cada tejido, órgano y célula. La **MEC**, o **sistema básico**

---

[58] Gary Schwartz y Linda G. S. Russek: *The Living Energy Universe: A Fundamental Discovery That Transforms Science and Medicine*. Hampton Roads Publishing Co, 2006.

de Pischinger, es el nexo de unión entre todas las células y tejidos del organismo. Las células eliminan sus desechos tóxicos a dicha matriz y recogen de allí los nutrientes necesarios para su sustento. Si nos elevamos del nivel de la materia hasta el de la energía podemos aventurar que **las células también recogen vivencias e ideas en *código vibracional***. Para ellas son nutrientes las emociones y pensamientos positivos y tóxicos los negativos que deberían ser desechados en base a sus desordenadas vibraciones (fig. 39). Para **Gary Schwartz**, **los órganos almacenan energía e información** y cada **patrón de toxicidad emocional** puede asociarse a patologías concretas.

Los **patrones infotóxicos** (vibraciones desordenadas de información) pueden proceder tanto de anomalías en el terreno de la simple materia como del disturbio del mundo emocional provocando **patologías informacionales**. Los infotóxicos:

· Interrumpen la red de señalizaciones de la matriz extracelular del organismo.

· Desregulan el Campo homeostático.

· Distorsionan las informaciones circulantes y penetran en el nivel de la estructura.

Paul Pearsall, neuropsicólogo fallecido en 2007, publicó un libro titulado "El código del corazón"[59]. Allí expuso sus investigaciones sobre la **transferencia de memoria del donante al receptor a través de órganos trasplantados**, especialmente el corazón[60]. El mismo criterio mantienen **Gary Schwartz**, **Linda Russek** y **Bruce Lipton**, autor de "Biología de la creencia"[61] en el que afirma que *"las células poseen receptores capaces de captar información del exterior en forma de radiación electromagnética"*. Gary Schwartz y Linda Russek han sugerido que *"cuando se da el proceso de rechazo, quizás no sea únicamente a los aspectos tisulares, sino también a los aspectos energéticos e informacionales almacenados en las células del órgano trasplantado"*.

El Corazón, como Emperador de los 5 Reinos, posee la memoria celular de todo el organismo. Su campo electromagnético es responsable

---

[59] Paul Pearsall: *El código del corazón: aprovechar la sabiduría y el poder de la energía de nuestro corazón*. EDAF, 1998.

[60] Sobre el tema de las *memorias celulares* de los órganos trasplantados y el problema del 'rechazo' nos ocupamos ampliamente en: Toty de Naverán: *Las Estancias de la Luz*. Miraguano Ediciones, 2020.

[61] Bruce Lipton: *Biología de la creencia*. La Esfera de los Libros, 2021.

de la intuición más allá de las limitaciones de tiempo y espacio. **El Corazón informa al lóbulo frontal del cerebro trasmitiendo la información 4,5 segundos antes de que el evento suceda**. Como bien dijera **Blaise Pascal**, *"el corazón tiene razones que la razón no entiende"* de ahí la importancia de obedecer las curiosas **corazonadas**. Las células del órgano regio son rítmicas. Palpitan incluso cuando están fuera del cuerpo y cuando son colocadas cerca de otras células del corazón se comunican entre sí conjuntando un único latido rítmico. Bien pudiera ser esta una bella manera de explicar la **empatía**. Según la RAE, la empatía es la *"identificación mental y afectiva de un sujeto con el estado de ánimo del otro"*. Proviene de la raíz griega Παθεûν, *epathón*, "sentir", y del prefijo εν que significa "dentro". **Quien marca el compás empático es el Maestro del Corazón** cuya tarea es preservar al regio Emperador de posibles *amistades peligrosas*. Xin Bao dicta el adecuado manejo del *contagio emocional* desarrollando **ecpatía** (del griego *ek*–"fuera" y *patheia*–"sentir")[62] protectora de las *inundaciones afectivas* que ahogan al Corazón.

Cuatro Fuegos mantienen la vida y existencia:

· **Fuego Imperial**: Corazón, Xin 心.
· **Fuego Ministerial**: Xin Bao 心包.
· **Fuego Auxiliar**: Ming Men 命門.
· *Fuego Líquido*: San Jiao 三焦.

El Corazón, **Xin** 心, como custodio del Shen 神, la *selecta manifestación del ser*, debe garantizar el cumplimiento del Decreto Celeste (**Tian Ming** 天命) inscrito en la energía Original **Yuan Qi** 原氣. Este Qi se asienta en la "Puerta de la Vida/Destino" (**Ming Men** 命門) situada en la *nebulosa renal* del Reino del Agua y en correspondencia con el punto de acupuntura 4TM del mismo nombre.

Xin Bao representa el polo Yin de Ming Men (命門陰). Su punto "Pozo" (9MC) y su punto "Fuente" (7MC) se abren con el 10º Tronco Celeste Gui (天干癸)[63] que se corresponde con el "Agua–Yin"(*shui yin* 水陰) y el trigrama "Kan 坎 (水)". El trigrama Kan es Yin en su "manifestación"

---

[62] Término propuesto por el catedrático de Psiquiatría José Luis González de Rivera.

[63] Los **10 Troncos Celestiales** 天干 se utilizan en combinación con las **12 Ramas Terrenales** 地支 conforman un sistema de conteo del calendario chino. Son el fundamento de las ciencias cosmológicas chinas que codifican los patrones de cambio en el universo. Son esenciales para entender los principios energéticos que gobiernan tanto el nivel macrocósmico como el nivel individual o microcósmico.

(líneas 1ª y 3ª) y Yang en su "misterio" (línea 2ª). En Kan se expresa la cualidad Yin de Xin Bao (Fuego Ministerial) como actividad del Fuego Auxiliar del Ming Men. **San Jiao**, su pareja dentro del Reino del Fuego Inmaterial, **es la expresión del polo Yang del Ming Men** (命門陽). Su punto "Pozo" (1TR) y su punto "Fuente" (4TR) se abren con el 9º Tronco Celeste "Ren" (天干壬) que pertenece al "Agua–Yang" (*shui yang* 水陽) y al trigrama "Li 離 (火)". El trigrama Li es Yang en su "manifestación" (líneas 1ª y 3ª) y Yin en su "misterio" (línea 2ª) en exacta correspondencia con su condición de *"Fuego Líquido"*. Es la vía que sigue el Fuego Auxiliar del Ming Men, para *caldear* a los *zang–fu* (fig. 40).

Como expusimos en anteriores párrafos, desestimamos, con buen juicio, el término 'pericardio' atribuido al *bao* 包 de Xin Bao 心包. El *bao* de Xin Bao es un ***íntimo e inmaterial envoltorio* que protege al Emperador–Corazón tutelando, como buen Maestro, el** *aliento del* **Shen que emana del regio órgano**. El Xin Bao también es conocido como "Corazón Gobernante", 心主 *Xin Zhu*, donde *zhu* 主 significa 'anfitrión, maestro, administrador'.

El Corazón ostenta el cargo de Soberano y Señor. El resplandor del Shen proviene de él (心者君主之官也神明出焉 *Xin Zhe Jun Zhu Zhi Guan Ye Shen Ming Chu Yan*). Soberano y Emperador (君 *Jun*), Señor y Gobernante Supremo (主 *Zhu*), dos cargos compatibles que le permiten actuar como Emperador alojando al Espíritu (心藏神 *Xin Cang Shen*) y adquirir un rol más activo como Gobernante de la sangre, *xue* 血, y de los vasos, *mai* 脈. Una doble función. **Dos corazones en uno sólo** (fig. 41):

· 心【xîn】: Gobierno de la sangre (心主血 *Xin Zhu Xue*) y de los vasos (心主脈 *Xin Zhu Mai*).

· 忄【xin】:Virtud del Corazón (心德 *Xin De*), custodio del Shen 神.

Podría fantasearse una ***dupla energética del meridiano del Corazón*** representada por:

· El propio meridiano del Corazón: 手少陰 Shou Shao Yin (Shaoyin de la mano) [心經 Xin Jing] que desempeña su doble oficio de Emperador, garante del Shen, y de Gobernador de la sangre y de los vasos.

· El de Xin Bao: 手厥陰 Shou Jue Yin (Jueyin de la mano) [心包經 Xin Bao Jing] Guía y Maestro de la Luz del Shen (Shen Ming 神明).

Como **Mentor de la epigenética** (表觀遺傳學 *biao guan yíchuán xué*), el **Xin Bao tutela** todos **los mecanismos adaptativos** impidiendo que los factores patogénicos, tanto internos como externos, desestabilicen el correcto fluir del Qi 氣 por los recovecos de la **matriz extracelular** (*xi bao wai ji zhi* 細胞外基質).

Xin Bao 心包 completa la tarea del San Jiao 三焦 en el mantenimiento de una MEC libre de toxicidades provenientes tanto de la herencia como de factores adquiridos. Junto al **10TR**, *tian jing* 天井, ya descrito (fig. 35) añadimos aquellos otros puntos que facilitan esta labor (fig. 42):

· **7TR** *hui zong* 會宗 **"Encuentro con los Antepasados"**
> · 會 *huì* Reunirse. Encontrarse.
> · 宗 *zong* Antepasado. Clan.

Recoge las Energías Hereditarias Yuan Qi 原氣 y Zong Qi 宗氣 pertenecientes al linaje de la raza humana (*Eva mitocondrial*) y a la herencia de los progenitores (ADN nuclear). Punto Xi–Rendija.

· **5MC** *jian shi* 間使 **"El Intermediario"**
> · 間 *jian* Dentro de un tiempo o espacio definidos entre el cielo y la tierra.
> · 使 *shi* Enviado.

Tras el corte del cordón umbilical (fig. 38) el Maestro del Corazón, Xin Bao, asume la tarea de agente mediador entre el ambiente y el nuevo ser. Punto King–Río–Metal. Miedo. Inseguridad.

· **4MC** *xi mén* 郄門 **"Puerta del Límite"**
> · 乂 yi: Gobernar. Controlar. Administrar. Nutrir.
> · 厷 gong: Parte superior del brazo. Redondo.
> · ß fu: Lugar. Radical 170.
> · 門: Puerta.

[*"Gobernar un lugar con brazo fuerte"*]

Suministra nutrientes a la MEC y depura sus impurezas. Punto Xi–Rendija. Enfría y calma la sangre. Miedo.

Se observa que tanto el **4MC** como el **5MC** se prescriben ante situaciones de **miedo**. La disminución de oxígeno en la matriz extracelular dispara la amenaza de asfixia. La amígdala cerebral[64], *sensor químico* importante del *miedo*, activa sus canales iónicos presentes también en circuitos cerebrales relacionados con el temor. Así, un **medio extracelular ácido**, sin oxígeno, privado de nutrientes e intoxicado es la razón de que **muchas células disparen sus *pánicos* y establezcan una lucha feroz por sobrevivir** en tan precaria situación.

---

[64] Ziemann et al.: *The Amygdala is a Chemosensor that Detects Carbon Dioxide and Acidosis to Elicit Fear Behavior*. Cell 139, 1012–1021, 25 de Noviembre de 2009.

Importantes son también otros dos puntos de estos meridianos pertenecientes al Reino del Fuego Inmaterial (fig. 43):

· **6MC** *nèi guan* 內關 "Barrera Interna"

Eficaz en ataques por energías perversas. Regulariza lo interno con lo externo.

Punto Maestro del Vaso Maravilloso Yin Wei 陰維.

· **5TR** *wài guan* 外關 "Barrera Externa"

Dispersa el Viento, *feng* 風. Elimina el Calor, *re* 熱. El Viento Interno, *nei feng* 內風, favorece las metástasis y el Calor, los estados inflamatorios. El 5TR *regula lo oculto y lo manifestado del San Jiao*. Punto Maestro del Vaso Maravilloso Yang Wei 陽維.

El ideograma de **Guan** 關 (frontera, aduana, barrera) se encuentra en los dos puntos Maestro 6MC y 5TR de los Vasos Maravillosos Yin y Yang Wei. La idea *fronteriza* unida al ideograma de **wei** 維 testifica, por la traducción ideogramática, el arte de "sostener, mantener, salvaguardar y preservar" todo el Yin (Yin Wei) a cargo del 6MC y todo el Yang (Yang Wei) por medio del 5TR (fig. 44).

Veamos a continuación cómo se *emponzoña* la matriz extracelular hasta convertirse en el temido pantano de la Hydra de Lerna.

Antes de adentrarnos en los cardinales conceptos de Flema (*tán* 痰) y Humedad *shî* 濕[溼]), veamos la trascendencia de **Xin Bao** 心包 y de **San Jiao** 三焦 en relación con uno de los orgánulos más *seductores* que habitan la célula: la **mitocondria** (*xian li ti* 線粒體) y su maquinaria generadora de energía. Se sabe que las células tumorales consumen más glucosa que las no tumorales además de expresar isoformas embrionarias de enzimas para la glucólisis.

Algunos autores han sugerido que la hipoxia del tumor actúa como regulador del metabolismo energético y que puede redirigir a las células tumorales a utilizar la glucólisis como fuente de provisión de ATP cuando hay limitación de oxígeno[65]. Uno de ellos es el Dr. **Darío C. Altieri**, profesor de inmunología: *"Hasta donde sabemos, esta es la primera vez que una firma genética de disfunción mitocondrial está relacionada con subtipos de cáncer agresivos, resistencia al tratamiento y, lamentablemente, bajas tasas de supervivencia de los pacientes. Aunque nuestro*

---

[65] Freyre–Bernal, Sofía Isabel; Saavedra–Torres, Jhan Sebastián; Zúñiga–Cerón, Luisa Fernanda; Olaya–Castañeda, Andrés Felipe; Salguero, Carolina: *Cancer and mitochondria: a central aspect to tumor development and growth. ; 39(1): 17–35, Enero–Marzo de 2017.*

trabajo se ha centrado en la proteína mitocondrial Mic60 en esta respuesta, sabemos que las mitocondrias disfuncionales se generan comúnmente durante el crecimiento del tumor, lo que sugiere que este es un rasgo general en el cáncer".

La mayoría de células cancerosas presentan una disfunción mitocondrial previa u ocasionada por los efectos secundarios del propio tratamiento oncológico o del asociado a otras patologías: antiinflamatorios, antibióticos (especialmente quinolonas), corticoides, quimioterápicos, anticuerpos monoclonales, estatinas...

El **daño mitocondrial** puede estar implicado en el cambio del metabolismo celular y en las alteraciones de los mecanismos apoptóticos (muerte celular programada) así como en la debilidad del sistema inmune. Si el número de mitocondrias se reduce y/o no operan correctamente, se descontrola la apoptosis y se incrementa la proliferación celular. **Las mitocondrias dañadas pueden trocar las células sanas en cancerosas y, a la inversa, las mitocondrias restauradas pueden revertir el proceso**. La mejora de la función mitocondrial también puede sensibilizar a las células cancerosas para lograr que dosis más bajas de los quimioterapéuticos sean efectivas con una menor toxicidad.

Si bien las mitocondrias tumorales no son funcionales, un artículo en Nature Cell Biology (2020 Mar; 22 (3):310–320) va más allá defendiendo que las células de cáncer de mama utilizan el metabolismo mitocondrial durante la metástasis.

Investigadores del "Salk Institute for Biological Studies" han descubierto una nueva función de las mitocondrias: activan alarmas moleculares cuando las células están expuestas al estrés o a sustancias químicas que pueden dañar el ADN, como la quimioterapia. **Las mitocondrias actúan como primera línea de defensa en la detección del estrés del ADN y ponen en alerta a la célula para que se proteja**[66]. Actúan como primera línea de defensa en el cáncer. Si fuéramos capaces de reparar el desempeño de las mitocondrias forzaríamos a la célula cancerosa a utilizar de nuevo un metabolismo aeróbico en lugar del anaeróbico que las caracteriza. Sabemos que existen *métodos caseros*, en absoluto despreciables, para tal fin:

---

[66] Zheng Wu, Sebastian Oeck, A. Phillip West, Kailash C. Mangalhara, Alva G. Sainz, et al.: *Mitochondrial DNA stress signalling protects the nuclear genome. Fuente: Nature Metabolism https://doi.org/10.1038/s42255–019–0150–8.*

• Ejercicio físico aeróbico regular, especialmente si se combina con el de refuerzo muscular.

• Dieta mediterránea.

• Emocionalidad armoniosa.

• Sueño reparador (preferible en horario nocturno).

Junto a estas recomendaciones proponemos incorporar para la *guarda y custodia* de la mitocondria a nuestros *"con nombre pero sin forma"* San Jiao y Xin Bao.

La **hipótesis de Warburg**, citada en reflexiones anteriores, sostiene que el **metabolismo anaerobio es específico de la carcinogénesis que se origina por defectos mitocondriales**. Estos defectos contaminan el **espacio de Pischinger** (fig. 45) que, a su vez, intoxica la mitocondria. Esta toxicidad apoya fuertemente la idea de que la disfunción bioenergética de la mitocondria es un requisito indispensable para la **carcinogénesis**. **Alfred Pischinger** († 1982) médico, especialista en histología y embriología, descubrió que los tejidos conectivos de la matriz extracelular que rodean a la célula son un sistema regulador definido como el **"Tercer Sistema"**. Este "Tercer Sistema" realiza las funciones básicas más elementales de la vida: intercambio de agua, oxígeno, electrolitos, regulación ácido–básica y de radicales libres así como todo lo referente a los mecanismos de defensa específicos del cuerpo. Si este espacio no está "limpio" acumulará toxinas que irán ensuciando la matriz extracelular. Pischinger consideraba que la enfermedad nunca empieza en la célula sino en sus alrededores debido a un fallo de los *filtros* del "Tercer Sistema". Su hipótesis establece que **en la matriz extracelular es donde se da inicio a las enfermedades**.

El **San Jiao**, según vimos, se comporta como una extensa red energética directamente relacionada con el Intersticio y con el Sistema de Pischinger de la MEC. Por ser el Mensajero Especial de Yuan Qi (Energía Original de la especie humana), ampara las mitocondrias. Escogeremos puntos de su meridiano en clara correspondencia con este orgánulo poseedor de un código genético diferente al nuclear. Si bien el nuclear (ADNn) proviene de los progenitores, el mitocondrial (ADNmt) se remontaría a la llamada "Eva mitocondrial"[67]: la madre del género humano. Junto a los

---

[67] El concepto de **Eva mitocondrial** se basa en la reconstrucción del árbol genealógico humano mediante el ADN mitocondrial, y asume que sólo las madres pasan ese ADN a través de las generaciones.

puntos del San Jiao añadiremos uno del Xin Bao, también perteneciente al Reino del Fuego Inmaterial, y otro del meridiano de Vesícula Biliar con capacidad de armonizar ambos códigos: nuclear y mitocondrial.

Desglosemos la estructura de la mitocondria agregando los puntos que responden a nuestra hipótesis (fig. 46):

· **MATRIZ MITOCONDRIAL**

Mezcla compleja de proteínas y enzimas importantes para la síntesis de las moléculas de ATP. Contiene cerca de un 50% de agua. Realiza varias rutas metabólicas esenciales para la vida.

· **4TR** *yáng chí* 陽池 "Estanque de los Yang".
> · Distribuye el Qi de Ming Men.
> · Punto Iunn–Fuente.
> · Dispersa Viento y elimina Fuego y Calor.
> · Regula y hace transitable la energía Primaria del Triple Recalentador.

· **MEMBRANA EXTERNA**

Permeable. Posee gran número de porinas transmenbranales de paso múltiple.

· **5TR** *wài guân* 外關 "Barrera Externa".
> · Punto Lo (conecta con el 6MC).
> · Maestro del Vaso Maravilloso Yang Wei.
> · Dispersa el Viento y elimina el Calor.
> · Regulariza el Interior–Exterior.

· **MEMBRANA INTERNA**

Las membranas mitocondriales interna y externa establecen contacto entre sí en ciertas regiones que actúan como vías transportadoras que entran y salen del espacio de la matriz. Contiene conductos acuosos para la traslación de moléculas.

· **6MC** *nèi guân* 內關 "Barrera Interna".
> · Punto Lo (conecta con el 5TR).
> · Maestro del Vaso Maravilloso Yin Wei.
> · Regulariza el Interior–Exterior.
> · Aclara el Calor en obstrucciones internas.

·**ESPACIO INTERMEMBRANOSO**

Entre la membrana externa e interna. Tiene la misma composición que el citoplasma de una célula.

· **11TR** *qîng lěng yuân* 清冷淵 "Límpido Foso Abismal".
> · Elimina Humedad y Calor.

· **CRESTAS MITOCONDRIALES**

Son los pliegues de la membrana interna que aumentan el área de la superficie de la membrana interna. El número de crestas que posee una mitocondria se relaciona directamente con las necesidades energéticas de la célula en la que se encuentra.

· **12TR** *xiâo luò* 消濼 "Rivera Dispersa".

· Facilita la libre circulación del *yin* y del *yang*.

· Aclara el Calor maligno que ataca al Triple Recalentador.

· *CONCILIACIÓN* **DE CÓDIGOS GENÉTICOS NUCLEAR** (*he* 核 DNA) **y MITOCONDRIAL** (*xian li ti* 線粒體 DNA)

Recordemos la hipótesis defendida por **Lynn Margulis** en la que la mitocondria fue una bacteria procariota *engullida* por otra célula más grande al objeto de obtener energía por medio de una respiración aeróbica (Teoría Endosimbiótica[68]). La combinación e interacción de los dos genomas humanos —nuclear y mitocondrial— rige las adaptaciones celulares que establecen la calidad del envejecimiento.

· **3VB** *kè zhǔ rén* 客主人 "Huésped y Anfitrión".

· Dispersa el Viento.

· Reunión con el Triple Recalentador.

· Aclara el Fuego de Hígado y Vesícula Biliar.

"En un mundo donde todos quieren ser núcleos, sé mitocondria"
(Ildefonso Verduzco)

· **CONCEPTOS DE 'CALOR PERVERSO'** (*rèhuǒ* 熱火), **'HUMEDAD'** (shī 濕) **Y 'FLEMA'** (*tán* 痰)

· **FUEGO Y CALOR ENDÓGENOS**

Existe un necesario Fuego fisiológico encargado de *caldear* a los *zang–fu* 臟腑 y al intersticio. Cuando *arde* sin control se provoca la patogenia por exceso de *yang* 陽, deficiencia de *yin* 陰 y estancamiento de Qi 氣 y Xue 血. Las diferencias entre el Calor y el Fuego son, desde un

---

[68] La **teoría endosimbiótica** describe el paso de las células procarióticas a células eucarióticas mediante incorporaciones simbiogenéticas de bacterias. Las mitocondrias evolucionaron a partir de bacterias aeróbicas que fueron fagocitadas por una célula eucariótica anaeróbica ancestral. Ambas, bacteria y célula, establecieron una relación de simbiosis. La bacteria aportaba su capacidad de respirar oxígeno y a cambio, la célula eucariota la alimentaba.

punto de vista clínico, cuantitativas, por lo que Calor y Fuego podrían asumirse como una sola entidad que, a su vez, se divide en dos supuestas causas: Plenitud o tipo Shi 實 y por Vacío o tipo Xu 虛. Cabe la posibilidad de que una Plenitud grave pueda presentar signos de Vacío y viceversa. La Plenitud puede provocar un Vacío debido a que la Humedad–Calor en exceso daña el Bazo y este *zang* no podrá restablecerse hasta *enfriar* el Calor y *secar* la Humedad (清熱燥濕 *qīng rè zào shî*) como método de tratamiento prioritario (治法*zhì fǎ*). El patrón de Plenitud que se manifiesta engañosamente con signos de Vacío se cataloga como **Plenitud verdadera y Vacío aparente** (真實假虛 *zhēn shí jiǎ xû*). De la misma manera puede aparecer un **Vacío verdadero y una Plenitud aparente** (真虛假實 *zhēn xû jiǎ shí*).

La **Humedad**, *shi* 濕, **Clima Interior del Bazo** (fig. 24), es necesaria para mantener los procesos biológicos. A partir de un cierto nivel de saturación se *espesa* tornándose tóxica. Su viscosa y *grasienta turbiedad* desregula el Fuego causando **inflamaciones silentes**, *dian ran* 點燃. Como consecuencia, aparece la **Flema**, *tan* 痰, que, a su vez, genera más Fuego enlenteciendo todos los procesos fisiológicos y adecuando el terreno de las **neoformaciones**. El **estancamiento del Qi de Bazo** altera la energética del Reino de la Tierra, "Centro vital de la estructura", *condensando* los líquidos orgánicos encargados de nutrir y lubricar (Jin Ye 津液).

Si prestamos **atención a los ideogramas**, observaremos que la 'saludable Humedad' presenta una proporcionada relación entre el Agua y el Fuego necesarios para la vida:

·**Shi** 濕: *biao* ⺗ Radical nº86 que alude al Fuego y *shui* 氵 Radical nº 85 que representa el Agua. En Flema, *Tan* 痰, el Agua desaparece dejando un doble Fuego, *huo* 火, enmarcado en el Radical nº 104, *ne* 疒, que indica 'enfermedad'. La Flema, llevada al extremo de su *densificación* por intensidad de Fuego, engendra Gleras[69] (**Luan Shi** 卵石).

Según el **Dr. Li Ding**[70]: "*la Flema se debe a la acumulación de Qi que deriva de las siete emociones e impide la transformación del Bazo. El estrés emocional puede llevar al estancamiento de Qi que a su vez*

---

[69] DRAE: Glera: "Lugar de mucho cascajo" (Cascajo: "Fragmentos de piedras"). Como metáfora del *endurecimiento* que sufre la Humedad al perder su fluidez.

[70] Premiado en 1985 con el título de Trabajador ejemplar "Primero de Mayo" de China y con el certificado "Destacado Trabajador Científico a Nivel Nacional". También consiguió el título de "Profesor Sobresaliente" del Instituto de Medicina de Shanxi.

puede tornarse en Fuego: esto condensa los líquidos orgánicos y lleva a la formación de Flema". De ahí la importancia del **Alma Vegetativa del Bazo** Yi 意 que analizaremos más adelante. De momento sólo decir que **Yi es el "Centro" de las vivencias psíquicas** y, como tal, incluye la memoria celular y la información genética contenida en el ADN. La **Flema Caliente** tiene un marcado efecto sobre el Shen 神 ya que el Calor, *re* 熱, lo agita y la Flema, *tan* 痰, lo obstruye. **El aumento de Humedad provoca debilidad de Qi y de Yang de Bazo y Riñón**

· **HUMEDAD PATÓGENA y FLEMA** surgen de la disfunción del Bazo que malogra sus tareas de asimilación y transporte de los líquidos.

Sin embargo existen ciertas diferencias:

· La **Humedad** es pegajosa, sucia. Tiene tendencia a *descender* provocando síntomas de pesadez corporal. La **Humedad interna** proviene exclusivamente de una disfunción del Bazo. Aparte de esta disfunción, puede tener una etiología externa por efecto de uno de los **6 factores patógenos externos** que pueden atacar al organismo (Viento, Frío, Humedad, Sequedad, Calor y Fuego). La Humedad ataca principalmente (aunque no en exclusiva) al Caldero Inferior. Hostiga a los órganos Yang (Vesícula Biliar, Vejiga, Intestino Grueso e Intestino Delgado) y al Bazo–*yin* afectando a los órganos internos y a las articulaciones. Por ello, el meridiano del Bazo se emplea para eliminar la Humedad con los puntos de su meridiano:

·**3B** *tai bai* 太白 "Brillantez Suprema". Punto Iu–Tierra. Insuficiencia de la raíz yang de Bazo y Riñón.

· **6B** *san yin jiao* 三陰交 "Heredar el Decreto del Cielo". Cruce de los tres meridianos yin de la pierna: Hígado, Bazo y Riñón. Estimula la función del Bazo, armoniza el Caldero inferior y disuelve el Viento–Humedad.

· **9B** *yin ling quan* 陰陵泉 "Fuente de la Colina Yin". Punto Ho–Agua. Maestro de las venas. Seca el exceso de Humedad y regula–equilibra los fluidos.

· La **Flema** no es ni pesada ni sucia y no tiene tendencia al *descenso*. En la génesis de la Flema pueden intervenir también el Pulmón o el Riñón. La Flema proviene de un desequilibrio interno. Daña a los Calderos Medio y Superior y suele instalarse en los meridianos y bajo la piel causando hinchazón. La Flema afecta principalmente a los órganos Yin (Pulmón, Corazón, Riñón) y al Estómago–*yang*. El meridiano del Estómago se utiliza para eliminar la Flema por medio de su punto:

· **40E** *feng long* 豐隆 "Abundancia Generosa". Punto Lo. Disuelve la Flema–Humedad y elimina las mucosidades.

En términos generales, la **Humedad tiene una etiología externa/interna y la Flema sólo interna**.

Como ejemplos sencillos diremos que si la Humedad se aloja en la cabeza producirá una sensación de pesadez. Si lo hace la Flema, causará vértigos. La Flema, incluso, puede provocar patologías mentales si se aloja en la "mente" sin embargo, la Humedad no "nubla la mente".

Veamos que nos depara el **regente de flemas y humedades**. Hasta principios del siglo XX no se sabía mucho acerca del **papel fisiológico del bazo** (*pi* 脾). **Hipócrates** pensaba que *"drenaba la parte acuosa de la comida del estómago"*, **Aristóteles** creía que no tenía función vital y **Galeno** lo describió como *"el órgano del misterio"* creyendo, posteriormente, que era la fuente de la melancolía. Por su parte, los **babilonios** y los antiguos **judíos** desarrollaron la noción del papel del bazo en la risa, atribuyéndole a la risa un papel purificador. Muchos años después, un célebre fisiólogo francés anotó: *"Ahora llegamos al bazo; de él no sabemos nada"*[71]. El **sistema médico griego** contemplaba la idea de que el universo contenía cuatro elementos básicos (el Agua, el Fuego, el Aire y la Tierra) y cada uno de ellos con una cualidad específica (Humedad, Calor, Sequedad y Frío). La armonía o desarmonía del cosmos tenía su reflejo en la salud o en la enfermedad del hombre como microcosmos.

Esta concepción, expuesta en el primer capítulo, dio origen a la teoría de los **cuatro Humores** (Flema, Sangre, Bilis amarilla y Bilis negra). En base a ella, se clasificaron los temperamentos en cuatro tipos (clasificación usada más tarde por Galeno):

· **Flemático**: Predominio de la Flema, proveniente de la cabeza.

· **Sanguíneo**: Predominio de la Sangre, proveniente del corazón.

· **Colérico**: Predominio de la Bilis amarilla, proveniente de la vesícula biliar.

·**Melancólico**: Predominio de la Bilis negra, proveniente del bazo.

El bazo estuvo incluido en la división de Humores que clasificaban las características y comportamientos de los seres humanos. **Melancolía** (tristeza extrema), **Bilis negra y bazo relacionados en un estrecho lazo**

---

[71] Robinson W. *Some fundamental characteristics of the spleen and their relation to function.* Ann Surg 88(3): 333–4; 1928.

vinculante. La palabra melancolía proviene del griego *melankholía* compuesto de *mélas* 'negro' y *kholé* 'bilis' producida por el bazo.

En medicina china, **las emociones distorsionadas o reprimidas** alteran la circulación del Qi rompiendo la homeostasis energética de los órganos internos: la ansiedad, la ira, la frustración, la tristeza, el miedo… pueden llegar a afectar a los órganos. Primero se estanca la energía y posteriormente la sangre. El Bazo pierde su función de transformación y transporte, su Qi se estanca y provoca depósitos de Humedad–Flema. Según el Neijing, el **Bazo** es considerado el **Ministro de la vigilancia**.

Desde la perspectiva de la medicina china, el Bazo no es sólo un órgano anatómico que forma parte del sistema inmune. Si bien los Riñones recogen la *"constitución congénita"*, el **Bazo** es la **fuente de la *"constitución adquirida"***. Bazo y Estómago digieren y transforman los alimentos siendo responsables de la ingesta, procesamiento y distribución de los nutrientes. El Bazo transporta la energía suministrada hasta el Corazón y los Pulmones que asumen el control y generan Qi convirtiendo los nutrientes en sangre. El exceso de agua producida en el proceso de la digestión circula hacia los Pulmones y los Riñones vaporizándose hasta formar sudor y orina que se excretan fuera del cuerpo.

El transporte y el **papel transformador del Bazo** dependen de su propio Qi. Este Qi trasmite *información nutritiva* al Corazón y a los Pulmones para que pueda ser repartida, por el sistema circulatorio, por todo el cuerpo. El **Qi ascendente de Bazo** se encarga, también, de mantener a los órganos en su sitio. En sentido contrario, el **Qi del Estómago desciende** para facilitar los procesos digestivos y excretores. Estos tránsitos energéticos, ascendentes y descendentes, se complementan para completar el proceso de digestión. Si la función de ascender del Bazo se ve afectada, el Qi fluye hacia abajo y puede provocar síntomas como mareos, fatiga, flatulencia, pérdida de apetito y diarrea. Del mismo modo, los vómitos, la acidez, pueden ocurrir cuando el Qi del Estómago no desciende.Otra función del Bazo es la **regulación de la sangre dentro de los vasos** sanguíneos previniendo las hemorragias. Si el Qi del Bazo es débil, la persona será propensa a sufrir hematomas, sangre en las heces, orina y manchas de color púrpura bajo de la piel entre otros problemas de sangrado.

También **la fatiga**, en medicina china, se atribuye a una **deficiencia de Qi del Bazo** y suele acompañarse de otros síntomas tales como pérdida del apetito, plenitud abdominal —especialmente después de las comidas—

heces blandas, dificultad para respirar y una tez de color amarillo pálido. Dado que el Bazo es responsable de transformar y transportar nutrientes, una deficiencia de su Qi provoca que los órganos carezcan del sustento óptimo apareciendo la **lentitud** y el **cansancio**.

Cuando el Bazo es incapaz de transportar y transformar los fluidos corporales, se acumula la Humedad dentro del cuerpo. La Humedad es un concepto de la medicina china. Sus características son que es **turbia**, **pesada y difícil de eliminar**. Dependiendo de donde se acumule, las manifestaciones patógenas serán diferentes. Si se deposita en el área genital femenina, habrá un aumento de la secreción vaginal maloliente; si en los intestinos, las heces son blandas. Otros síntomas de la Humedad incluyen: hinchazón, náuseas, vómitos, mareos, sensación de pesadez y una capa espesa y grasienta en la lengua.

A modo de síntesis, el **oficio del Qi de Bazo** se encarga de:

· Llevar a cabo los procesos de transformación y transporte de los alimentos.

· Mantener la Sangre dentro de los vasos sanguíneos.

· Tonificar y dar fuerza a los músculos.

· Permitir apreciar el sabor de los alimentos.

· Dotar de color y brillo a los labios.

· Controlar el ascenso del Qi.

· Facilitar la capacidad del pensamiento.

La **Humedad Endógena trastorna la circulación energética estancándola o desbordándola por la deficiencia de** *yang* **de Bazo** y de Riñón. **El estancamiento de la Humedad por largo tiempo la convierte en "Humedad Tóxica" que, con frecuencia se transforma en Flema** que no es sino una Humedad más densa, más condensada. Se distinguen una "Flema con forma" y una "Flema sin forma". La primera se refiere al esputo, al pus, a la leucorrea. La **"Flema sin forma"** no puede constatarse sino a través de signos y síntomas indirectos. La expresión "Flema Tóxica" indica la presencia de un cuadro clínico particularmente severo y de pronóstico reservado. **La Flema es la expresión más densa de la Humedad Patógena**. Asciende y desciende con el Qi, se desplaza hasta los *zang–fu* y los huesos, los tendones, la carne y la piel, dando lugar a las más variadas manifestaciones clínicas de acuerdo con su localización.

El **San Jiao** 三焦, dadas sus estrechas relaciones con el Bazo por su función de *"oficial que abre y cierra las compuertas de los líquidos"*, es **colaborador pasivo** en las disfunciones que causan acúmulo de Humedad y Flema en los órganos y entrañas. Disfunción del metabolismo de los líquidos que conduce a la acumulación de **Tan Yin** (Flema y Humedad Patógenas) que, a su vez, provoca la obstrucción de la circulación de Qi. La Humedad turbia (濕濁 *Shî zhuó*) se acumula en el Jiao medio (中焦 *Zhông jiâo*).

El Bazo pertenece al Reino de la Tierra (土 *Tŭ*) **y su naturaleza, al *yin*,** es la Tierra–*yîn* (陰土 *Yîn tŭ*). Se conecta con el Estómago, Tierra–*yáng* (陽土 *Yang tŭ*). De la misma manera que el Bazo gobierna el 'ascenso de lo puro' (脾主升清 *Pí zhŭ shēng qîng*), también llamado "Yáng puro" (清陽 *Qîng yáng*), el Estómago preside el descenso de lo turbio (胃主降濁 *Wèi zhŭ jiàng zhuó*), conocido como "Yîn turbio" (濁陰 *Zhuó yîn*).

Según los textos clásicos, el Bazo es quien *"transforma y transporta los alimentos y los fluidos y, a partir de esta transformación, genera el Qì, la sangre, la construcción y la defensa. Dirige el 'Centro', llena y nutre las cinco vísceras y las seis entrañas, las carnes, los tendones, los nueve orificios, los cuatro miembros y los cien huesos. Al gobernar el "ascenso de lo puro", nutre **el corazón**, el pulmón, la cabeza y los ojos; conserva los órganos internos en su posición natural y controla la sangre manteniéndola dentro de los vasos".* **Representa la base del ascenso y del descenso del mecanismo del Qì.** Si el Bazo no puede llevar a cabo sus funciones, se producen cambios patológicos derivados de:

·Desajustes en el transporte y transformación (運化障礙 *Yùn huà zhàng ài*).

· Desequilibrios de los fluidos (水液失調 *Shuĭ yè shî tiáo*).

· Desórdenes en los mecanismos del Qì (氣機紊亂 *Qì jî wěn luàn*).

· Daños en la circulación de la sangre (血液失運 *Xuè yè shî yùn*).

· Inestabilidad en la defensa externa (衛外不固 *Wèi wài bù gù*).

· Deficiencias nutricionales (營養缺乏 *Yíng yăng quē fá*).

· Mucosidades fluidas (痰飲 *Tán yĭn*).

Un Vacío del Qì–*yáng* del Bazo (脾虛氣陽 *Pí xû qì yáng*) **hace que desfallezca en sus funciones permitiendo que los líquidos, no transportados ni transformados, se acumulen en forma de Humedad.** Viscosa y estática (濕性黏滯 *Shî xìng nián zhì*), pesada y turbia (濕性重濁 *Shî xìng zhòng zhuó*) y con tendencia al descenso (濕性趨下 *Shî xìng qû xià*) es el origen de todos los males. Esta Humedad puede combinar con otros *climas* obstruyendo el *qi* del Reino de la Madera (Hígado y Vesícula Biliar):

· Humedad–Frío (濕寒 *Shî hán*).

· Humedad–Calor (濕熱 *Shî ré*).Si se produce un Vacío del *yîn* (陰虛 *Yîn xû*), el *yáng* se vuelve hiperactivo dando lugar a un Calor interno que consumirá los fluidos transformándolos en Flema (痰 *Tán*). A su vez, la Flema bloquea la transformación de los fluidos y de la sangre empeorando, por consiguiente, el Vacío del *yîn*.

· Humedad–Viento (濕風 Shîfêng). Analizaremos la importancia del Viento en las metástasis.

Si existe **Vacío del Qì de Bazo**, el "Yáng Puro (清陽 *Qîng yáng*)" no puede ascender. Este es el origen del mecanismo patológico conocido como "Hundimiento del Qì del Bazo (脾氣下陷 *Pí qì xià xiàn*)" que puede materializarse en tres niveles:

— El Qì del Bazo no puede ascender (脾氣不升 *Pí qì bù shêng*).

— Estancamiento del Qì en el Jiao medio (中焦氣滯 *Zhông jiâo qì zhì*).

— Hundimiento del mecanismo del Qì (氣機下陷 *Qì jî xià xiàn*).

Insistamos en la importancia del Bazo (脾 *pi*). Si bien el **bazo anatómico** es parte del sistema inmune como responsable de la producción de glóbulos blancos, el Bazo —**desde la perspectiva de la medicina china**— junto con el Estómago son los órganos principales a cargo de los procesos energéticos de todo el organismo. Siguiendo este enfoque, los Riñones custodian la "constitución congénita" mientras que **el Bazo garantiza la "constitución adquirida"**. Ambos participan de producción de Qi, sangre y fluidos que son sustancias vitales para la vida. Según hemos descrito, el Bazo se encarga de la ingesta, procesamiento y distribución de la **qintaesencia energética de los alimentos** (穀氣 *gu qi*)[72] (fig. 47). Luego, la energía recibida de los nutrimentos la transporta el Bazo, hacia arriba, hasta los Pulmones y el Corazón que toman el control generando Qi 氣 y convirtiendo los nutrientes en sangre (血 *xue*). El exceso de agua producida en el proceso de la digestión circula hacia los Pulmones y los Riñones donde se *vaporiza* para formar el sudor y la

---

[72] También conocido como **"Valle del Agua Qi"**. Se refiere a la esencia de la dieta. En el *Lingshu* se especifica: *"El verdadero qi se recibe del cielo y se fusiona con el qi del cereal para llenar el cuerpo"*.

orina que se excretan fuera del cuerpo. La "función ascendente" del **Qi del Bazo** ayuda a mantener la posición de los órganos dentro del cuerpo y a mantener a la sangre en el interior de los vasos sanguíneos.

La fatiga y el agotamiento, tan comunes en los **procesos oncológicos**, a menudo se atribuyen a una deficiencia en el Qi del Bazo (氣脾 *qi pi*). Dado que este órgano es el responsable de transformar y transportar nutrientes, su deficiencia energética provoca una inadecuada nutrición causando que el paciente se sienta lento y cansado. Según hemos expuesto, la Humedad (*shî* 濕) daña al Bazo impidiendo el transporte y transformación de los fluidos corporales que acaban convirtiéndose en Flema (***tán*** 痰).

Otra no menos importante función del **Bazo** es la de otorgar la capacidad del pensamiento, ordena y memoriza datos permitiendo el **arte de reflexionar**. Aunque nos extenderemos en el capítulo correspondiente, resaltamos la importancia del **Alma Vegetativa del Bazo** "Yi 意"[73]. Su naturaleza se inscribe en el Reino de la Tierra. **Yi es el "Centro de las vivencias psíquicas"**. Incluye la memoria celular y la información genética contenida en el ADN. La **Flema caliente**, *tanre* 痰熱, obstruye este *íntimo shen* del Bazo (*shen yi* 神意): el Calor lo agita y la Flema lo obstruye. Recordando las palabras del **Dr. Li Ding**: *"la Flema se debe a la acumulación de Qi que deriva de las siete emociones e impide la transformación del Bazo. El estrés emocional puede llevar al estancamiento de Qi que a su vez puede tornarse en Fuego: esto condensa los líquidos orgánicos y lleva a la formación de Flema"*. Cuando "Yi" se disturba, su capacidad reflexiva se convierte en *rumiación ansiosa*. **La *rumiación* y las preocupaciones provocan que el Qi del Bazo se estanque y debilite**. El capítulo 8 del **Ling Shu** dice: *"En el caso del Bazo, la preocupación excesiva lesiona el intelecto Yi"*. Desasosiego, pesadumbres, zozobras, obsesiones y desazones son terreno fértil donde la Flema se transforma en *quiste energético* para, a continuación, mudar en tumor material.

El **ideopictograma de Yi** 意 muestra una boca y un corazón. Desglosándolo se encuentran los siguientes conceptos (fig. 48):

· 音 *yin*: Sonidos

　　· 立 *li*: Mantenerse firme.

---

[73] Sobre las **Almas Vegetativas** de los *zang–fu* disertamos ampliamente en Toty de Naverán: *Las Estancias de la Luz*. Miraguano Ediciones, 2020.

· 口 *kou*: Boca.

· 曰 *yue*: Decir.

· 心 *xin*: Corazón.

El conjunto expresa **"la Palabra del Corazón–Emperador"**. Vimos como el sinograma que define al *órgano regio*, 心 *xin*, es el único que no porta el radical para 'carne" (*ròu* 肉) que aparece en el resto de los *zang–fu* (fig. 49). Esta grafía nos incita a reflexionar: El **tumor cardíaco primario maligno es extremadamente raro**; por lo general, la mayoría de los casos de cáncer que se detectan en el corazón provienen de otras partes del cuerpo[74]. El Emperador se *tumoriza* cuando la "Palabra" de sus súbditos es desleal o, en caso extremo, cuando su propio "Verbo" no es veraz. *Las leales interrelaciones de los 5 Reinos entre sí, bajo el noble gobierno de su Emperador, imposibilitan que el "terreno" sea propicio a recibir la "onco–semilla". Por el contrario, las falsarias correspondencias entre Reinos y Soberano permiten "territorios" dispuestos a corromperse.*

Yi 意, al exhibir el *pictograma* del Corazón, 心 *xin*, se vincula con el acto de 'pensar' (想 *xiang*) y con el de 'reflexionar' (思 *si*) pero de ningún modo con el de la patológica *obsesión rumiativa* (著迷 *zhuo mi*) que siembra la **Flema** capaz de interferir en las sanas comunicaciones de los *zang–fu*.

Antes de continuar avanzando, sinteticemos a modo de recordatorio. Según la medicina china **un tumor debuta cuando coinciden tres factores patógenos**: Tan, Re Huo y Feng (fig. 50).

· **Tan–Flema** 痰: En términos occidentales se corresponde con una neoformación causada por el acúmulo de tóxicos que acidifican la matriz extracelular.

· **Re Huo** 熱火–**Calor Perverso**: Semejante a la hiperplasia o neoplasia. Las causas que lo provocan son las emociones, la dieta, el medioambiente y la predisposición genética.

· **Feng** 風–**Viento**: En la terminología occidental se denomina metástasis, expansión a través de la sangre y de los líquidos orgánicos.

El proceso cancerígeno se produce cuando el Qi de Riñón, Bazo e Hígado, con sus *íntimos afectos*, están desequilibrados. Según anotamos en párrafos anteriores, la Humedad, convertida en Flema y combinaba con

---

[74] La mayoría de los tumores cardíacos son benignos (mixomas). En raras ocasiones son malignos, como el Angiosarcoma cardíaco y el mesotelioma.

diferentes *climas interiores*, obstruye el *Qi* del Reino de la Madera (Hígado y Vesícula Biliar). Dedicaremos el siguiente parágrafo a desentrañar el desarrollo metastásico alentado por el Viento Interno Hepático.

"Ya no habrá días turbios...Ya no habrá noches malas si hay un amor secreto que nos presta sus alas"
José Ángel Buesa

• **VIENTO INTERNO** (*nèi fēng* 內風) **Y METÁSTASIS** (*zhuǎn yí* 轉移)
"Quién viaja ha escogido como profesión la misma que la del viento"
(Fabrizio Caramagna)

Las **metástasis** son una de las principales causas de mortalidad de la mayoría de los pacientes con cáncer. Para la medicina china su despliegue obedece a la actividad del **Viento Interno de origen hepático**. El Viento patógeno puede clasificarse:

· **Viento externo**: Uno de los seis factores climáticos.

· **Viento interno**: Manifestación patológica de las alteraciones de Yang Qi 陽氣 debida a desequilibrios entre el *yin* 陰 y el *yang* 陽 generales. Suele citarse como *"Viento interno que se levanta en el Hígado"* provocando desplazamientos que atacan a los órganos internos cuando están debilitados. Este Viento, *sigiloso* en el *zang* del Reino de la Madera, hace que se considere al Hígado, *gan* 肝, como *"la fuente de todas las enfermedades"*.

El tumor es el resultado de la insuficiencia de la Energía Correcta (**Zheng Qi** 正氣), **que cede dominio a** la Energía Perversa (**Xie Qi** 邪氣) provocando la disfunción de los órganos internos y el acúmulo de toxinas en los meridianos y en los órganos internos con el consabido desequilibrio Yin–Yang que, a su vez, induce estasis de Qi y de sangre, producción de Flema y ambiente tóxico que coordina las formaciones tumorales (fig. 51). Si a esto se le añade el Viento Interno, el cuadro patológico queda constituido en todas sus vertientes.

El **Viento Interno** (*nei feng* 內風), asociado al Reino de la Madera y ligado al Hígado, responde a **cuatro etiologías**:

• **Por Plenitud de *yáng* de Hígado que se transforma en Viento** (肝陽化風 *Gân Yáng Huà Fēng*): El exceso de *yang*, al ascender, se transforma en Viento. Bloquea la circulación del Qi en los meridianos presentando parentesco con unVacío de *yin* del Riñón y de *yin* en general.

• **Por Calor Extremo que genera Viento** (熱極生風 *Rè Jí Shēng Fēng*): En este caso, el Viento se debe al Calor que consume la sangre y los líquidos orgánicos. Este tipo de Viento afecta gravemente al meridiano del Maestro del Corazón y al Shen así como al propio meridiano del Hígado.

• **Por Vacío de *yin*** (陰虛風動 *Yîn Xû Fēng Dòng*): Se corresponde con un agravamiento del Vacío de *yin* de Riñón.

• **Por Vacío de Sangre–*xue*** (血虛生風 *Xuè Xû Shēng Fēng*): Originado por un cuadro de Vacío de sangre de Hígado. La propia *sequedad* de la sangre es capaz de generar Viento (血燥生風 *Xuè Zào Shēng Fēng*).

La agitación interna del Qì Viento (風氣內動 *Fēng Qì Nèi Dòng*) no es más que un estado patológico generado por un Yáng Qì excesivo que circula contracorriente. Por el hecho de estar relacionado con el Hígado, este cuadro recibe el título de "**agitación interna del Viento del Hígado** (肝風內動 *Gân Fēng Nèi Dòng*)". El capítulo setenta y cuatro de las "Preguntas Elementales del Gran Tratado sobre los Fundamentos de la Verdad Suprema" (素問.至真要大論篇第七十四 *Sù Wèn Zhì Zhēn Yào Dà Lùn Piân Dì Qî Shí Sì*), explica los mecanismos patológicos (病機十九條 *Bìng Jî Shí Jiû Tiáo*) definiendo que todos los tipos de Viento están adscritos al Hígado.

Identificar el patrón que *desboca* el Viento (辨證 *Biàn Zhèng*) es requisito indispensable a la hora de abordar una correcta receta (出方 *Chû Fâng*). **La estrategia común será calmar el Hígado y extinguir[75] el Viento** (平肝熄風 *Píng Gân Xî Fēng*). Pero de nada serviría 'extinguir' si no se corrigiera la **causa que lo provoca**:

· El *yáng* del Hígado se transforma en Viento: Aplacar el *yáng* y nutrir el *yin* (潛陽養陰 *Qián Yáng Yăng Yîn*).

· El Calor Extremo genera Viento: Se calma y extingue el Viento Interno y se purga el Calor (平熄內風清熱 *Píng Xî Nèi Fēng Qîng Rè*). El exceso de Calor quema los líquidos *yin* y los transforma en mucosidades. Si aparece Flema, además de extinguir el Viento y depurar el Calor, habrá que transformar las mucosidades–(Flema).

---

[75] En la metodología y terminología propia de la medicina china, el Viento externo se dispersa (散風 *Sàn Fēng*) y el Viento interno se extingue (熄 *Xî*).

· La agitación del Viento se debe a un vacío del *yin*: Se extingue el Viento nutriendo el *yin* (養陰 *Yǎng Yîn*).

· Viento por un Vacío de sangre: Además de extinguir el Viento hay que nutrir la sangre (養血 *Yǎng Xué*).

Sea cual sea el mecanismo generador del Viento Interno, suele producir signos de agitación del espíritu por lo que es imprescindible tranquilizar el espíritu, el Shen (安神 *Ân Shén*).

Analicemos en mayor profundidad los **mecanismos patológicos del Hígado–Madera** (肝木病之病機 GÂN MÙ BÌNG ZHÎ BÌNG JÎ). **El Hígado es el Gran Regulador de todos los mecanismos del Qi**. Almacena (藏血 *Cáng xuè*) y distribuye la sangre. Estimula el ascenso del *yáng* puro (清陽昇 *Qîng yáng shēng*) y el descenso del *yin* turbio (濁陰降 *Zhuó yîn jiàng*).

Junto con el Maestro del Corazón (Xin Bao 心包) **forma parte del meridiano Unitario Jue Yin** 厥陰 que se extiende desde el vértice craneal hasta los pies uniendo la parte superior e inferior del cuerpo y conectando con un gran número de órganos internos. Además, se relacionacon los Meridianos Extraordinarios Dû mài (督脈), Rèn mài (任脈) y Chông mài (沖脈). El **Alma Vegetativa del Hígado** (Hun 魂) es la encargada de canalizar las emociones. La *constricción* del Qi del Hígado propicia "cambios en la conciencia" (神志變化 *Shén zhì biàn huà*) inhibiendo las emociones y *presionando* al Corazón para que no pueda orientarlas y canalizarlas. Dedicaremos un próximo parágrafo a sugerir la importancia de las Almas Vegetativas (**Ben Shen** 本身) de los *zang–fu* de los 5 Reinos.

Las **conexiones del Hígado** con la corporalidad se corresponden con el movimiento muscular (筋 *Jîn*): tendones, ligamentos y musculatura estriada. Se manifiesta en las uñas, *florece* en los ojos y su humor son las lágrimas. Mantiene una estrecha relación con la Vesícula Biliar, *fu–yang* del Reino de la Madera.

En referencia a las **causas de las enfermedades del Hígado** (肝病因 *Gân bìng yîn*) encontramos:

· **Causas Externas: Los "Seis Excesos Ambientales"** (六淫 *Liù yín*), sobre todo el Viento (風 *Fēng*). Los otros cinco (Fuego 火 *Huǒ*), Sequedad (燥 *Zào*), Humedad (濕 *Shî*), Frío (寒 *Hán*) y Calor canicular (暑 *Shǔ*) de afectar al Hígado es debido a complicaciones generadas por el Viento.

· **Causas Internas: Los "Siete Sentimientos"** (七情 *Qî qíng*), especialmente la Cólera (怒 *Nù*). El resto (Alegría 喜 *Xǐ*, Pensamiento 思 *Sî*,

Ansiedad 憂 *Yôu*, Tristeza 悲 *Bēi*, Miedo 恐 *Kǒng* y Espanto 驚 *Jīng*) también pueden dañarlo indirectamente debido a su influencia sobre los mecanismos del Qì (氣機 *Qì jī*). Cuando las emociones atacan al Hígado, el Qì del Hígado explotará el Bazo dañando el transporte (運 *Yùn*) de fluidos y nutrientes [Ciclo Ke 克 de Agresión (fig. 20)].

· **Causas ni Internas ni Externas** (不內外因 *Bù nèi wài yīn*): Excesos etílicos (酒類過激 *Jiǔ lèi guò jī*), mucosidades turbias (痰濁 *Tán zhuó*), estasis de sangre (血瘀 *Xuè yù*) y excesos sexuales (性過剩 *Xìng guò shèng*).También existe la posibilidad de transmisión de patología, vía meridianos, desde otras vísceras y/o entrañas.

Por regla general, toda la patogenia del Hígado se polariza en dos componentes que pueden muy bien influenciarse mutuamente:

· De Vacío (虛病機 *Xū bìng jī*): Desórdenes en la función de almacenamiento de la sangre.

· De Plenitud (實病機 *Shì bìng jī*): Invasiones de Energías Maliciosas que protagonizan una contienda entre el Qì Correcto (正氣 *Zhèng qì*) y el Qì Perverso (邪氣 *Xié qì*) (fig. 51).

Tanto el Frío–Humedad (寒濕 *Hán shî*) como la Humedad–Calor (濕熱 *Shî rè*) fuerzan al Qì del Hígado que, *comprimido*, se transforma en Fuego (肝鬱化火 *Gân yù huà huǒ*) que asciende en forma de Viento Interno (內風 *Nèi fēng*), dañando al Corazón (Emperador del Shen General), a los Pulmones (Maestros del Qi) y al Bazo (Gestor de las Humedades). Respecto a este último, la desarmonía Hígado–Bazo (肝脾不和 *Gân pí bù hé*) impide el transporte y transformación de nutrientes y fluidos, funciones específicas del *zang* esplénico (脾運化 *Pí yùn huà*).

El Reino de la Madera gobierna la fluidez y la descarga (疏泄 *Shû xiè*); el de la Tierra, el transporte y la transformación (運化 *Yùn huà*). Ambas funciones se regularizan mutuamente asegurando el ascenso y el descenso del Qì (氣機 *Qì jī*), el metabolismo de los fluidos y la digestión de los alimentos y las bebidas. Cuando el **Hígado explota al Bazo** (肝氣乘脾 GÂN QÌ CHÉNG PÍ), Ciclo Ke 克 de Agresión (fig. 20), el Qì hepático no fluye libremente y el Bazo no puede transportar ni transformar.

El *estrangulamiento* del Hígado *estanca* el Qì (肝鬱氣滯 *Gân yù qì zhi*) e impide una correcta movilización de los fluidos que se acumulan y transforman en Humedad. Esta Humedad se consolida en forma de Flema (痰 *Tán*) para poder desplazarse por todo el cuerpo creando condiciones oncogénicas óptimas. La acumulación de Flema

(痰積 *Tán jî*) **en la Matriz Extracelular se convierte en Calor que, a su vez, inhibe aún más al Qi** (氣機不暢 *Qì jî bù chàng*) **que termina obstruyendo las vías nutricias de los órganos internos y su meridianos. Resultado de todo ello es un estancamiento masivo del Qì con estasis de sangre** (氣滯血瘀 *Qì zhì xuè yû*)**. Es decir, el sombrío y pantanoso hábitat de la Hydra de Lerna como metáfora.**

Recordando la hipótesis "**Semilla y Suelo** (*seed and soil*)" (fig. 9) podemos aventurar que el "Fuego del Hígado inflamándose hacia arriba" (肝火上炎 *Gân Huǒ Shàng Yán*) desemboca en Viento descontrolado que esparce las *semillas* (Zhong 種) oncogénicas allá donde el *terreno* le es propicio (Tian 田) (fig. 52).

Tal es la **importancia del Hígado y su *ventoso proceder favoreciendo las metástasis***. Siendo un *zang–yin* sus funciones son *yáng* (肝體陰而用陽 *Gân Tǐ Yîn Ér Yòng Yáng*) por lo que el Hígado a menudo está en sobreabundancia (肝常有餘 *Gân Cháng Yǒu Yú*). A esto se debe el que reciba el título de *"ladrón de las cinco vísceras y de las seis entrañas"* (肝為五臟六腑之賊 *Gân Wèi Wǔ Zàng Liù Fǔ Zhî Zéi*). El descontrol de la natural hiperactividad de la Madera es quien genera Viento (木鬱化風 *Mù Yù Huà Fēng*) que aviva el Fuego que, flameante, condensa la Humedad convirtiéndola en Flema. Como tratamiento genérico, en otro capítulo indicaremos más pautas, proponemos:

· **Si el Qi del Hígado acrecienta el Fuego**: Desbloquear el Hígado y refrenar el Fuego (疏肝抑火 *Shû Gân Yì Huǒ*).

· **Si el Fuego del Hígado genera mucosidades**: Purgar el Calor, drenar el Fuego (清熱瀉火 *Qîng Rè Xiè Huǒ*) y rectificar el Qì transformando las mucosidades (理氣化痰 *Lǐ Qì Huà Tán*).

· **Si el Fuego del Hígado genera Viento Interno**: Aclarar el Hígado y extinguir el Viento (清肝熄風 *Qîng Gân Xí Fēng*).

· **Si el Fuego del hígado explota el Bazo**: Purificar el Hígado y drenar el Fuego (清肝瀉火 *Qîng Gân Xiè Huǒ*). Fortalecer el Bazo y filtrar la Humedad (健脾化濕 *Jiàn Pí Shèn Shî*).

En teoría, muchas son las posibilidades de conseguir que un tumor no se expanda pero, con cuanto proponemos, **nos conformamos con que el temido Viento Interno se *desacelere* convirtiéndose en una incesante suave brisa que impida a la "semilla" aterrizar en terreno alguno**. Esto, que puede parecer un disparate, encuentra credenciales. Ante la pregunta *"¿Habría que conseguir entonces que esas células tumorales sigan moviéndose?"*, **Ángela Nieto** (investigadora en el Instituto de

Neurociencias de Alicante. Centro mixto del CSIC y de la Universidad Miguel Hernández de Elche) responde: *"Evidentemente, lo mejor es que no haya células moviéndose en ningún sitio, pero es mejor que continúen moviéndose a que se paren y formen un tumor en otro órgano. Estamos en ese punto, intentando ver cuáles son las señales que emiten los órganos distantes y les dicen a las células que se queden y que aniden allí y formen otro tumor. Estas señales son las que tenemos que anular. Cuando las células embrionarias llegan a su destino apagan el programa, se paran y forman el órgano. También en el cáncer, las células del tumor primario viajan por el organismo, salen del torrente sanguíneo y van a colonizar otros órganos donde formarán nuevos tumores. Para formarlos también apagan el programa, lo inhiben igual que los embriones, porque si no las células seguirían en movimiento"*[76].

Debemos **contemplar al cáncer** 癌 **como un ancestral Tài Jí** 太極 **formado por la danza de un Yin** 陰 **y de un Yang** 陽. El Yin y el Yang son fuerzas opuestas y complementarias de manera que, un "Yin extremo" se convierte en Yang y un "Yang extremo" se convierte en Yin. Al hilo de estas reflexiones, el *"tumor consolidado–yin"* migra en una *"metástasis–yang"* que, a su vez, provoca un nuevo *"tumor–yin"* reiniciándose el ciclo (fig. 53). Con todo esto queremos expresar la necesidad de una terapéutica temprana que ponga límite a las *micro–metástasis durmientes* ("pequeño yang", *shao yang* 少陽) que habitan las entrañas del tumor primario ("Gran Yin", *Tai Yin* 太陰). Las *silentes micro–metástasis* no confinadas darán origen a la "cascada metastásica" ("Gran Yang", *Tai Yang* 太陽) y esta, a un tumor secundario ("pequeño yin", *shao yin* 少陰) (fig. 54).

Al amparo de nuestro marco referencial de los **5 Reinos**, Wu Xing 五行, veamos cuáles son las más destacadas **afinidades metastásicas** desde un tumor primario hasta su metástasis en el nuevo *órgano–huésped*:

· **Cáncer de Colon**: Hígado. Peritoneo. Pulmón.
· **Cáncer de Estómago**: Hígado. Peritoneo. Pulmón.
· **Melanoma**: Cerebro. Hígado. Huesos. Músculos. Piel.
· **Cáncer de Ovario**: Hígado. Peritoneo. Pulmón.
· **Cáncer de Páncreas**: Hígado. Peritoneo. Pulmón.

---

[76] Su investigación se centra en los **genes Snail** capaces de reactivar programas embrionarios que permiten a las células migrar. En el adulto, los genes Snail están "apagados" pero en determinadas patologías, como el cáncer, vuelven a "encenderse".

· **Cáncer de Próstata**: Suprarrenales. Hígado. Huesos. Pulmón.

· **Cáncer de Pulmón**: Cerebro. Suprarrenales. Huesos. Hígado. Pulmón.

· **Cáncer de Recto**: Hígado. Peritoneo. Pulmón.

· **Cáncer de Riñón**: Cerebro. Suprarrenales. Huesos. Hígado. Pulmón.

· **Cáncer de Mama**: Cerebro. Hígado. Huesos. Pulmón.

· **Cáncer de Tiroides**: Hígado. Huesos. Pulmón.

· **Cáncer de Útero**: Hígado. Huesos. Peritoneo. Pulmón. Vejiga.

· **Cáncer de Vejiga**: Hígado. Huesos. Pulmón.

· **Cáncer de Peritoneo**: Ovarios.

A la vista está el ***ranking metastásico*** con sus destacados primeros puestos. Los *órganos–huésped* que obtienen mayor número de *votos de preferencia* son: Hígado, Pulmón, Cerebro y Huesos. Es decir (fig. 55):

· **Cerebro y Huesos: Reino del Agua**, Wu Xing Shui 五行水. Para el So Wen, *"el Reino del Agua florece en el cerebro, las médulas y los huesos"*. La composición iónica del líquido de la matriz extracelular se corresponde con la del mar. Si *este mar* se convierte en el cenagoso pantano de la Hydra, por detritus de Humedades y Flema, la matriz degenera en un *tóxico caldo de cultivo* predispuesto a la siembra de semillas patógenas.

· **Hígado: Reino de la Madera**, Wu Xing Mu 五行木. El talante expansivo de este Reino, junto al Viento que provoca, le hace especialmente susceptible.

· **Pulmón: Reino del Metal**, Wu Xing Jin 五行金. En el Metal se custodian los mecanismos de supervivencia y no otro es el anhelo de la célula tumoral: sobrevivir en un medio hostil.

Tres Reinos severamente castigados por las migraciones onco–celulares en su búsqueda de "terrenos" propicios donde poder anidar. Alentamos la esperanza de impedir tales *tránsitos* ayudados por todo un **entramado energético** que nos permita establecer vetos al ***maléfico éxodo celular***.

Jîng 經 es un ideograma que define el concepto de "meridiano". Los hay de varias subclases atendiendo a su labor energética. Los más destacados, sin olvidar a los 8 Vasos Maravillosos o Extraordinarios (Qi Jing Ba Mai 奇經八脈)[77], son (fig. 56 y 57):

---

[77] Toty de Naverán: *Nostalgia de Infinitos. Los 8 Vasos Maravillosos de la Medicina China*. Miraguano Ediciones, 2023.

· **Meridianos Principales** (Jîng Mài 經脈): En número de 14 que se corresponden con 10 órganos del cuerpo (Riñón. Vejiga. Hígado. Vesícula Biliar. Corazón. Intestino Delgado. Bazo. Estómago. Pulmón. Intestino Grueso), 2 pertenecientes al Reino del Fuego Inmaterial (Xin Bao y San Jiao) y 2 que pertenecen a los Vasos Maravillosos Tu Mo 督脈 y Ren Mai 任脈 (de los ocho, sólo éstos tienen puntos propios).

· **Meridianos Profundos** o Distintos (Jîng Bié 經別): *Bié* 別 significa "distinto, diferente". Todos ellos nacen de los meridianos Principales partiendo de los respectivos puntos "He–Mar 合" que se encuentran en las grandes articulaciones coincidiendo con zonas de elevada presencia de ganglios linfáticos. El trayecto de los Jîng Bié profundiza en dirección a los *zang–fu* 臟腑 correspondientes transportando la Energía Centinela (Wèi Qi 衛氣). Tras conectar con el interior, confluyen en Xîn Bâo 心包.

· **Meridianos Colaterales** (Bie Luò 別絡): Parten de los Principales a modo de *capilares de red energética* de *ramajes secundarios*.

· **Meridianos Tendino–Musculares** (Jîng Jîn 經筋): Circulan superpuestos a los Principales de cuyo punto "Ting–Pozo 井" nacen. Se interrelacionan con el sistema musculo–tendino–fascial y componen una red tridimensional que conecta la piel, los músculos, los tendones, las fascias y los huesos. Estos meridianos ejercen una función defensiva frente a las agresiones externas permitiendo que la Energía Centinela (Wei Qi 衛氣) circule por ellos para proteger, tanto a los meridianos Principales como a los Profundos, de las agresiones del medio. Los Jîng Jîn desarrollan una estructura ramificada, a modo de "densa red protectora" en dirección hacia la piel, formada por microcanales que reciben el nombre de Sûn Luò 孫絡. A través de esta red se exterioriza la energía Wèi Qi.

Merced a todo este **entramado energético las funciones defensivas se especializan en**:

· **Defensa de lo Interno**: El Meridiano Extraordinario Yîn Wéi Mài (陰維脈) es el encargado de la "defensa interior" gestionando los Jîng Bié 經別 en sus labores de "inmunidad específica".

· **Defensa de lo Externo**: El Meridiano Extraordinario Yáng Wéi Mài (陽維脈) administra los Jîng Jîn 經筋 que colaboran en la "inmunidad inespecífica".

Mientras que el Bazo refleja su función defensiva, junto al Estómago, por sus conexiones con todos los Jîng Bié, el papel del Xîn Bâo 心包, en el sistema inmunitario, se circunscribe al Timo.

Otro tipo de energía que también es transportada por los Jĭng Bié es la Shén Qi 神氣. Las relaciones entre el sistema inmunitario y el estado emocional quedan demostradas en los postulados del reciente enfoque de la Psico Neuro Inmunología[78].

Antes de plantear tratamientos concretos, completemos esta exposición de los factores oncogénicos planteados desde la teoría médica china (Humedad, Calor Perverso, Flema y Viento Interno) con otro gran factor determinante: las emociones, el Shen 神.

"No puedo cambiar la dirección del viento, pero sí ajustar mis velas para llegar siempre a mi destino" James Dean

• **CUESTIÓN DE 'TILDES' Y 'ACENTOS' [Ài' 癌/'Ái' 愛]: SIMILITUDES ENTRE SHÉN QÍ** 神氣 **y WÈI QÌ** 衛氣

"Quizás dentro del viento ha quedado algo de tu amor"
(Alda Merini)

No hay guerra más absurda que aquella que se entabla por cuestiones de gramática. En **2010**, la **RAE** decidió que el contexto era suficiente para acabar con la ambigüedad entre adverbio y adjetivo (sólo de soledad). A partir de ahí, *'solotildistas'* y *'anti–tildistas'* compusieron dos bandos enfrentados por 'mantener' o 'proscribir' una tilde, la del adverbio 'sólo'. Aun pudiendo ser tachados de antiguos e insumisos a las normas de la RAE, hemos seguido fieles —como 'resistencia' que somos— a nuestro querido *trazo diminuto* en los pronombres demostrativos 'éste', 'ése', y 'aquél' y, por supuesto, al del adverbio 'sólo'.

Tras 13 años de intenso debate, en **2023**, la **RAE** anuncia la *despenalización* de la tilde en el adverbio citado. Indomables *'solotildistas'*, celebramos la noticia empañada poco tiempo después por la advertencia de la RAE: *"Lo aprobado en el pleno del 2 de marzo no modifica la doctrina de la 'Ortografía' de 2010 sino que la expresa de forma más clara: Se mantiene la obligatoriedad de no tildar el adverbio 'solo' y*

---

[78] S.C. Segerstrom, G.E. Miller. *Psychological stress and the human immune system: a meta–analytic study of 30 years of inquiry.* Psychol Bull., 30 (2004), pp. 601–630.

los pronombres demostrativos cuando no exista riesgo de ambigüedad".
Añadiendo que: *"se trata de un cambio de redacción para dejar más clara la opción de tildar el adverbio en caso de ambigüedad, a juicio del que escribe. En caso de usarla, será necesario justificarlo".*

Perplejos, sin tilde, quedamos ante tamaña osadía de supuesta autoridad. La Docta Casa que "Limpia, Fija y da Esplendor" no tiene potestad alguna para imponer nada y, aún menos, para exigir justificar el uso de unos trazos que, al amparo de musas y duendes, engalanan nuestros folios. Así que, a la espera de salir victoriosos del inevitable futuro debate sobre los controvertidos *capados de tilde* "guion, truhan, Sion, Ruan…", seguiremos utilizando 'acentos gráficos' y tildando[79] a la RAE por su imperativa exigencia de justificación.

Fieles a nuestro querido **Don Quijote** nos hacemos eco de sus palabras: *"La libertad, Sancho, es uno de los más preciosos dones que a los hombres dieron los cielos; con ella no pueden igualarse los tesoros que encierra la tierra ni el mar encubre; por la libertad […] se puede y debe aventurar la vida".* Apadrinados por esa libertad proseguimos nuestras reflexiones.

El **Hànyǔ Pînyîn** (漢語拼音 "deletreo de sonidos del chino"), abreviado como 'pinyin 拼音', es un **sistema de escritura fonémico de transcripción del chino mandarín** (una letra, o un dígrafo, por fonema). Desarrollado en 1950 por el intelectual Zhou Youguang representa la compleja fonología del chino valiéndose de todas las letras del alfabeto latino (excepto la V) más cuatro dígrafos (sh, ch, zh, ng) y la u con diéresis (ü). Presenta cuatro tipos de acentos (ô, ó, ǒ, ò) que sirven para marcar los tonos del idioma chino.

Cada carácter chino, por regla general, representa una sílaba que tiene dos partes, una inicial y una final englobadas en un tono concreto (existen cuatro tonos y un quinto neutro, que no se escribe)[80]:

· **El primer tono** se representa con un macrón (ˉ) sobre la vocal: (ā).
· **El segundo tono** se marca con un acento agudo (ˊ): (á).
· **El tercer tono** se representa con un carón (ˇ): (ǎ).
· **El cuarto tono** se simboliza con un acento grave (ˋ): (à).

---

[79] **Tildar**: Verbo transitivo. "Aplicar a alguien o algo un apelativo o un **calificativo** despectivo o **reprobatorio**, generalmente como crítica o censura".
[80] Durante la época de la Revolución Cultural (1966–1976), el pinyin cayó en descrédito. Los guardias rojos no apoyaron el uso del alfabeto latino, que veían como impropio de la cultura china. Tras el fallecimiento de Mao Zedong volvería a potenciarse el pinyin.

· **El quinto tono**, o tono neutral, se representa con una vocal normal sin acentos gráficos: (a).

En el **capítulo 3**, (fig. 11, 12 y 13), desglosamos el ideograma que en la actualidad significa 'cáncer' {*ai* 癌}. Nos proponemos en este apartado hacer lo mismo con el que designa la palabra 'amor' {*ai* 爱}. Como puede verse, la romanizada fonética del idioma chino escrito según el 'sonido' y en ausencia de ideogramas, dota de un exclusivo valor al acento gráfico, nuestra reivindicada tilde, incuestionable a la hora de distinguir conceptos sobre los que reflexionaremos:

· **'Aí'** 癌: Cáncer. Segundo tono chino (acento agudo).

· **'Aì'** 爱: Amor. Cuarto tono (acento grave).

En sus orígenes 'Aì 爱' no representaba al 'amor'. Este significado lo adquirió más tarde. Las **raíces etimológicas** de {爱} parecen corresponderse con una extraña definición: *"apariencia que tiene una persona al caminar con lentitud"*. Primitivamente se escribía {㤅}*ai* ('amar, amor, cariño, benevolencia') sobre *suî* {夊} (radical n° 35 para "caminar despacio"). Parece ser que {爱} es un carácter fono–semántico compuesto por un elemento fonético {㤅 *ai*} que le da su sonido y un término semántico {夊 *suî*} que le otorga significado. A su vez, {㤅}*ai* podía intercambiarse por {忌}*jì* ('estar celoso'). Con el tiempo, la parte superior (旡) de {㤅} fue sustituida por {爫} *zhao*, radical n° 87 para 'garra' en el sentido de 'afianzar') sobre {冖} *mì*, radical n° 14 para 'envolver'). Bajo ellos, el Corazón {心 *xîn*} y más abajo el radical n° 35 que sugiere "caminar despacio" {*suî* 夊}.

Si bien el ideograma tradicional {爱} deriva de {㤅} sobre {夊}, en la simplificación *pinyin* ha sido *'descorazonado'* eliminando {炙 *xîn*} radical n° 61 para 'valorar, atesorar, amar' para sustituirlo por {友 *yŏu*} 'amigo, amistad': {爱} (fig. 58).

Los *trazos* de 'Amor {*ai*}', siguiendo otra línea etimológica, podrían derivarse de (fig. 59):

·受 *shòu*: Recibir, aceptar, sufrir, perdurar, <dialecto> ser agradable.

·心 *xîn*: Corazón, mente, sentimiento, intención, centro.

La disonancia entre los "asuntos amorosos" y las "metamorfosis oncológicas" se sustenta en una simple inclinación de la tilde. 'Acento agudo (´)' y 'acento grave (`)' pugnan por obtener la victoria. Los afectos y desafectos jugando un fundamental papel en el progreso tumoral. Se habla, incluso, de un tipo de personalidad proclive al desarrollo de cáncer. Se trata de la **'Personalidad Tipo C'** en la que destacan cinco rasgos principales[81]:

1. Control emocional: Ampararse en la 'lógica' a la hora de establecer, o mantener, relaciones interpersonales.

2. Racionalidad: Estrategia de enfrentarse al mundo.

3. Expresión emocional: Inhibición de las emociones negativas (tristeza, miedo y especialmente ira).

4. Represión emocional: Retraimiento en la manifestación de las emociones positivas.

5. Necesidad de concordia: Sacrificios en pos del equilibrio en las relaciones interpersonales.

Las personas que encajan en el "Patrón tipo C" tienen **dificultades a la hora de afrontar situaciones de estrés**. Este rasgo provoca **reacciones psicológicas de tipo depresivo:** indefensión y desesperanza con respecto al futuro. Las características que se atribuyen al "Patrón de personalidad tipo C" lo acercan a otros constructos similares entre los que destacan los tipos 1 y 5 de la "Clasificación de Reacciones al Estrés" desarrollada por Eysenck y Grossarth–Maticek (1990). El **modelo de Eysenck y Grossarth–Maticek** postula que algunos de sus tipos de personalidad están predispuestos a enfermedades específicas (tipos 1 y 5 al cáncer y tipo 2 a la enfermedad coronaria), mientras otros están preservados (tipo 4) o no predispuestos (tipos 3 y 6).

Como **resumen**, el **"Patrón de conducta tipo C"** refleja la dificultad para expresar las emociones (con predominio de la tristeza, el miedo y la ira) y se ha propuesto como tipo de **vulnerabilidad al cáncer**. Se trata de una personalidad complaciente, conformista, con sensaciones internas de impotencia o desesperanza que evita a toda costa el conflicto y busca la armonía. Como estrategia de afrontamiento utiliza la inhibición, la negación y la represión emocional. El rasgo clave de esta personalidad es la inhibición y/o represión de las emociones negativas.

La tendencia a desarrollar un "Patrón tipo C" contempla factores genéticos y ambientales así como de aprendizaje familiar. Estos constituyentes enseñan a reaccionar suprimiendo las necesidades y sentimientos

---

[81] Blatný, M. & Adam, Z. (2008): *Type C personality (cancer personality): current view and implications for future research*. Vnitrní Lékarství, 54(6): 638–45 / Cardona Serna, E. J., Jaramillo, A. C. & Díaz Facio Lince, V. E. (2013): *Relación entre la personalidad tipo C y el cáncer: Estado del arte*. Psicoespacios: Revista Virtual de Ciencias Sociales y Humanas, 7(10): 66–92 / López A, Esteve R, Ramírez C, Anarte, M.: *Dimensionalización del constructo de personalidad tipo C*. Psykhe 1998; 7:3–12.

propios ante acontecimientos estresantes. La **evasión emocional** característica influye en la evitación de situaciones que provoquen emociones negativas no afrontándose los acontecimientos conflictivos.

Las personas con mayor inhibición emocional están más predispuestas a padecer algún tipo de neoplasia. Los estudios de **Psico Neuro Inmunología** revelan la influencia del estrés y las emociones en el pronóstico de la enfermedad y en la supervivencia de los pacientes diagnosticados de cáncer[82]. Como suele ocurrir en ciencia, existen detractores de este vínculo 'Personalidad–Cáncer' encabezados por **Rymarczyk** et al. (2020). En lo que sí parece haber consenso es en que la posible relación entre la inhibición emocional y el desarrollo del cáncer está mediada por variables intermediarias y por estilos de afrontamiento desadaptativos aprendidos a lo largo de la historia de vida.

Fieles a los postulados etiológicos de la medicina china nos decantamos por defender las importantes implicaciones del mundo emocional en el desarrollo de la carcinogénesis. Como veremos, el Shen 神 guarda estrechos vínculos con la energía que alimenta el sistema inmune, Wei Qi 衛氣.

El ideograma Shén (神) está compuesto de dos partes (fig. 60):

• **Izquierda** 礻: Variación de *shi* 示 (*"revelar los presagios de los deseos celestiales"*). *Se* relaciona con rituales y ceremonias (禮 *Lǐ*).

• **Derecha** 申: Significa *"expresar, extenderse"*. Su forma más primitiva representaba los rayos que, entre las nubes, simbolizaban lo Celeste.

Si bien la Esencia (Jing 精) procede del "Puro Yin del Universo" y se materializa en el Alma Vegetativa del Pulmón (Po 魄), el Shen emana del "Puro Yang del Universo" y se encarna en el Alma Vegetativa del Hígado (Hun 魂). La fusión del Espíritu (Shen) con la Esencia (Jing) conforma la Energía Original (Yuan Qi 原氣) que posibilita la Vida (fig. 25 y 26).

Las emociones afectan al estado de los órganos–entrañas (*zang–fu* 臟腑) de los 5 Reinos (Wu Xing 五行) y viceversa. Cada emoción tiene una representación psíquica que se aloja en un órgano concreto (fig. 61):

• **SHEN** 神 **en el Corazón**. Energía espiritual de naturaleza esencialmente luminosa. Marca el ritmo que conecta al ser humano con el resto

---

[82] Azar B.:*Probing links between stress and cancer*. APA Monitor Online. 1999; 30:1–4 / Segerstrom SC, Miller GE.: *Psychological stress and the human immune system: A meta–analytic study of 30 years of inquiry*. Psychol Bull. 2004;130:601–30.

de los seres y con el cosmos. Director psíquico de la conciencia que gestiona las actividades mentales. Indispensable para el equilibrio entre la razón y las emociones. Engloba al resto de Almas Vegetativas que emanan de él. Los arrebatos lo *apagan*.

· **HUN 魂 en el Hígado**. Estratega que planifica, da sentido y dirección a la vida. Apoya la decisión y la certeza. Según el Libro de los Ritos, Li Ji 禮記, de la dinastía Zhou (1046–476 a.C.) regresa al Origen tras la muerte. Se expresa en todo proceso, físico o psíquico, expansivo. Es el Alma de los 'proyectos creativos e intuitivos'. Durante el día reside en el mágico espacio del Tercer Ojo y por la noche descansa en el Hígado facilitando los sueños. La cólera lo *hiere*.

Su ideograma está compuesto de:

· *Yún* 云: Nube. Decir.

· *Gui* 鬼: Fantasma, espíritu, aparición. Parece ser derivado etimológico de "acechar, ocultar" (*yin* 隱).

· **PO 魄 en el Pulmón**. Custodia la *intemporalidad del instante* y es indispensable para finalizar y/o reiniciar los ciclos vitales razón por la que podría relacionarse con los mecanismos de apoptosis celular. Personifica el 'alma corpórea'. Simboliza la parte más corporal de la conciencia y determina las acciones y reacciones de supervivencia, instinto de conservación y capacidad para adaptarse a los cambios. La tristeza lo *sitia*.

El Alma Vegetativa del Pulmón, Maestro de la Energía, respalda todos los procesos corporales que tienen fecha de caducidad. Conecta el pasado, el presente y el futuro de manera que los recuerdos se vinculan más allá del tiempo formando parte tanto del inconsciente personal como del colectivo. Al fallecer, queda desencarnada en la tierra. Po, es la única entidad psíquica que puede ser directamente atacada por un sentimiento: la melancolía, la tristeza y la pena pueden injuriarla dispersando el Qi del Pulmón y suspendiendo la respiración.

Su ideograma está compuesto de:

· *Bai* 白: "Blanco, claro, puro". Color alusivo al correspondiente con el Reino del Metal.

· *Gui* 鬼: Fantasma, espíritu, aparición. Parece ser derivado etimológico de "acechar, ocultar" (*yin* 隱).

· **YI 意 en el Bazo**. Es el "Centro" de las vivencias psíquicas. Gobierna los recuerdos y abarca la memoria celular y la información genética contenida en el ADN. Influye en la reflexión y el rigor. Responsable del intelecto y del pensamiento. La preocupación y la ansiedad persistentes producen *quistes energéticos*. Es la contrapartida patológica de la capacidad del Bazo para la concentración y el enfoque. El capítulo 8 del Ling Shu dice: *"En el caso del Bazo, la preocupación excesiva lesiona el intelecto Yi"*.

El ideograma de Yi muestra una boca y un corazón. Como ya vimos, al *desplegarlo* se encuentran los siguientes conceptos:

•音 *yin*: Sonidos.

· 立 *li*: Mantenerse firme.

· 口 *kou*: Boca.

· 曰 *yue*: Decir.

•心 *xin*: Corazón.

Su conjunto expresa "la Palabra del Corazón, del Emperador".

· ZHI 志 **en el Riñón**. Alienta la voluntad y la firmeza y *acuna* la Esencia. Representa la Identidad, la fuerza de voluntad, el impulso, la determinación, las motivaciones y los objetivos vitales. Interviene en los mecanismos reproductores. El miedo, los sentimientos de culpabilidad y los conflictos de larga duración dañan seriamente esta entidad psíquica. En el capítulo octavo del **Ling Shu** de Huang Di 靈樞黃帝 se especifica que *"el miedo oscurece la esencia misma de la vida"*. El distrés prolongado constituye un factor patógeno para esta "entidad visceral" inhibiendo el sistema inmune o energía Centinela (Wei Qi).

Zhi 志 ('aspiración, ideal, tener en cuenta, archivos, firmar').

· *Shi* 士: Erudito, persona entrenada, guardaespaldas.

· *Xin* 心: Corazón.

En la primera parte (**Su Wen** "Preguntas Sencillas") del Huang Di Nei Jing (Canon de Medicina Interna de Huang Di) manifiesta que *"el Corazón es la raíz de la vida y el origen de la mente. Los Pulmones son la raíz del Qi y la morada del Po. Los Riñones son la raíz del almacenamiento sellado* [Esencia] *y la morada del Zhi. El Hígado es la raíz de la armonía y es la residencia del Hun"*. Los cinco órganos *zang–yin* custodian los Cinco Shen. **Los *desasosiegos* de estos Cinco Shen influyen sobre los órganos puesto que administran su fisiología**. Las **Almas Vegetativas** son, en su conjunto, la ***quintaesencia*** de la materia de la que estamos compuestos.

· El Miedo puede provocar que el Qi del Riñón disminuya permitiendo que el Qi del Bazo lo sobredomine. La Insuficiencia del Qi de Riñón, lesiona el Jing (Esencia). El miedo induce la dispersión del Shen y del Hun. A su vez, según el Neijing, la Insuficiencia de Qi del Riñón, suscita miedo.

· **El pánico** puede provocar la separación entre la Energía–Qi–*yang* y la Sangre–*xue–yin*. Este *divorcio energético* lesiona el Corazón y la Vesícula Biliar produciendo pérdida de consciencia e incluso muerte.

· **La Ira** daña la sangre (*xue*) y el Jing del Hígado bloqueando su Qi. Esta anomalía repercute sobre el Zhi, Alma Vegetativa del Riñón, lesionando al Jing. La Cólera no se produce como consecuencia de las emociones, sino del Yang del Hígado que altera su función expandiéndose sin límites (*"la cólera súbita daña al Yin y mueve al Qi en contracorriente"* Neijing).

· **La Euforia**, alegría en exceso, ocasiona plétora de Qi en el Corazón que genera Fuego patógeno que sobredomina al Metal afectando, por sobredominio, al Pulmón. De igual forma, el exceso de alegría, puede afectar al Hígado ocasionando ascenso de Qi.

· **La Preocupación** (obsesiones) no sólo lesiona al Pulmón sino que también daña al Bazo ya que la *rumiación mental*, al producir opresión del Pulmón, puede impedir el ascenso de la energía del Bazo y lesionar su Yin. En el "Yixue Dacidian", Xie Lihen refiere que *"La preocupación pertenece al Pulmón y al Bazo, por lo que a ambos se les denomina meridiano Unitario Taiyin"*.

· **La Tristeza** provoca signos de agotamiento del Qi de Pulmón (Maestro de la Energía). Con el tiempo, se agota el Qi del resto del organismo. Esta Insuficiencia del Qi de Pulmón repercute en el Riñón (frialdad afectiva), estanca el Qi de Hígado, bloquea el Qi de Corazón y desequilibra el Bazo, el 'Centro'. El Vacío del Qi y del Po, Alma Vegetativa del Pulmón, se manifiesta con pérdida de vitalidad, melancolía y abatimiento. La disnea es la manifestación física de la constricción del Alma Corpórea Po. El estancamiento del Qi en el Pulmón también lesiona al Hígado produciendo desórdenes hiperactivos del Shen en los que se pierde la proporcionalidad de la respuesta afectiva.

· **El Sobresalto** reduce el Qi del Corazón provocando palpitaciones. El Riñón también se afecta ya que el organismo utiliza la Esencia (Jing) para suplir la repentina reducción del Qi. *"El susto afecta al Corazón privándolo de residencia, la mente no tiene cobijo y no puede descansar, por lo que el Qi se vuelve caótico"* (Preguntas Simples. Capítulo 39).

Fruto de la interacción con el exterior se producen **sentimientos y emociones que *vibran* en el órgano correspondiente**. En medicina china, toda enfermedad tiene sus orígenes en la perturbación del Shen que forma parte imprescindible del diagnóstico enfocado al correcto tratamiento:

·**Observación del Shen del paciente** (Wang Shen 望神): Indica la vitalidad del organismo. El color de la tez, la mirada, el discurso, la postura, la respiración son señales que muestran la Presencia (*de shen*), Pérdida (*shi shen*) o Falso Shen (*jia shen*) (fig. 62).

·**De Shen**得神: 'Tener Shen'. Pronóstico favorable.

· Abundancia de Esencia (Jing 精) y Energía (Qi 氣).

· Equilibrio de los *zang–fu* 臟腑.

·**Shi Shen** 失神: 'Perder Shen'. Pronóstico desfavorable.

· Agotamiento de Esencia (Jing), Energía (Qi) y Sangre (Xue 血).

·**Jia Shen** 假神: 'Falso Shen'. Pronóstico muy grave.

· Separación del *yin* 陰 y del *yang* 陽.

· Fases terminales.

Los meridianos de acupuntura contemplan **7 mágicos puntos Shen** (*qi xue shen* 七穴神) capaces de restaurar el Espíritu quebrantado:

·**23R** *Shen Feng* 神封 "Sello Divino". *Escolta* al Corazón.

·**25R** *Shen Cang* 神藏 "Depósito Divino". Pesimismo, estados depresivos.

·**44V** *Shen Tang* 神堂 "Palacio de la Providencia". Rigidez mental.

·**7C** *Shen Men* 神門 "Puerta del Espíritu". Punto Iu–Iunn (Tierra–Fuente). Tranquiliza al Fuego. Calma la mente.

·**8RM** *Shen Que* 神闕 "Puerta del Palacio Emocional". Vacío de Qi.

·**11TM** *Shen Dao* 神道 "Sendero del Shen". Dispersa el Viento Interno y el Yang Perverso del Hígado. Despeja el Calor.

·**24TM** *Shen Ting* 神庭 "Templo Divino". Dispersa el Viento Interno. Calma la mente.

El 'Sentido', el Tao 道**, de la Vida** (*Shēng Míng Dì Yì Yì* 生命的意義) **respira en el Shen**. Estamos invitados a:

· *"Reverenciar la Vida"* (Albert Schweitzer).

· *"Abrazar la Vida"* (Vandana Shiva).

· *"Acariciar la Vida"* (Santiago López Petit).

Parafraseando a la poeta **Muriel Rukeyser**[83], *la vida está hecha de historias, no de células*. Todo nos indica que **'vivir'** es un verbo que supera con creces al sustantivo **'vida'** porque los verbos admiten conjugaciones

---

[83] *"The universe is made of stories, not of atoms"* (El universo está hecho de historias, no de átomos).

para recrearse, corregirse y trascenderse[84]. Con nuestras reflexiones pretendemos corregir, *reparar el desafinado sonido de la célula extraviada* porque, según vimos al final del capítulo 2, **Javier Tamayo** (CSIC) afirma que las células cancerosas *"vibran en frecuencias inaudibles pero diferentes a las sanas"*. Como **Carl Sagan** creemos que, *"en algún lugar, algo increíble está esperando a ser descubierto"*. Revelado a quienes no contemplan conformarse sin arriesgar un más allá de la ortodoxia.

Para **Lynn Margullis**, la vida *"es un proceso físico que cabalga sobre la materia como una ola extraña y lenta. Un caos controlado y artístico. Un conjunto de reacciones químicas abrumadoramente complejo que hace más de ochenta millones de años produjo el cerebro humano que ahora escribe cartas de amor"*.

Cartas de amor 愛… con la tilde bien orientada. Bello ideograma que define el secreto de {*ai*}: Emana del Uni–Verso para derramarse sobre el Hombre como un Misterio que lo convierte en un 'Ser Templario' con un Corazón que camina fiel al Sentido (Tao) de sus 'Sentires'… (fig. 63).

Pasemos a indagar las claves de la **Wei Qi** 衛氣 (**Energía Centinela**) análoga al **sistema inmune** occidental y directamente relacionada con el Pulmón (órgano que gobierna el Qi y su distribución por todo el organismo). La función de difusión del Pulmón permite que Wei Qi se distribuya por toda la superficie como un *"aerosol protector"* que controla la apertura y cierre de los poros, regula la temperatura corporal, calienta, humedece y alimenta parcialmente tejidos y órganos.

Su función principal es defender al organismo desde la superficie para evitar la agresión de las energías exógenas (Viento, Frío, Calor, Humedad o Sequedad), previniendo que penetren y dañen a los órganos internos. Su ideograma consta de (fig. 64):

·Wèi 衛: Defensa. Centinela. Protección.

·Qì 氣: Aliento. Energía de la Vida.

La Wèi Qì vigoriza a la **Zhèng Qì** 正氣 (Energía Pura, Correcta) frente a la **Xié Qì** 邪氣 (Energía Herética) (fig. 51). La Wèi Qì es la energía más superficial (fig. 56), circula por fuera de los meridianos en el espacio comprendido entre piel y los músculos. Este espacio *"es el territorio donde los meridianos Luo más pequeños y más superficiales*

---

[84] Versión libre de un texto de la bióloga Lynn Margullis.

fluyen [sun luo y fu luo]". Durante el día, Wei Qi se encuentra en la superficie y durante la noche se traslada hacia el interior para proteger a los *zang–fu* durante *las horas más oscuras*.

Wèi Qì está muy relacionada con el **San Jiao** 三焦 (Triple Recalentador) y mantiene estrechos vínculos con el **Pulmón**, órgano que gobierna la distribución del Qi en todo el cuerpo. Perteneciente al **Reino del Metal**, el Pulmón, *fèi* 肺, florece en **la piel**, *pí* 皮: primera barrera defensiva del organismo. En la parte más superficial (Xue Luo) se entrelazan los Luo capilares (Sun Luo) y los Luo de superficie (Fu Luo) que, proviniendo de los meridianos principales (fig. 56):

· Cubren todo el cuerpo sin poseer puntos propios.

· Son una gran red de defensa por donde circula Wèi Qì.

· Constituyen la primera barrera frente al ataque de la energía perversa Xié Qì.

El **Neijing** 內經 narra las conversaciones mantenidas por el Emperador Amarillo Huangdi 黃帝 con su médico Ki Bo 岐伯. En una de ellas, conversan sobre el origen y entramado de Wei Qi: *"La esencia del cuerpo humano proviene de los granos de la dieta. La comida ingresa al estómago, se digiere y luego absorbe el qi sutil a través del bazo inyectándolo en los pulmones para que los órganos internos puedan ser nutridos por el qi sutil. Entre estas esencias, la parte pura se llama 'ying* 營*', y la parte sutil se llama 'wei* 衛*'. Ying Qi* [energía de los alimentos] *corre dentro de los meridianos y Wei Qi fuera. Están conectados como un círculo sin principio ni fin bajo el aliento de shen qi* 神氣*"* (fig. 65).

Veamos las **relaciones** de la Energía Centinela, **Wei Qi**, con el **Shen**. Junto al Qi 氣 y al Jing 精, el Shen 神 es uno de los Tres Tesoros, San Bao 三寶, de la medicina china. Es la forma más sutil e inmaterial del Qi:

· Rige todos los procesos mentales y emocionales.

· Como conjunto de los **Cinco Aspectos Espirituales del Hombre** (五神人), engloba al "Propósito del Corazón", al "Alma Etérea del Hígado" (Hun), al "Alma Corpórea del Pulmón" (Po), al "Intelecto del Bazo" (Yi) y a la "Fuerza de Voluntad de los Riñones" (Zhi).

Según ya expusimos, el ideograma para Shén (神) se compone de dos partes (fig. 60):

· **Izquierda**: el carácter 礻 es una variación de shi 示 (*"revelar los presagios de los deseos celestiales"*) relacionado con rituales y ceremonias (禮 Lǐ).

· **Derecha**: shēn 申, significa "expresar, extenderse". Su forma más primitiva representaba los rayos que, entre las nubes, simbolizaban lo Celeste.

La **Energía Shen** 神, en su recorrido por la materia corpórea, se orienta a través de dos circuitos:

• **CIRCUITO SUPERFICIAL DE SHEN QI**

Circula por el organismo a través de los meridianos Tendino–Musculares que transportan energía *Wei* y constituyen la respuesta ante el medio externo. **Los ritmos de *Shen Qi* y *Wei Qi* son análogos**:

· **Recorrido rápido** (respuesta psíquica inmediata): cada **0h 28' 48"** la energía *Shen*, junto a su *semejante Wei*, impregna secuencialmente cada uno de los 5 Reinos y los *zang–fu* que albergan.

· **Recorrido lento**: variando su estrategia psico–defensiva y acorde a las fases lunares reinicia todo su recorrido por los *zang–fu* una vez completado un **ciclo de 28 días**.

Los **puntos de acupuntura** de acceso a este Circuito, y por ende a la *quintaesencia* del Alma Vegetativa del *zang* correspondiente, pertenecen todos ellos al meridiano *yang* del Reino del Agua (Vejiga):

· Para el Reino del Agua: 52V *zhi shi* 志室 "Asiento de la Voluntad".

· Para el Reino de la Madera: 47V *hun men* 魂門 "Puerta del Alma Espiritual".

· Para el Reino del Fuego: 44V *shen tang* 神堂 "Palacio de la Providencia".

· Para el Reino de la Tierra: 49V *yi she* 意舍 "Morada de las Ideas".

· Para el Reino del Metal: 42V *po hu* 魄戶 "Puerta del Alma Sensitiva".

• **CIRCUITO PROFUNDO DE SHEN QI**

A través de los meridianos Distintos o Profundos, la energía *Shen* penetra en lo más íntimo de los órganos y entrañas para sondear todo aquello que el Corazón, como Emperador, necesita conocer a la hora de dictar la adecuada respuesta psíquica interior. Para ello, dispone de diferentes ritmos:

· **Ritmo Solar**: comenzando al nacer en el Reino del Agua, **cada 8 años** la energía psíquica del **varón** avanza Reino a Reino, tantos ciclos como su longevidad lo permita, adaptándose a las particularidades de las 'Almas Vegetativas' de los *zang–fu*.

· **Ritmo Lunar**: de igual manera sucede en la **mujer** pero con un compás de **7 años**.

Los puntos de acupuntura de acceso a este Circuito son los "Ho–Mar" de los meridianos *yin*:

· Reino del Agua: 10R *yin gu* 陰谷 "Valle del Yin".

· Reino de la Madera: 8H *qu quan* 曲泉 "Fuente de la Curva Sinuosa".

· Reino del Fuego: 3C *shao hai* 少海 "Mar Menor".

· Reino de la Tierra: 9B *yin ling quan* 陰陵泉 "Fuente de la Colina Yin".

· Reino del Metal: 5P *chi ze* 尺澤 "Estanque de Vapores Luminosos".

La importancia del estado emocional en todo tipo de patologías incluido el cáncer radica en que los ritmos de Shen Qi y Wei Qi son parejos. Shen Qi y Wei Qi comparten sintonía en el "recorrido rápido".

La **Dra. María Dolores de la Puerta**, especialista en Medicina Antiaging, experta en Microbiota intestinal y Terapia Microbiológica, en su libro *"Un intestino feliz"* (HarperCollins, 2023), confirma la estrecha relación entre la 'felicidad' y las bacterias del intestino. Según ella, la microbiota tiene un papel fundamental en la salud y en la prevención de enfermedades puesto que refuerza el sistema inmune. Incluso va más allá: *"gracias al Instituto Pasteur sabemos que también los pensamientos y sentimientos en pocos segundos tienen un fuerte impacto en la microbiota intestinal a través del nervio vago y de los neurotransmisores que se producen a nivel central e intestinal. El intestino, para muchos sentimientos, es muy importante. La serotonina es la hormona de la alegría y el 90% se produce en el intestino, con lo cual el estado de ánimo se determina por lo que se produce ahí. Pero no solo la felicidad, también la calma, la sensación de ganas de hacer algo e incluso la hormona del placer se produce a través del intestino".*

El Intestino, *fu* del Reino del Fuego Material, relacionado íntimamente (Ley "Esposo–Esposa" de los 5 Reinos) con el *zang*–Corazón siendo este *órgano regio* el máximo custodio del Shen. Aunque lentamente, la ciencia ortodoxa va reconociendo los postulados de la medicina china.

Las **Cartas de amor** de las que hablamos son herederas del bello ideograma que define el secreto del Amor {愛 *ai*}. Enamorarse es un *derramamiento* del Uni–Verso para rociar sobre el Hombre el Misterio que lo convierte en un ser excepcional cuyo Corazón camina siguiendo los dictados del Tao (del *Sentido*) de sus diversos 'Sentires' (fig. 63).**Esos sentires son quienes pueden, o no, perturbar el sano fluir del Qi** 氣. Según vimos:

· **La rabia** dispersaba la energía.
· **La alegría en exceso**, la activa, acelera y calienta.
· **La preocupación**, la estanca y hunde.
· **La ansiedad**, la encoge.
· **El miedo**, la enfría, deprime y agota.

"Las cartas son el alma del corazón"
(James Howell)

De un Corazón animoso o abatido por *saetas hirientes* que aprisionan su Shen. De un Corazón anhelante de noticias que alienten y reanimen sus hazañas: *"Cada mañana consultas cuatro tipos de mensajerías: el contestador automático de tu domicilio, el de tu despacho, el buzón de voz de tu teléfono móvil y los e–mails de tu iMac. Sólo el buzón de tu casa permanece desesperadamente vacío. Ya no recibes cartas de amor. No recibirás nunca más hojas de papel cubiertas con una tímida caligrafía e impregnadas de lágrimas y perfumadas de amor y dobladas con emoción, con la dirección cuidadosamente copiada en el sobre, como una imprecación para el cartero: 'no te pierdas por el camino, oh cartero, lleva esta importante misiva a su tan deseado destino'"* (Frédéric Beigbeder). De un Corazón que no entiende de distancias: *"¿Sabes para qué sirven 4.800 kilómetros? Para escribir cartas de amor"* (Lana Therese Condor). En definitiva, de un Corazón dispuesto a embarcarse en la aventura del amor para huir de aquello que podría suponerle un perturbador *desarrollo celular* ajeno a las leyes de la vida. Como bien dice **Joaquín Sabina**, *"que el corazón no se pase de moda. Si me quieres querer quiéreme ahora, no dejes el amor para mañana"* porque, siguiendo los versos de este magistral cantautor, es tiempo de que *"los sentidos sientan sin miedo"* para no tener que *"en la farmacia puedes preguntar… ¿tienen pastillas para no soñar?"*… Soñar, **ensoñar futuros de salud** en los que cada célula cumpla su cometido sin pretender ir más allá de sus propios límites sostenibles.

Según postulados de **Schrödinger**, *"La vida representa un equilibrio entre los imperativos de supervivencia y los de degradación"* lo que, en el tema que nos ocupa, significaría una ordenada proporción entre el ciclo celular y la apoptosis que, sin duda, se verá entorpecida por aquellos 'sentimientos' capaces de desorganizar el misterioso fluir del Qi.

En sus variadas combinaciones, la cirugía, la quimioterapia, la radioterapia, la hormonoterapia y la inmunoterapia son los tratamientos al uso en cáncer. De todos ellos, los tres primeros son los más agresivos tanto para la enfermedad tumoral como para el individuo que la sufre. Algo nuevo tendremos que aportar para disminuir estos peligrosos riesgos. Ampliando nuestras reflexiones rescatamos la hipótesis de la **Medicina Evolucionaria** en el desarrollo de la enfermedad tumoral. Es bien sabido que la agresión aporta muchas menos ventajas evolutivas que la cooperación. Se ha demostrado[85] que, en el caso tumoral, las llamadas *vacaciones terapéuticas*, a lo largo del tratamiento, tienen efectos positivos y que el ataque contra las células cancerígenas debe ser controlado para evitar efectos no deseados.

La *macro–evolución del proceso cancerígeno* refiere cambios evolutivos a nivel de especies. Recordemos las palabras del genetista **Gonzalo Guevara Pardo** *"la quimioterapia y la radioterapia facilitan la aparición de clones resistentes más adaptados"* sugiriendo que *"los cambios genéticos* [mutaciones] *obedecen a adaptaciones de la célula como respuesta al medio ambiente"*. Para él, **los tumores son *microcosmos*** en evolución que siguen las Leyes Naturales que les facilitan sobrevivir y reproducirse: compitendo por el espacio y los recursos nutritivos, *burlando* la depredación del Sistema Inmunitario y cooperando para desplazarse y colonizar.

También vimos como el científico **Carlo C. Maley** ("Nature Reviews Cancer") basaba en esos tres postulados el *fracaso* de las terapias actuales sugiriendo nuevas terapéuticas cuyo enfoque contemplara las ventajas de supervivencia que tienen las células cancerígenas sobre el resto. Según él, la célula, refractaria a los tratamientos oficiales, se hace resistente para reaparecer, cesados los *ataques*, con mucha mayor virulencia. La ***onda sanadora*** de las vibraciones del Shen, al unísono con la Wei Qi, puede favorecer la indulgencia del proceso de la enfermedad.

---

[85] Martin Nowak y Karl Sigmund, Universidad de Harvard e Instituto de Matemáticas de la Universidad de Viena respectivamente. Estos investigadores han aplicado La **Teoría de Juegos** al ámbito de la Biología.

Resumimos lo que la medicina china entiende por enfermedad tumoral(fig. 67):

· **Desequilibrio** *yin* 陰–*yang* 陽.

· *Yanguinización* **crónica** (Calor Perverso, *re huo* 熱火: Inflamación, *yan* 炎).

· *Yinguinización* **progresiva** (estancamiento de la Humedad, *shi* 濕, del Bazo–Reino de la Tierra que provoca Flema, *tan* 痰).

· **Alteración de los componentes psíquicos de los** *zangfu* (Almas Vegetativas–Ben Shen 本身).

· **Descontrol del Viento Interno**, *nei feng* 內風, del Hígado–Reino de la Madera.

· **Interferencias en la información** entre Sangre–Materia–Energía.

La **célula tumoral**, en su búsqueda desesperada de perpetuidad, olvida el sometimiento ineludible a los "Preceptos de la Existencia" y, en su trasgresión, *consume* precipitadamente los frutos del Árbol de la Vida queriéndose hacer inmortal cuando, aún, no está *madura*. Interesante nos resulta la palabra **apoptosis** (ἀπόπτωσις) por su etimología. En griego, designa un vocablo compuesto por un elemento preposicional (*apó* ἀπό) que significa 'a partir de' y un sustantivo (*ptosis* πτωσις) que equivale a 'caída'. Según esta procedencia, la apoptosis sería un proceso posterior a una caída que se nos antoja reverberante con el relato del Árbol de la Vida y de la expulsión del Jardín del Edén. Herederas de la *infracción de los míticos Adán y Eva*, a las células se les priva de la inmortalidad sometiéndolas al mecanismo apoptótico que les imprime un finiquito para que no se reproduzcan sin sentido. Tal vez este mecanismo custodie la nostalgia de un necesario arrepentimiento que nos permita reconocernos mortales a pesar de ser *Seres de Luz en viaje por el tiempo*.

Nuestra **aportación terapéutica** se instala en el convencimiento de la inutilidad de tratar el cáncer sólo desde la punta visible del iceberg. Compartimos la idea de un proceso sistémico al que hay que tratar desde su origen y en toda su complejidad sin obviar el decisivo papel del mundo emocional y sus conexiones con la Energía Centinela. **Como metáfora, *dejar de escribir cartas de amor* desorienta a nuestras propias células que, asustadas por tanto desvarío, no se reconocen como "Estancias de Luz" que forman parte de una *fisiología luminosa*.** Contemplamos un esperanzador comienzo de saludable aventura terapéutica: *"Ayúdame con copas de vino, revíveme con manjares porque* *estoy enfermo de amor"*[86].Volver a enamorarnos de todo aquello que alimenta el aliento para no desalentarnos… Tener muy claro, como **Sabina** un *"cuélgate de quien te quiera, no te mueras más que por amor"*.

En el próximo capítulo ahondaremos en conceptos arcaicos que, desde los constructos de la medicina china, amplían la visión de la enfermedad tumoral.

"Lo bueno de los años es que curan heridas, lo malo de los besos es que crean adicción" (Joaquín Sabina)

---

[86] El Cantar de los Cantares 2:5.

CAPÍTULO 4

NOCIÓN DE "MASAS" EN MEDICINA CHINA

"—ALICIA: ¿Cuánto tiempo es para siempre?
—CONEJO BLANCO: A veces sólo un segundo
—ALICIA: ¿Y cuánto tiempo es un segundo?
—CONEJO BLANCO: Cuando amas, una eternidad"
(Lewis Carrol)

L A antigua teoría médica china del cáncer se refería a las 'masas' sin definirse sobre los tumores sanguíneos (leucemia, mieloma). El concepto de **cáncer** ya se mencionaba en los libros clásicos como el **Nei Jing** (Canon Interno de medicina del Emperador Amarillo) que, en el capítulo 55, describe las características de un tumor sin mencionar su pertenencia a categorías de 'maligno' o 'benigno'. Con el término "Ji Ju" se refiere al "síndrome de masas":

· 'Ji' son las masas Yin profundas, ocultas y con poco movimiento.

· 'Ju' son las masas Yang más superficiales, con movimiento, que desaparecen con facilidad pudiendo cambiar de lugar.

Del mismo modo, el **Nan Jing** (capítulos 54, 55, 56) introduce los términos Ji–Ju indicativos de "Masas". En concreto, en el **capítulo 55** se expone: *"¿Cómo diferenciar entre Ji [積] y Ju [聚]? Ji [masas] son Yin y Ju [masas] son Yang. El Yin es profundo y está escondido; el Yang es superficial y se mueve. Cuando el Qi se acumula da lugar a Ji [masas]; cuando el Qi se reúne da lugar a Ju [masas]. Ji [masas] se originan de los 5 Zang; Ju [masas] se originan de los 6 Fu. Ji [masas] están hechas de Yin Qi y tienen una localización fija que cursa con dolor, y están delimitadas por arriba y por abajo, y tienen bordes a la derecha y a la izquierda [es decir que tienen bordes claramente definidos]. Ju [masas] están hechas de Yang Qi y parecen empezar de ninguna parte, sin bordes ni arriba ni debajo, y con un dolor móvil".*

La formación de dichas masas tiene diferentes etiologías: desordenes emocionales, dieta inadecuada, acumulación de tóxicos… Como consecuencia, se produce una desarmonía de los órganos Hígado y Bazo que a su vez conduce a una acumulación por bloqueo de Qi, estasis de Sangre y Flema–Humedad, formándose las masas (fig.68).

•**Síndrome de masas 'Ju'** 聚: 'Ju' significa 'congregar' ("Volver a unir"). De naturaleza Yang–intermitente–superficial–errática. Cuando el Qi se aglutina da lugar a 'Ju'. Se originan en los 6 Fu expandiéndose según el ciclo Sheng. Son más fáciles de tratar. Carecen de bordes y presentan dolor móvil.En un primer estadio pueden ser pequeñas y blandas, pero en estados más avanzados se tornan duras y aumentan su tamaño. Según el estado emocional cambian la forma y la consistencia. Se relacionan con el síndrome de desarmonía "Estancamiento de Qi de Hígado con o sin retención de Flema". De mejor pronóstico, en algunos textos chinos se denominan "masas no reales". Entre los **tumores–*fu–yang*** señalamos:

· 膀胱聚 Pang Gang Ju: *Agrupar* en Vejiga.
· 膽囊聚 Dan Nang Ju: *Aglutinar* en Vesícula Biliar.
· 小腸聚 Xiao Chang Ju: *Aglomerar* en Intestino Delgado.
· 胃反聚 Wei Fan Ju: Cáncer de Estómago (*estómago rebelde*).
· 噎膈 Ye Ge: Cáncer de Esófago (*ahogo del diafragma*).
· 鎖肛痔 Suo Gang Zhi: Hemorroides. Recto.
· 積聚 Ji Ju: Masas Abdominales. Masas Ginecológicas (ovarios, próstata).
·腸瘍 Chang Tan: Flema en los Intestinos. Cáncer de Colon.

• **Síndrome de masas 'Ji'** 積: 'Ji' significa 'acumular' ("juntar sin orden gran número de cosas"). De naturaleza Yin–escondida–estática, suelen ser masas fijas, acompañadas de dolor punzante y localizado. Sus bordes están claramente definidos. Se originan de los 5 Zang propagándose según el ciclo Ke y son difíciles de tratar. Se corresponden con un "Estasis de Sangre con o sin retención de Flema". Se las conoce como "masas reales". Como **tumores–*zang–yin*** destacamos:

· 干積 Gan Ji: Acumulación de Hígado (*Qi Graso*).
·脾積 Pi Ji: Acumulación de Bazo–Páncreas (*Qi Sombrío*).
·肺積 Fei Ji: Acumulación de Pulmón (*Qi Apresurado*).
·腎積 [岩] Shen Ji [Yan]: Acumulación de Riñón [litiasis] (*Qi Inquieto*).
·心積 Xin Ji: Acumulación de Corazón (*viga oculta, rayo falso*).

Como **concepto general**, 'Ji' indica masas inamovibles debidas a un estancamiento de Sangre mientras que 'Ju' son masas que aparecen y desaparecen, son móviles, no tienen localización fija y se deben a un estancamiento de Qi. En sus **etapas iniciales** existe insuficiencia de Zheng Qi 正氣 (Energía Correcta) y en etapas tardías, estancamiento de Sangre *(xue* 血), Flema *(tan* 痰) y Calor Tóxico *(re huo* 熱火).

Otras tumoraciones:

· 骨癆 Gu Lao: *Consumo de huesos.*
· 熱癆 Re Lao: *Agotamiento de Calor* (leucemia).
· 石瘕 Shi Jia: *Masas de piedra* (útero).
· 腦沙 Nao Sha: *Cerebro 'Granulado'.*
· 肉痳 Rou Lin: *Piel 'picada'.*
· 惡核 Wu He: *Nódulo obstinado* (linfoma).
· 石甲狀腺 Shi Jia Zhuang Xian: *Piedra en la tiroides.*

Lo que en medicina china es un patrón de "Estasis de Sangre o Flema–Humedad", ya descrito, equivale a lo que en medicina occidental se refiere a una degradación del tránsito sanguíneo por toxinas y, sobre todo, por deficiencia de sistema inmune (Wei Qi) que no elimina el material tóxico[87]. La diferencia entre 'benigno' y 'maligno' es sólo cuestión de grado de toxicidad. Tumor, bulto, hinchazón se compone de *ne* 疒 (radical 104 para 'enfermedad') más *liu* 留 ('depósito') resultando 瘤 (fig. 69).

Sólo existen dos puntos de acupuntura, que habría que tener en cuenta, en los que sus ideogramas se hacen eco del sinograma 留:

· **7R** *fù liû* 復溜 "Renovar lo Retenido": Punto King–Metal. Disuelve las inflamaciones. El Riñón es el *zang–yin* del del Reino del Agua. El Agua controla el Fuego (Flema 痰 *tang* + Calor 熱 *re*).

· **7IG** *wēn liû* 溫溜 "Calor Errante": Punto Xi. Limpia las congestiones y despeja el Calor. El Intestino Grueso es el *fu–yang* del Reino del Metal. El Metal controla a la Madera (Viento 風 *feng*).

Así como el Reino del Agua inicia el Ciclo Sheng 生, el Metal lo finaliza brindando un nuevo comienzo.

Como **ejemplo**, la **enfermedad fibroquística de la mama** se corresponde con la categoría **'Ru–Pi'** que la define como un nódulo (o nódulos)

---

[87] Lahans T. *Treatment Principles in Chinese Medicine for Modern Integrated Cancer Care.* Journal of Chinese Medicine. Number 85. October 2007.

de apariencia duradera y no supurativa[88]. Esta condición aparece descrita en el **Zhong Zang Jing**, escrito durante la Dinastía Han (206 a.C.–220 d.C.). Otras enfermedades de la mama que se describen en los textos clásicos son 'Ru–Yan' ("piedra mamaria") (fig. 70), 'Ru–Li' ("escrófula de la mama") y 'Ru–Lao–Tan' ("flema–exudación mamaria"). Estos últimos tres diagnósticos están más cercanos del cáncer mientras que 'Ru–Pi' se asocia a patologías benignas de la mama[89].

El **Yong Yi Da Quan**, escrito por Gu Shi durante la Dinastía Qing (1614–1912), define 'Ru–Pi' como: *"un nódulo que aparece en los senos. Su forma es como un huevo o una pelotilla. Puede haber una sensación dolorosa o pesada, aunque el dolor puede estar ausente. La piel circundante está inalterada en el color. El nódulo varía en el tamaño según el humor de la mujer [...]"*. En la misma línea se manifiesta el **Yang–Ke–Xin–De–Ji**, escrito por Gao Bing Jun: *"[...] Cuando un nódulo aparece en las mamas, con una forma como un huevo o una pelotilla, sin dolor, ninguna sensación de calor o frío, ningún cambio en la coloración de la piel circundante, además si el tamaño del nódulo varía con el humor del paciente, entonces este es la conocida como Ru–Pi"*.

Estos conceptos se relacionan con el Hígado y el Estómago, cuyos meridianos Principales se distribuyen en el pecho y el pezón junto a los meridianos de Bazo, Maestro del Corazón y Vesícula Biliar (fig. 71). Además de estos *zang–fu*, destacan los Vasos Maravillosos Chong Mo y Ren Mai[90]. **Cuando los trastornos emocionales, que afectan la función del Hígado**, **se mantienen en el tiempo se altera el libre flujo de Qi**. El **Qi estancado** se convierte en la génesis de los nódulos que comienzan siendo *quistes energéticos*. Si la condición se prolonga, las **desarmonías de los Reinos de la Madera** (Hígado) **y de la Tierra** (Bazo–Estómago) se incrementan. Una vez comprometidas las funciones de trasporte y transformación del **Bazo**, se genera **Humedad** que acaba transformándose en **Flema**.

---

[88] Al–Khafaji M. *The differentiation and treatment of mammary dysplasia and fibroadenoma by Chinese Medicine*. Journal of Chinese Medicine.

[89] Xiao Z, Renmin W, Ketao L, Xuezhen M, Chunling Z. *Breast Cancer*. En: Alaoui–Jamali MA. *Alternative and Complementary Therapies for Cancer*. Integrative Approaches and Discovery of Conventional Drugs. New York: Springer; 2010. p. 205–222.

[90] Lee Wolfe H, Flaws B. *Better Breast Health Naturally with Chinese Medicine*. Boulder, CO: Blue Poppy Press; 1998.

Por otra parte, el **desajuste entre Chong Mo (Mar de Sangre) y Ren Mai (Mar del Yin)** suele ser **efecto del estancamiento de Qi de Hígado** cuya causa deriva de la *fatiga* del Yin y del Yang de Riñón. Muchos autores defienden que la raíz del trastorno estaría vinculada al Riñón y al Vaso Maravilloso Chong Mo, siendo el estancamiento de Qi de Hígado y la Flema manifestaciones sintomáticas[91]. Esta propuesta se corresponde con la teoría de los **5 Reinos (Wu Xing)** y las cinco formas de enfermar[92].

El **cuadro clínico del síndrome 'Ru–Pi'** se relaciona con emociones reprimidas y frustración. Con frecuencia hay trastornos del sueño. Los nódulos mamarios pueden variar de tamaño con el estado emocional y el ciclo menstrual que presenta irregularidades. El **examen de la lengua** presenta un cuerpo normal con cierto tono violáceo, saburra blanquecina y delgada. Cuando la Flema está presente suele ser gruesa y grasienta. **El pulso** es resbaladizo y en cuerda[93]. Los principios de tratamiento contemplan drenar el Hígado y hacer circular el Qi, armonizar el Estómago y transformar la Flema del Bazo.

Cuando el **estancamiento de Qi de Hígado se transforma en Fuego**, la **lengua** está roja, sobre todo en los lados, con saburra amarilla, gruesa y grasosa. El **pulso** es en cuerda, rápido y lleno. Este cuadro es más propio de mujeres de edad y/o en las fases avanzadas de 'Ru–Pi'. Como tratamiento se propone dispersar el Fuego del Hígado, regular el Qi y transformar la Flema.

Cuando el **Qi de Hígado se obstruye junto a un Vacío de Yin**, el Fuego se hiperactiva consumiendo el Yin corporal. Como en el caso anterior, es más frecuente en mujeres de mayor edad y en las fases tardías de 'Ru–Pi'. En este caso, los nódulos suelen sentirse calientes, hay sudoración nocturna, febrícula o fiebre vespertina y trastornos del sueño. La **lengua** está roja, delgada y sin saburra. El **pulso** es fino, tenso y rápido. Como tratamiento se formula drenar el Hígado, regular el Qi, tonificar el Yin, dispersar el Fuego y transformar la Flema.

---

[91] Yafang W, Xueyong S, Jian Y, Juanjuan Z, Shengfang H, Ling Z, et al. *Pathologic analysis on hyperplasia of mammary gland with different syndromes based on infrared radiation temperature of acupoints.* J Tradit Chin Med. 2012;32(3): 382–7. Citado en PubMed; PMID: 23297560.

[92] Díaz Mastellari M. *Pensar en chino. Compilación de cuadernos de Medicina Tradicional China.* Bogotá: Fotolitos e Impresiones Hel; 2003.

[93] Wang T, compiler. *Diagnostics of Traditional Chinese Medicine.* 2nd ed. Beijing: People's Medical Publishing House; 2007.

Estancamiento de Qi con desarmonía de Chong Mo y Ren Mai. Ocurre con frecuencia durante la menopausia como consecuencia de una insuficiencia generalizada de Yin y Yang. Destaca el cansancio como síntoma principal. La **lengua** está pálida con saburra blanca y el **pulso** es débil. En esta categoría Riñón–Yin y Riñón–Yang están deficientes. Hay que armonizar Chong Mo y Ren Mai, tonificar el Yin y el Yang de Riñón, aliviar el Hígado y restablecer la circulación de Qi.

Un texto de la dinastía Song describe un tumor duro en la mama, *ru yan* 乳岩, de la siguiente manera: *"si no se ha roto, es posible salvar al paciente. Si se ha roto, el tratamiento es difícil. A la palpación, se nota duro como una roca y es por ello que se denomina ru yan, ("roca de la mama). Si se trata demasiado tarde, se convertirá en una úlcera y se esparcirá hacia los órganos zang, siendo entonces fatal".*

Por lo general, **los síndromes principales que definen el cáncer son: "Estancamiento de Sangre", "Flema", "Calor Tóxico" y "Viento Interno". En todos los cánceres, hay que asumir que existe un Vacío de Qi** dado que se desarrollan a lo largo del tiempo por acumulación de Flema. Además, hay que destacar el hecho de que **la propia enfermedad tumoral, en sí misma, consume y agota el Qi**.

El **diagnóstico diferencial** (Bian Zheng Shi Zhi 辯證施治) recoge 'signos' y 'síntomas' del paciente para reagruparlos en:

· Enfermedad (*bing* 病): Establece la regla general del tratamiento.

· Síndrome (*zheng* 症): Dispone la estrategia terapéutica individualizada.

Dentro de estos cánones destaca el "Criterio de los 8 Principios" (bagang 八綱) útiles de la diagnosis:

· **LOCALIZACIÓN**: Biao–Li 表里 (Exterior–Interior). Según la afectación: Meridianos Unitarios Liu Jing 六經, Energía Centinela–Wei Qi 衛氣, Sangre–*xue* 血, San Jiao 三焦, *zang–fu* 臟腑, 12 Meridianos Principales Jing Mai 經脈.

La enfermedad se considera profunda si afecta a las vísceras, los huesos, la médula o los vasos. Si, por el contrario, afecta a la piel, los músculos o los meridianos, es superficial. La etiología del 'Síndrome de Superficie' procede de los ataques por Energías Perversas externas (Frío, Viento, Calor, Canícula, Humedad). El 'Síndrome de Profundidad' obedece a la penetración progresiva de un patógeno externo o al desarrollo de uno interno por agotamiento, desórdenes alimenticios, sexuales o emocionales. Los 'Síndromes Complejos' suponen una evolución desde la superficie a la profundidad:

· Energía patógena 邪氣 poderosa y Wei Qi 衛氣 debilitada.

· Energía patógena agotada por una Wei Qi reforzada.

· **NATURALEZA**: Han–Re 寒熱 (Frío–Calor). Verificar a qué perjudica: Qi 氣, Xue 血 (sangre), Jin Ye 津液 (líquidos orgánicos), 7 Emociones (alegría *xing fu* 幸福, ira *kuang nu* 狂怒, ansiedad *you lu* 憂慮, rumiación *dan xin* 擔心, tristeza *bei ai* 悲哀, miedo *kong ju* 恐懼 y temor *hai pa* 害怕), 6 Patógenos externos (viento *feng* 風, frío *han* 寒, calor *re* 热, humedad *chao shi* 潮湿, sequedad *gan* 干 y fuego *huo* 火).

El Frío muestra una disminución del *yang* y el Calor determina un estancamiento de Qi o un Vacío de *yin*. Pueden aparecer mutaciones de 'Frío a Calor' o de 'Calor a Frío' e, incluso, 'Calor en Superficie con Frío en Profundidad', 'Frío en Superficie y Calor en Profundidad' o 'Calor en la parte superior corporal y Frío en la inferior'. Se debe identificar el 'Falso Frío' que enmascara al Calor y el 'Falso Calor' que encubre al Frío.

· **PATOGÉNESIS**: Xu–Shi 虛實 (Vacío–Plenitud). Mismo examen que para 'Frío–Calor'. Proporciona el balance entre la Energía Sana (*zheng qi* 正氣) y la Energía Patógena (*xie qi* 邪氣) presentes. El Vacío anuncia una insuficiente *zheng qi* y la Plenitud avisa de un exceso de *xie qi*. Como en otros síndromes, la mutabilidad entre Vacío y Plenitud también se da junto con Vacíos y Plenitudes aparentes que esconden la verdadera naturaleza de exceso o insuficiencia.

· **CATEGORÍA**: Yin–Yang 陰–陽.

Es importante destacar las insuficiencias congénitas del *yin auténtico* (*zhen yin bu zu*) que incapacitan el control del *yang auténtico* (*zhen yang bu zu*) provocando un agotamiento progresivo del Qi.

En realidad Yin y Yang agrupan todas estas características (fig. 72):

· Yin es la síntesis de Interior–Frío–Vacío.

· Yang es el sumario de Exterior–Calor–Plenitud.

Utilizando el "Canon de los 8 Criterios" (*bagang* 八綱) definimos la enfermedad tumoral como un proceso "insidioso Yin" que cursa en la "Profundidad con Calor y Vacío"(fig. 73).

En el **capítulo 3 expusimos que la *rumiación* y las preocupaciones provocaban que el Qi de Bazo se estancara** según dictamen del **Ling Shu**: *"En el caso del Bazo, la preocupación excesiva lesiona el intelecto Yi"*. El 'Qi estancado' (*Qì zhì* 氣滯) labra la Flema que se transforma en *quiste energético* para mudar en tumor material.

Qì zhì 氣滯 (fig. 74):

· Qì 氣: Energía Vital.

· Zhì 滯: Estancado, lento, obstruido, bloqueado, coagulado. Se descompone en: 氵 *shuǐ* (radical número 85 para "agua") como sutil eco de la 'líquida matriz extracelular' y 帶 *dài* (faja, cinturón, oso). *Dài*, a su vez, define al único Vaso Extraordinario horizontal del cuerpo, el **Dài Mai** 帶脈 (fig. 75) que envuelve, acomoda y regula la correcta distribución del Soplo Vital, del Qi. El **'oso'** al que se hace referencia se relaciona, como veremos, con el *quiste energético* que no es otra cosa sino una "constricción tóxica de la citada matriz extracelular".

Desglosemos los ideogramas que definen al ***quiste energético, néng liàng náng zhǒng*** 能量囊腫 (fig. 76):

· 能 *néng*: Capacidad, habilidad. En física, abreviatura de "energía". **Oso**. En la cultura china, el oso simboliza "la tierra frágil" y nos recuerda el concepto de "terreno tóxico" como preámbulo de tumoraciones.

· 量 *liàng*: Cantidad, medida. En la antigüedad, una especie de instrumento para medir el volumen de los objetos.

· 囊 *náng*: Bolsillo, cápsula, cualquier cosa en forma de bolsa. Quiste. Vesícula Biliar.

· 腫 *zhǒng*: Hinchazón de la piel y la carne. Tumor. Edema. Absceso. La misma imagen aparece en la figura 52 que ilustraba la teoría "semilla–suelo" en la oncogénesis.

Para que el Qì 氣 pueda sostener los mecanismos de salud se requieren unas **relaciones armónicas entre** las dos grandes fuerzas energéticas que apuntalan la vida: **el Yin 陰 y el Yang 陽**. Ambas son *emanaciones* del Supremo Tai Ji 太極, "Principio Generador de la Existencia" considerado como el equivalente del Tao 道, del 'Sentido'. Si **Yin y Yang** se *comunican*, se conectan (*Tong* 通), la armonía reina en los órganos del cuerpo. Si, por el contrario, **se convierten** en *opositores*, **en *enemigos*** (*Di* 敵), su *hostilidad* permite que cobre forma el ***quiste energético*** (fig. 77). Como puede verse en la imagen, *Ji* 極 representa a "un Hombre bien posicionado entre el Cielo y la Tierra"; es decir, conectado a las Energías Hereditarias del Cielo Anterior–Yang y a las Adquiridas del Cielo Posterior–Yin (fig. 25 y 26). Todas ellas recorren los Tres Calderos nutriendo a los *zang–fu* de los 5 Reinos (fig. 27) y quien les da el adecuado soporte en sus *tránsitos por los entresijos corporales* es el **San Jiao** 三焦 cuyas características y propiedades ya expusimos. Destacamos que San Jiao:

· Gobierna todos los movimientos del Qi.

· *Desfila* entre el Cielo y la Tierra.

· Es la *concordia* del Qì de los *zang–fu*.

· Ordena el Shen 神 e impide que las emociones se *estanquen*.

· Salvaguarda la homeostasis solidaria del organismo.

El **Triple Recalentador** está doblemente **vinculado al Reino de la Madera** por el meridiano Unitario Shao Yang ["Triple Recalentador–Vesícula Biliar". Recordemos que la Vesícula Biliar se cita en los trazos de 囊 *náng* del término *'quiste energético'*] y por su relación "Biao–Li 表里 (Exterior–Interior)" con el Maestro de Corazón [meridiano Unitario Jue Yin: "Maestro de Corazón–Hígado"]. Tanto el Triple Recalentador como el Maestro del Corazón son *bisagras* que intermedian entre el "interior" y el "exterior".

El **quiste energético** (*'masa'*) no es sino un **persistente atasco del Qi** que se origina, en primera instancia, en un desequilibrio emocional, del **Shen** 神 (fig. 78). Recordemos que es el Triple Recalentador, **San Jiao**, quien ordena el Shen evitando que las emociones se *aglomeren*. Es el San Jiao quien tutela la **Wei Qì** 衛氣 (Energía Centinela) que circula por los Jîng Jîn 經筋 desarrollando una red protectora. Por esa red circula la Wèi Qi cuya tarea es neutralizar a la **Xie Qi** 邪氣 (fig. 27 y 56).

Desatascar las 'masas' es labor de *experto fontanero* cuyo instrumental contempla una fina aguja que, como flecha de Cupido, acierta la diana que **reedita las necesarias "cartas de amor"** (fig. 63 y 79).

Junto con sus *adjuntos* Xin Bao y San Jiao, los grandes *reseteadores* que, al ser *pulsados* son capaces de restablecer el flujo del Qi, son el Hígado y la Vesícula Biliar(fig. 80):

· Ambos pertenecen al Reino de la Madera, intermediario entre el Gran Yin del Agua y el Gran Yang del Fuego.

· Sus ecos en el Octograma, sobre el que disertaremos en un próximo capítulo, se corresponden con:

  · La Vesícula Biliar resuena en el trigrama del Trueno.

  · El Hígado vibra en el trigrama del Viento.

Ambos trigramas constituyen el "Referencial", el tránsito entre 'lo no sometido al tiempo' (parte levógira del Octograma) y lo sujeto al tiempo (parte dextrógira del Octograma).

· Tanto el Hígado como la Vesícula Biliar mantienen estrechas relaciones con el Maestro del Corazón (Xin Bao) y el Triple Recalentador (San Jiao).

· El Hígado forma parte del meridiano Unitario Jue Yin junto con el Maestro de Corazón.

· La Vesícula Biliar forma parte del meridiano Unitario Shao Yang junto con el Triple Recalentador.

Desbloquear la causa del estancamiento, hacer fluir el Qi, armonizar el *yin* y el *yang* y depurar las emociones son principios generales de un tratamiento que aborde, en toda su complejidad, la enfermedad tumoral.

Proponemos la siguiente aproximación.

· **12TR** *xiâo luò* 消濼 "Rivera Dispersa" y **32VB** *zhông dú* 中瀆 "Canal Central": Activan la circulación de Yang Qi.

· **2MC** *tiân quán* 天泉 "Fuente Celeste" y **7H** *xî guân* 膝關 "Barrera de la Rodilla": Activan la circulación de Yin Qi.

· Añadiendo el **11TR** *qîng lěng yuân* 清冷淵 "Límpido Foso Abismal": Elimina la Humedad (*shî* 濕) y el Calor Perverso (*rèhuǒ* 熱火).

¿Cuánto tiempo es un segundo? preguntaba **Alicia al inicio de este capítulo**. El Conejo conocía la respuesta: *Cuando amas, una eternidad.* Recuperar las vivencias de amor, desatascar las alas para que el Shen vuele libre son novedosas vacunas que limpian y restauran los "terrenos" para que las inapropiadas "semillas" de los oncogenes no encuentren *cortijo* que habitar.

Yalâl ad–Dîn Muhammad, conocido como Rûmî, fue un poeta y místico sufí que acierta en dar la clave de la sanación del cuerpo, del alma y del espíritu. Con él concluimos estas reflexiones que nos impelen a seguir soñando.

"Tu tarea no es buscar el amor, sino buscar y encontrar todas las barreras dentro de ti que has construido contra él"

CAPÍTULO 5

El OCTOGRAMA DE FUXÍ EN LA ONCOGÉNESIS

*"Antes aún que el cielo y la tierra / ya existía un ser inexpresable. /
Es un ser vacío y silencioso, libre, / inmutable y solitario. […] No sé
su nombre, / pero lo llamo Tao. / Es grande porque se extiende. /
Su expansión le lleva lejos. / La lejanía le hace retornar"*
(Tao Te King XXV)

ESE ***Ser vacío, inmutable y misterioso*** es la **metáfora de la Energía Original Yuan Qi** 原氣, la **memoria de la especie humana**.
En sus emanaciones se materializa en la Energía Ancestral
Zong Qi 宗氣 que *impregna* la propia genealogía del individuo. Es decir,
**Yuan Qi *esculpe* las características del nuevo individuo *cincelando*
la genética del varón y de la mujer en su acto procreador**:

· *Yuan Ren* 原人: Persona. Linaje de la especie humana (ADN mitocondrial).

·*Zong Qi Nu* 宗氣女: Aporte genético femenino (cromosoma XX).

· *Zong Qi Nán* 宗氣男: Tributo genético masculino (cromosoma XY).

Existe un mito de la cultura china que sirve de introito al misterio
de la familia humana. En el capítulo tercero de "Las Elegías de Chu
楚辭" de Qu Yuan 屈原 aparece el nombre **Nuwa** 女媧 por primera vez.
Esta deidad femenina moldea figuras de arcilla amarilla, les da vida y les
otorga la capacidad de procrear. En el Shuowen Jiezi (說文解字) de Xu
Shen (許慎) se dice que fue la esposa–hermana de **Fuxí** 伏羲. A Fuxí se
le atribuye la invención de la escritura y, según la tradición, fue el creador de los Ocho Trigramas (Ba Gua 八卦) que suponen la base del I
Ching o "Libro de los Cambios". Los trigramas, *gua* 卦, le fueron revelados de manera sobrenatural al verlos escritos sobre el lomo de un animal mitológico, un dragón–caballo, que salió del Río Amarillo. Este
esquema se conoce como el "Diagrama del Río Amarillo" (河圖 Hétù)

que contiene códigos de astrología cósmica y representa la armonía perfecta *yin–yang* (fig. 81).

Según la creencia tradicional china, **Pangu** 盤古 fue el creador del mundo. Se cuenta que emergió del caos para separar la tierra–*yin* 陰 del Cielo–*yang* 陽. Colocó los cuerpos celestes en su lugar, dividió los mares y creó los valles y las montañas. **Fuxi y Nuwa** fueron los dos primeros seres humanos que aparecieron tras la creación del mundo. Habitantes de las míticas montañas de Kunlun y, sabiéndose hermanos, buscaron el consejo del Cielo para obtener el permiso de casarse y repoblar la tierra. Según una versión treparon a la cima de dos montañas diferentes y encendieron cada uno una hoguera. Si el humo era independiente, su unión no se aprobada. Por el contrario, si se entrelazaba el matrimonio era apto. El humo de los dos fuegos se entretejió. Ya casados, tuvieron un hijo al que fragmentaron dispersándolo por todo el mundo para dar origen a la especie humana.

Otro mito relata que los seres fueron creados por Nuwa a partir de arcilla mientras que Fuxí aparece sólo como su asistente. Aunque no jugó un papel importante en la creación de la humanidad, se le atribuye la introducción de una serie de inventos que mejoraron la vida de las criaturas. En un mural de la dinastía Han Oriental del templo de Wuliang, en el Distrito de Jiaxing, de la Provincia de Shandong Nuwa y Fuxí son representados con sendas colas de serpiente entrelazadas. Su imagen nos recuerda a la mágica espiral del ADN.

Mitos que nos sirven para actualizar conocimientos remotos que ya entonces explicaron la aparición del Hombre en el planeta tierra. Trazando similitudes podemos concluir que:

· Pangu 盤古 representa laYuan Qi 原氣.

· Nuwa 女媧, el linaje de la especie humana, *Yuan Ren* 原人, y la propia genética femenina *Zong Qi Nu* 宗氣女.

· Fuxí 伏羲, la genética masculina Zong Qi Nán 宗氣男.

Ambos, **Nuwa y Fuxí, describen la bella espiral de la vida**. Su entrelazamiento es símbolo mítico del ADN (fig. 82).

Pangu 盤古, creador del mundo, podría equipararse al concepto de **Tai Ji** 太極, "Principio Generador de todas las Cosas". El término "Tai Ji" apareció por vez primera en el Zhou Yi, conocido hoy en día como el **"Libro de los Cambios"** (I Ching o Yi King 易經). El Zhou Yi más antiguo que se ha encontrado data del año 300 a.C. y se conserva en el museo de Shanghai. Escrito sobre varillas de bambú, sólo conserva el texto de 34 hexagramas mostrando un curioso parecido con el I Ching actual. El primer documento que incluye los 64 hexagramas (*liu shi si gua* 六十四卦), con un orden y contenidos diferentes al actual, se encontró en las **tumbas de Mawangdui**, Provincia de Hunan, y data del año 193 a.C. Para encontrar el primer texto de esta obra que contenga la estructura y el contenido que conocemos hoy en día hay que esperar al Zhou Yi Zhu de **Wang Bi** 王弼 (226–249 d.C.).

Aunque la tradición asocia a Fu Xí con los orígenes del I Ching, el historiador **Sima Qian** defiende que la creación de los hexagramas y la redacción de los contenidos que aparecen en los "Dictámenes" de la obra los hizo el **Rey Wen** durante el encarcelamiento que sufrió bajo el reinado del último monarca Shang. Otro erudito, **Ma Rong** matizó que el Rey Wen sólo añadió las "Sentencias" a los hexagramas, mientras que el **Duque de Zhou** fue quien desarrolló los "Comentarios" que acompañan a cada una de las seis líneas que componen el hexagrama. El texto unificado del Zhou Yi, englobando todos los comentarios realizados sobre el mismo, no tuvo lugar hasta el año 136 a.C., momento en que la obra pasó a llamarse I Ching. El I Ching que conocemos hoy en día corresponde a la obra Zhou Yi Zheng y, redactada por Kong Yingda (574–648) en la dinastía Sui, a partir de los textos de Wang Bi (226–249)[94].

Regresando al término "Tai Ji", podemos leer en el Zhou Yi lo siguiente: ***"Hay Tai Ji en Yi, que produce Liangyi*** 兩儀 [dos apariencias: *yin yao* 陰爻 y *yang yao* 陽爻]. ***Liangyi engendra cuatro imágenes*** [*sì xiàng* 四象: Gran Yin–*Tai Yin* 太陰, Gran Yang–*Tai Yang* 太陽, Pequeño Yin–*Xiao Yin* 小陰, Pequeño Yang–*Xiao Yang* 小陽][95] ***y las cuatro imágenes originan los ocho trigramas*** [*ba guà* 八卦]***"***. Como quiera que los ocho trigramas no reflejan todos los fenómenos complejos, su *danza* les permite superponerse, cada uno consigo mismo y con todos los demás, permutando sus combinaciones hasta obtener los 64 hexagramas.

En 1979, el erudito francés **Martin Schonberger** observó las similitudes entre estas 64 permutaciones y el código genético. Publicó sus investigaciones en el libro *"I Ching and the Genetic Code: The Hidden Key to Life"* (ASI Publishers Inc., U.S.).

---

[94] Schulz, L.J. (2011): *Structural Elements in the Zhou Yijing Hexagram Sequence*. Journal of Chinese Philosophy, 38(4). / Cheng, C.Y. (2008): *The Yijing as Creative Inception of Chinese Philosophy*. Journal of Chinese Philosophy, 35(2).

[95] Las "Cuatro Imágenes" son bigramas que se refieren a las interrelaciones del *yin* y del *yang*.

Nos proponemos aportar, una vez más[96], nuestro punto de vista a la **innegable correspondencia entre los "trigramas y hexagramas Zhouyi" y el sistema genético**. En el mejor de los casos, somos conscientes de la perplejidad que pueda provocar la propuesta así como del rechazo que pueda producir. Aun así, nos congratulamos con **Jung** que, en su prólogo al I Ching expresa: *"[…] Siempre he mantenido un discreto silencio. No es nada fácil percibir cuál es nuestro propio camino para penetrar en una mentalidad tan remota y misteriosa como la que subyace en el I Ching. No se puede dejar de lado sin más a espíritus tan grandes como Confucio y Lao Tsè, por poco que uno sea capaz de apreciar la calidad del pensamiento que ellos representan; mucho menos es posible pasar por alto el hecho de que el I Ching constituyó para ambos su fuente principal de inspiración. Sé que anteriormente no me hubiera atrevido a expresarme en forma tan explícita sobre una cuestión tan incierta. Puedo correr el riesgo porque estoy ahora en mi octava década y **las cambiantes opiniones de los hombres ya apenas me impresionan; los pensamientos de los viejos maestros tienen para mí mayor valor que los prejuicios filosóficos de la mente occidental** [la 'negrita' es nuestra]"*.

Desterrando prejuicios ajenos continuaremos con nuestras indagaciones. El principio de **"Sincronicidad"** tan alabado por Jung[97] representa, en el "Libro de los Cambios" la "interacción entre el Cielo y el Hombre" dado que ambos son originalmente "uno", un todo indivisible que puede empatizar y resonar. Los 64 hexagramas se forman por la superposición de cada uno de los 8 trigramas con él mismo y con todos los demás (8x8).

Fuxí contempló el Cielo, miró la tierra y sintió al Hombre para establecer imágenes de tres líneas, *san yao* 三爻, que representaran los correspondientes niveles Celeste, Humano y Terrestre emanados de las "Cuatro Imágenes *sì xiang* 四象". El *diseño* de Fuxí describía los cambios en el universo, incluido el Hombre. Cada una de sus imágenes de tres líneas compone un perfecto holograma que contiene el plano tanto del microcosmos como del macrocosmos.

Los trigramas, y sus hexagramas, **fueron los precursores de los 5 Reinos**, Wu Xing 五行, que albergan a los *zang–fu* cuya participación

---

[96] En una publicación anterior versamos sobre el tema. Toty de Naverán: *Los Olvidos de la Memoria*. Miraguano Ediciones, 2002.
[97] *Sincronicidad: Un principio de conexión acausal* en *Estructura y dinámica de la psique* (Coll. Works of C. G. Jung, vol. 8).

en los procesos oncológicos, abatidos por Calor–Flema–Viento, hemos desarrollado en anteriores capítulos. Así lo expresa **Wang Bi:** "互體不足遂及卦變/變又不足推致五行/一失其原巧愈彌甚/從復或值而義无所取/蓋存象忘意之由也 [*cuando el método de 'superponer trigramas' les pareció insuficiente, pasaron al método de 'cambio de trigrama'. Cuando el método de 'cambio' también les pareció insuficiente, pasaron al método de 'cinco fases'. Una vez que se perdieron los orígenes, tuvieron que volverse cada vez más intricados y astutos. Por medio de incrementar y repetir, puede que hayan acertado en algo, pero no han comprendido el significado. Esto todo se debe al error de preservar las imágenes y olvidar las intenciones*][98] ". Para no *perseverar en el error* denunciado por Wang Bi nos remontaremos hasta los orígenes de la enfermedad tumoral para recuperar aquellas claves, colegidas de los trigramas y hexagramas, que nos permitan conocer mejor su proceso. **La expansión divisoria de la oncocélula nos resulta muy similar a las emanaciones que, desde el Tai Ji, progresan hasta conformar las 64 Imágenes cuyos ecos vibran en el código genético humano** (fig. 83).

En 1913, **Henry Ruthenford** y **Niels Bohr** descubrieron que los átomos emiten radiación neutra: el núcleo, que alberga los protones y neutrones, se rodea de varias capas de electrones que orbitan a su alrededor. El esquema de Ruthenford se conoce como el **"Modelo Planetario"** dado que las partículas se representan de manera parecida a la de los planetas que dan vueltas alrededor del sol. Más adelante se descubrió que este modelo tampoco era correcto. El físico **Louis De Broglie** advirtió que, cuando un rayo de electrones incidía contra un objetivo, los electrones se comportaban como una partícula pero, si se les permitía moverse en libertad por el espacio, se comportaban como una onda. Si actúan como una onda, cuando no interaccionan con la materia, deberían hacerlo también mientras dan vueltas alrededor del núcleo atómico. En 1926, **Erwin Schrödinger** (Nobel 1933) descifró la tridimensionalidad de esas "misteriosas nubes de electrones". Su propuesta se conoce como **"Modelo Cuántico–Ondulatorio"** sugiriendo que el movimiento de los electrones en el átomo se corresponde con la **"dualidad onda–partícula"**. Su hipótesis sugiere:

---

[98] Richard Lynn: *The Classic of Changes. A New Translation of the I Ching as Interpreted by Wang Bi*. Columbia University Press, 2004. /Rudolf Wagner: *Language, Ontology, and Political Philosophy in China. Wang Bi's Scholarly Exploration of the Dark*. Harvard Journal of Asiatic Studies Vol. 66, No. 1 (Jun., 2006).

• Describe el movimiento de los electrones como ondas estacionarias.

• Los electrones se mueven constantemente. No tienen una posición fija dentro del átomo.

• No predice la ubicación del electrón ni describe la ruta que realiza dentro del átomo sino que establece 'zonas de probabilidades' para situarlo ('orbitales atómicos'alrededor del núcleo del átomo).

• Los 'orbitales atómicos' tienen diferentes niveles de energía entre las "nubes de electrones".

En la actualidad, los científicos se decantan por un **"Modelo Orbital"**, con base en la "mecánica cuántica–ondulatoria", en el que los electrones se mueven alrededor del núcleo sin perder ni ganar energía. Sólo lo hacen cuando pasan de un nivel a otro (fig. 84).

La vida está compuesta de tejidos y órganos. Los tejidos y órganos, de células; las células, de moléculas; las moléculas, de átomos y **los átomos se rodean de una nube de electrones vibrantes** (partículas subatómicas cargadas negativamente). Los enlaces químicos (covalentes, iónicos o metálicos: todos ellos conductores de calor y electricidad), se establecen para formar compuestos compartiendo, o cediendo, electrones de su capa más externa. Durante la **respiración celular** fluyen estos electrones a través de proteínas en la membrana de nuestra ya *homenajeada* **mitocondria** (fig. 46) generando el potencial para fabricar las moléculas que utiliza la célula como fuente de energía. Los átomos de agua se mantienen unidos al compartir sus electrones que rodean el núcleo de carga positiva. Cada molécula del agua de la **Matriz Extracelular** tiene dos pares de electrones compartidos, es decir, dos enlaces covalentes simples.

El Tai Ji太 極 representa un vórtice energético y los Ocho Trigramas, sus ondas de vibración. Se calculan unos 37,2 billones de células humanas[99] y cada una de éllas, alrededor de 100 millones de átomos… ¡Incontables los electrones que orbitan por los *vastos paisajes corporales*! **Las moléculas, las células, los tejidos y los órganos tienen estructuras de vibración orbital porque todo el espacio celular es un 'mar de ondas' de vibraciones moleculares**. Ondas de diferente frecuencia tienen un impacto significativo en los procesos corporales trasmitiendo la vibración de vórtice hasta el último de los *rincones* del

---

[99] Departamento de Medicina Especializada, Diagnóstica y Experimental de la Universidad de Bolonia liderado por Eva Bianconi.

espacio material. Cuando las células se dividen, el **ADN** *suspendido en el océano de ondas* **vibra sintonizando sus propias oscilaciones con las del entorno**. La vibración de la célula, en cuyo núcleo reposa el ADN, afectará las ondas del espacio circundante facilitando la replicación del mismo, la producción de proteínas y la división celular.

Los **átomos de la célula cancerosa** no sólo contienen neutrones, protones, electrones y cargas eléctricas sino también **ondas de vibración *desacopladas* del Tai Ji primigenio** (*quistes energéticos*) **que se materializan en tumores** pero… *"una esperanza guarda el árbol: si es cortado, aún puede retoñar. Incluso con raíces en tierra envejecidas,en cuanto siente el agua reverdece"*[100].

Un 98% del ADN nuclear no codifica proteínas, son 'secuencias neutrales'. En su momento se le adjudicó el nombre de **"ADN basura"** pero la naturaleza nunca produce desechos. Científicos de la universidad de Yale confirmaron la existencia de, al menos, un gen con su proteína asociada en lo que, tiempo atrás, se consideraba "ADN basura" y **Ruahidri Jackson** (Department of Immunology at Harvard Medical School) aclaró que *"las reglas clásicas eran excelentes pero, como con todas las reglas en biología, hay algunas excepciones"* dotando a esta *basura* de la excepcional capacidad de producir 'productos proteináceos' porque hay casos en los que este ADN no sólo marca el *ritmo del guión* sino que también lo protagoniza.

Los científicos de Yale vieron que hasta el 10 % del ARN tenía su origen en el ADN no codificante.Aprovechando las posibilidades de CRISPR (herramienta de edición genética) observaron que no sólo daba lugar a una proteína claramente identificable sino que esta era un mediador fundamental de la inflamación. Es más, el **"ADN basura" puede fomentar la aparición de cáncer y su progresión** al bloquear la replicación del ADN facilitando el desarrollo de mutaciones cancerosas (Institute of Cancer Research)[101].

A nuestro parecer, el mal llamado **"ADN basura"** es una *pista de grabación en blanco* a modo de **espacio reservado para registrar actualizaciones informacionales de los campos vibratorios**. Según nuestra hipótesis, cuanto mayor sea el número de fragmentos de "ADN

---

[100] Libro de Job 14: 7–9.
[101] Casas–Delucchi, Corella S., Manuel Daza–Martin, Sophie L. Williams, y Gideon Coster: *The Mechanism of Replication Stalling and Recovery within Repetitive DNA*. Nature Communications 13, nº 1 (19 de Julio de 2022): 3953.

basura", mayor será la capacidad de los organismos para adaptarse a las mutaciones ambientales. Su 'vacío no codificante' nos recuerda al verso XI del **Tao Te King**: *"Treinta radios convergen en el centro de una rueda, / pero es su vacío lo que hace útil al carro. / Se moldea la arcilla para hacer la vasija / pero de su vacío depende su uso. / Se abren puertas y ventanas en los muros de una casa, / y es el espacio vacío lo que permite habitarla. / En el ser centramos nuestro interés, / pero del no-ser depende la utilidad"*.

Volviendo al **proceso canceroso**, si hay una **energía de vibración desligada del Tai Ji** en un área concreta del cuerpo, sus efectos negativos distorsionarán la replicación del ADN desordenándola y provocando mutaciones poco saludables. La región afectada vibrará con más fuerza descontrolando el metabolismo celular hasta materializarse en un tumor. **El tejido tumoral goza de una vibración espacial y una estructura de vórtice que le permite desarrollarse y expandirse** según esbozamos al hablar de sus bordes fractales (fig. 8). Como expusimos en el capítulo 2, según investigaciones de Javier Tamayo, **su *canto* es disonante**. Cuando las células se replican para formar un tumor, todas ellas portan códigos genéticos de mayor vibración creando un vórtice espacial unificado. Al migrar, las células del borde del tumor se desprenderán por efecto de la vibración del vórtice convirtiéndose en *células viajeras* cuyo medio de transporte serán los fluidos corporales y los vasos sanguíneos. Las oncocélulas transferidas trasladan códigos genéticos con una onda vibratoria más alta que las normales y su frecuencia de alta intensidad les facilita *anidar en el huésped*.

El establecimiento de **la estructura de doble hélice del ADN nuclear muestra la *validez protocientífica* inherente al mito de "Nuwa-Fuxi"** (fig. 82) y el sistema cultural descrito en el Zhou Yi ("Libro de los Cambios").

Hay 5 tipos de **bases que componen el ADN y el ARN**:
· **3 pirimidinas** (Timina, Citosina y Uracilo en el ARN).
· **2 purinas** (Adenina y Guanina).

Cada una de estas bases vibra acorde con una de las "4 Imágenes" (*xi xiang* 四像) descendientes del Tai Ji (fig. 83 y 85)[102]:
· **Adenina**: Gran Yang (Tai Yang 太陽).
· **Guanina**: Pequeño Yin (xiao yin 小陰).

---

[102] En Toty de Naverán: *Los Olvidos de la Memoria* (Miraguano Ediciones, 2002) se detalla en amplitud la línea reflexiva de estas semejanzas genética-Zhou Yi.

· **Timina y Uracilo**: Gran Yin (Tai Yin 太陰).

· **Citosina**: Pequeño Yang (xiao yang 小陽).

El emparejamiento entre pirimidinas y purinas se establece por medio de **enlaces de hidrógeno**:

· **2** enlaces entre Adenina y Timina (Uracilo en el ARN): 'enlace par–Yin'.

· **3** enlaces entre Guanina y Citosina: 'enlace impar–Yang'.

Los trigramas formados de añadir una línea *yin* y una línea *yang* a cada una de las "4 Imágenes" se combinan, a su vez, superponiéndose consigo mismos y con todos los restantes para establecer los **64 hexagramas** (*liu shi si gua* 六十四卦) que conforman el *"código genético vibracional humano"* (fig. 86).

Siguiendo las advertencias del legendario Zhou Yi Zhu de **Wang Bi** 王弼 no cometeremos el *"error de preservar las imágenes y olvidar las intenciones"*. Fieles al "significado e intención" de tan regia sabiduría, encaminamos nuestras reflexiones a dotar de coherencia las similitudes evidentes entre lo ancestral y la actualidad científica.

La **Resonancia Cósmica**, 感應 *ganying*, no es algo abstracto, sino que impregna toda la materia (fig. 87). Observemos sus trazos:

· **Gan** 感: "Sentir, afectar". La parte superior (咸 *xian*) significa "juntos, unido" y la inferior, 心 *xin*, "corazón, sentimiento, intención". El significado original es la "reacción, el movimiento, que *lo exterior* provoca en los pensamientos y emociones humanas".

· **Yìng** 應: "Respuesta, eco". Sustrazos superiores, *ying* 應, definen un "halcón o águila" y los inferiores, 心 *xin*, "corazón, sentimiento, intención". El conjunto se refiere al "sonido de la promesa".

Pitágoras creía que el universo era un enorme monocordio[103], la mitad superior de la cuerda se conectaba al mundo espiritual y la inferior a la materia. **El Gran Secreto del Universo son las vibraciones, las resonancias**. Toda materia oscila, todo en ella vibra y resuena consigo misma y con cuanto le rodea. El microcosmos humano resuena con el macrocosmos y viceversa. La energía y la información están en todas partes y no existe tiempo ni espacio vacíos. Todo en el 'espacio–tiempo' (la materia, la energía y la información) compone un inmenso holograma: la **partitura vital**. Las notas del monocordio son *"eco de la promesa"* (Yìng

---

[103] Instrumento musical de una sola cuerda de la familia de los instrumentos frotados. Su nombre proviene del griego 'μόνος' (mono): único, y 'χορδή' (chordē): cuerda.

應) de las vibraciones de **los 64 Hexagramas que conforman el campo unificado de la genética vibracional** (fig. 88).

El **"biocampo de información"** emite un **"espectro energético"** caracterizado por **"ondas"**. La información que viaja a través de él es una energía de alto orden que resuena en las células. Las **discordancias vibracionales**, que todo proceso patológico instaura, **rompen la sintonía de la vida** alterando la codificación del ADN y sus símiles hexagramas energéticos. **Resintonizar las oncocélulas** es tarea en la que la medicina china tiene mucho que aportar. **En la *pista de grabación en blanco* del mal llamado "ADN basura"** es donde podemos instalar "actualizaciones informacionales" de los campos vibratorios de salud porque, cualquier materia en el universo se alimenta de energía sutil que reverbera en las células biológicas y en el conjunto de sus "nubes de electrones" en una bella danza de "frecuencias resonantes".

En 1985, **Zhang Yingqing** reveló la "Ley Holográfica Biológica" y propuso la hipótesis de los "embriones holográficos biológicos" (**teoría ECIWO**[104]). Sus reflexiones se publicaron en la revista "Nature". Esta teoría considera que cada parte del organismo, con funciones biológicas, incluye la 'información del Todo' y considera que los **tumores son holográficos** al estar estrechamente relacionados con el entorno espacio–temporal de energía en el que se desarrollan. Según Zhang Yingqing, un **cáncer** *es un grupo de células similar a un embrión atrapado entre las etapas de desarrollo de división y mórula*. Sus células indiferenciadas componen una *masa anárquica* parecida a la del embrión en su etapa de mórula y propone un enfoque diferente para la terapia. En lugar de destruirlo, busca *estimularlo* para que se desarrolle más allá de la mórula y, así, *normalizar el proceso*. Según este enfoque, la psique, **el Shen**, debe formar parte de la terapéutica porque, **el psiquismo tiene memoria holográfica de todo lo vivido** incluso de los recuerdos prenatales. Las **emociones y creencias negativas** siempre son debilitantes y, por ello, la curación del cuerpo, de la mente y del espíritu requiere sanarlas porque, **cuando el Hombre enferma es porque su mundo afectivo ha pasado a la *clandestinidad*.**

Cuatro años antes (1981), el biólogo **Rupert Sheldrake** publicó su primer libro: *"A New Science of Life: The Hypothesis of Morphic Resonance"* ("Una nueva ciencia de la vida. La hipótesis de la resonancia

---

[104] **Teoría ECIWO**: "Embryo Contains the Information of the Whole Organism" (el embrión contiene la información de todo el organismo).

mórfica"). En él propuso el concepto de campo mórfico por el que todas las células, provenientes de otras células, heredan 'campos de organización'. Según su hipótesis, los genes son parte de esta organización. Juegan un papel esencial pero no explican el método organizativo en sí mismo sugiriendo que los **campos morfogenéticos** funcionan dando instrucciones, patrones de actividad. Dichos campos no son estáticos, evolucionan y se transmiten por medio de 'resonancias no locales', **resonancias mórficas**, que permiten a cada individuo contribuir a la **memoria colectiva de la especie.**

Los campos mórficos conectan a los 'miembros del grupo' incluso a kilómetros de distancia proporcionando canales de comunicación a través de los cuales los organismos pueden mantenerse en contacto a través de la intención y la atención.

Las propiedades de los campos mórficos son:

· Son totalidades auto–organizadas.

· Coordinan 'patrones espacio–temporales' de actividad vibratoria o rítmica.

· Captan los sistemas biológicos por medio de 'atractores' que les indican el diseño de las formas y patrones característicos de la actividad correspondiente.

· Establecen una jerarquía (*holoarquía*) que envuelve otros subcampos mórficos interrelacionándolos y coordinándolos.

· Son estructuras de probabilidad. Su actividad organizativa es probabilística.

· Contienen una memoria incorporada (auto–resonancia) con el propio pasado de la unidad mórfica y una resonancia mórfica con todos los sistemas similares anteriores. Esta memoria es acumulativa. Cuanto más a menudo se repiten los patrones particulares de actividad, más habituales tienden a ser.

Como era de esperar, **la oficialidad científica rehusó los planteamientos**. La revista *Nature*, en un editorial escrito por John Maddox —editor jefe— y titulado *"¿Un libro para quemar?"* criticó duramente todas los enunciados. No podemos por menos que resaltar alguna de sus célebres frases: *"[...] los argumentos de Sheldrake no son, en ningún sentido, argumentos científicos, sino un ejercicio de pseudociencia..."*[105]. Nos resulta ofensiva la ***adicción*** al **prefijo 'pseudo'** (*psevdís* ψευδής)

---

[105] *A book for burning?* Nature 293 (5830): 245–246. 24 de septiembre de 1981.

cuando uno de los sinónimos del vocablo es 'supuesto'. La ciencia al uso podría, en lugar de rechazar, suponer, entrever coincidencias que se ocultan tras los prejuicios. Incluso, en el "Diccionario de la Naturaleza"[106] puede leerse una ampliación aclaratoria: "*Pseudo*: falsedad o semejanza". Similitud, analogía, afinidad entre unos 'asertos ortodoxos' y otros heterodoxos que no tienen por qué ser excluyentes. **A los desprejuiciados**, **la palabra** *'pseudo'* **nos agrada** puesto que contiene el grupo consonántico "ps", proveniente de la letra griega *psi* (ψ) emparentada con el psiquismo (*psychismós* ψυχισμός), nuestro muy querido Shen 神.

El cuerpo humano es en realidad un oscilador de energía resonante capaz de procesar información. Los meridianos de acupuntura, y su intercambio virtual de electrones, son el principal sistema de suministro de Qi 氣 a los *zang–fu* 臟腑 de los 5 Reinos 五行. Cada uno de los *zang–fu* recibe las vibraciones de las 'ondas', provenientes del vórtice energético del Tai Ji 太極, de un trigrama. **Nos arriesgamos a plantear que las emanaciones del vórtice son los campos morfogenéticos y las 'ondas del trigrama', las resonancias mórficas que diseñan y organizan los órganos** (fig. 89).

Lao Tse 老子, autor del Tao Te King 道德經, escribió: *"El Tao engendra el uno* [Tai Ji]. *El uno engendra el dos* [Yin y Yang]. *El dos engendran el tres* [8 Trigramas] *y el tres engendra todo cuanto existe* (64 Hexagramas]*"*. Cierta disposición de los 64 Hexagramas nos evoca dos de los Modelos nucleares de Schrödinger y Orbital (fig. 84 y 90). Conocedores del **inmenso mar de posibilidades** que nos brinda el *'conjunto vibracional trigrama–zang–fu'*, suponemos que *resintonizando* la 'resonancia correcta', en las células tumorales, **podría revertirse el proceso**. Esa 'resonancia', proveniente del campo morfogenético de salud, posiblemente sea la causante de las **misteriosas remisiones espontáneas**. El **punto de vista clásico es que el cáncer es un proceso lineal** iniciado cuando una célula sufre mutaciones. Esta linealidad crea la convicción de la unidireccionalidad del cáncer que siempre progresa, crece de manera disruptiva y acaba provocando metástasis. Sin embargo, es bien conocido el hecho de que algunos tipos de tumores pueden invertir el sentido de su evolución. El **Dr. Alan Irvine** (Hospital de St James, Dublín) no oculta que *"es posible que el cuerpo elimine el cáncer, aunque es muy poco frecuente. La remisión espontánea es una pequeña pista*

---

[106] Contiene 2164 entradas con definiciones de términos relacionados con la biología o la geología.

en un rompecabezas grande y complicado pero sus implicaciones, serían impactantes". Nuestros planteamientos ensayan, pieza a pieza, cómo *componer el rompecabezas* para aportar soluciones.

Repasemos la historia. En el **siglo XIII**, en una pequeña ciudad al norte de Italia un joven sacerdote, **Peregrino Laziosi**, tenía la tibia carcomida por lo que, hoy en día, podría diagnosticarse como osteosarcoma. Amputar parecía la única solución pero al llegar el cirujano con todo su instrumental observó con estupor que el tumor estaba retrocediendo. Aplaza la operación al verificar que la lesión seguía reculando hasta desaparecer por completo. Peregrino Laziosi vivirá hasta los 80 años sin sufrir en toda su vida ninguna recaída y fue canonizado en 1726 convirtiéndose, de forma oficiosa, en 'santo patrón de los enfermos de cáncer'. Su cuerpo incorrupto se conserva en una iglesia de la ciudad donde nació (Forlì). **El caso de Peregrino Laziosi no es único**[107]. Es posible el diagnóstico erróneo en el siglo XIII pero en el siglo XXI existen datos indiscutibles de que, a veces, ocurren resoluciones espontáneas.

La **remisión espontánea del cáncer**, sin ningún tratamiento o con uno que no procure efecto alguno, puede ser parcial o completa y temporal o permanente. Aún no está clara la frecuencia con la que el cáncer desaparece por sí mismo. Sin embargo, un estudio prospectivo de 2008 sugirió que la remisión espontánea es mucho más común de lo que se cree. Este estudio, publicado en los **Archivos de Medicina Interna**, estimó que **el 22% de los cánceres de mama invasivos desaparecieron sin tratamiento**. Dado que estos tumores eran asintomáticos, las mujeres no fueron conscientes de ellos y no habrían podido saber que los tenían sin la detección mamográfica. Este aserto enfatiza el **inevitable efecto nocebo que conlleva todo diagnóstico de cáncer**.

Se desconocen las bases moleculares que amparan la regresión espontánea. Se han citado teorías que abarcan todo un espectro, desde motivaciones espirituales hasta causas inmunes. Se observa que algunas de estas regresiones están asociadas con **infecciones agudas** que estimulan al sistema inmune[108].

---

[107] Lopez–Pastorini A. et al: *Spontaneous regression of non–small cell lung cancer after biopsy of a mediastinal lymph node metastasis: a case report*. J Med Case Rep. 2015 Sep 17;9: 217. / Zahl PH et al.: *The natural history of invasive breast cancers detected by screening mammography*. (2302–03). Arch Intern Med. 2008;168: 2311–16. / Peter H Wise: *Cancer drugs, survival, and ethics*. BMJ 2016; 355.

[108] Las infecciones que se han asociado con la remisión espontánea incluyen la difteria, el sarampión, la hepatitis, la gonorrea, la malaria, la viruela, la sífilis y la tuberculosis.

En cuanto a las **características del paciente**, no se ha investigado en profundidad qué otros factores existen además de la presencia de infecciones. Salvedad es la de la **oncóloga integrativa Kelly A. Turner**[109] que, junto a una estudiante de Harvard, Tracy White, publicaron el libro *"Esperanza radical: Sobrevivir al cáncer contra todos los pronósticos"* (Gaia Ediciones, 2021)[110] aportando visiones integradoras del fenómeno. Destacan en el texto las recomendaciones de:

• *"Practicar alguna forma de conexión espiritual de manera habitual.*

• *Desarrollar emociones positivas y fomentar la alegría y la risa como factores esenciales para la recuperación.*

• *Seguir los dictados de la intuición a la hora de cambiar de forma de vida y abordar el cuidado de la salud.*

• *Liberar las emociones reprimidas para aliviar la carga emocional y reforzar el sistema inmunitario.*

• *Tener motivos poderosos para vivir"*.

Entre 1995 y 2000 se publicaron una veintena de artículos científicos relatando remisiones espontáneas. En algunos de ellos se estima que se producen en uno de cada 130.000 diagnósticos. Dato curioso sobre todo porque es el mismo que aparece en la **web del Santuario de Lourdes**: ¡una curación por cada 130.000 peregrinos!

Es muy probable que muchos desprecien este ínfimo porcentaje del **0,00077%** pero para los **amantes de "Lo Siempre Posible"** es una verdadera ventana de esperanza. **Un atributo destacado en las personas que tienen remisión espontánea es la "conexión" tanto con lo trascendente como con lo inmanente**. Algo tienen en común el fraile Laziosi y los peregrinos de Lourdes y este algo es la **Fe**, 信仰【*xìn yǎng*】(abreviado: *xìn* 信) (fig. 91):

· Xìn 信: Confianza.

· Yǎng 仰: Admirar. Respeto.

---

[109] La **Dra. Kelly A. Turner** ha analizado más de **1.500 casos de remisión radical**. Licenciada por la Universidad de Harvard y Doctora en Ciencias por la Universidad de California en Berkeley, ha creado el *"Radical Remission Project"* (RadicalRemission.com) que ofrece cursos, talleres y una base de datos gratuita con las historias de curación de pacientes. Es fundadora de la *"Radical Remission Foundation"*, entidad sin ánimo de lucro cuya misión es avanzar en la investigación científica de las remisiones

[110] En la misma Editorial: *Las 9 claves de la curación natural del cáncer y otras enfermedades. Los nueve factores que comparten los pacientes de cáncer que han sanado totalmente y contra todo pronóstico* (2018).

Aún a riesgo de ser tildados de *hechiceros*, valoremos las **relaciones recíprocas entre el cáncer**, *aí* 癌, **y la fe**, *xìn* 信 (fig. 92 y 93):

· 癌【*ái*】Cáncer.

· 信【*xìn*】Verdadero. Confianza. Fe. Creer. Mensaje. Palabra.

Ambos kanjis portan el ideograma de '**boca**': 口【*kǒu*】. A su vez, *xìn* 信 se relaciona con el Shén 神 (divinidad, sobrenatural, mágico, espíritu, expresión, mirar, elegante) que, a su vez, se desglosa en:

· 礻【*shì*】Culto. Radical 113 = *shì* 示: notificar, instruir.

· 申【*shēn*】Expresar, explicar. Novena de las doce Ramas Terrenales.Puede provenir de 日 *rì* (sol) + | *gǔn* (número uno. Radical 2) o/y de 口 *kǒu* (**boca**, apertura, entrada + 十 *shí* (diez, más alto).

Como bien expresamos en párrafos anteriores, el **Soplo Primigenio del Tai Ji** 太極, se expande hasta conformar las **64 Imágenes** cuyos ecos vibran en el código genético humano (fig. 83). El ideograma que designa a la '**boca**',口 *kǒu*, tiene una representación vibracional en una de las Imágenes del I Ching. Se trata del **Hexagrama 27 (Montaña sobre Trueno** 山雷): *Yí* 頤 "**Las Comisuras de la Boca. La Alimentación**" (fig. 94):

·頤[颐]【*Yí*】Mejilla, mantenerse en forma, cuidar de uno mismo. **Compuesto de *Shin* 口** (radical 131. Representa la forma de un ojo humano y tiene el significado de un sirviente'). El carácter es una estructura semicerrada *desmontable* en los trazos: *xì* 匚 (radical 23. Caja) +*gǔn* | (radical 2. Número uno) + *kǒu*口 (**boca**) +*gǔn* | (radical 2. Número uno) **y de *Yè*** 頁[页] que simbolizaa una persona con la cabeza resaltada.

Es la estructura del hexagrama la que lleva a imaginar una boca abierta que habla y se alimenta. **Se refiere tanto al habla, al verbo que emana del Corazón, como a los alimentos que nutren el cuerpo.**

En este hexagrama el **trigrama superior** es 'Montaña'(*shân* 山) firme y quieta representando a la mandíbula superior. El **trigrama inferior**, 'Trueno' (*léi* 雷), es inestable y se corresponde a la mandíbula inferior movible.

Las líneas dan una serie de instrucciones de cuál es la conducta correcta para alimentar el cuerpo, la mente y el espíritu y para proveer el alimento material y espiritual a aquellos que dependen de nosotros.

La habilidad de comunicarnos con veracidad por medio de las palabras, de la lengua móvil y la emisión del aliento: *"El aliento siempre es veraz, pero la lengua puede ser muy engañosa"*. Es imposible separar la alimentación del cuerpo de la del espíritu. Este hexagrama se refiere a las dos. Si los alimentos y las palabras son tóxicos el cuerpo y el espíritu enfermarán.

Nos interesan algunos de sus **hexagramas derivados**[111] son (fig. 95):

· **Espectral u Opuesto**: *Dà Guò* 大過 (número 28). "La Preponderancia de Lo Grande" (Lago sobre Viento):*"Todo se ha desbocado sin control"*.

· **Nuclear**: *Kûn* 坤 (número 2). "La Receptividad de la Tierra" (Tierra sobre Tierra): ¿Qué estoy haciendo mal? Su 5ª línea (*"conocerte íntimamente, hacerte consciente, reconocerte y aceptarte"*) y 6ª (*"advertencia, algo que se debe evitar"*) cuando mutan forman el hexagrama 20 (*Guân* 觀[观] "La Contemplación": Viento sobre Tierra). El hexagrama 20 sugiere *"observar desde lo alto el panorama de la vida"*.

· **De Intercambio o Contrario**: *XiǎoGuò* 小過 (número 62): Invita a distinguir lo que aún sirve de lo que ya no es válido. Impele a conocer nuestro 'lugar en el mundo' y a preguntarse sobre ¿qué es lo importante? Es un hexagrama trascendente que orienta cada etapa de la vida. Su 2ª línea tutela la memoria ancestral, la genética de la especie. Interpreta un *viaje nocturno, por la mismidad, para recuperar algo perdido que siempre ha estado esperándonos*. Es el *resquicio por donde entra la luz*. Este hexagrama tiene una forma que nos recuerda al **trigrama K'an** 坎 (el **Agua**, *shuǐ* 水) con sus líneas duplicadas (fig. 96).

Observando el **insistente ideograma para 'boca'**, *kǒu* 口, que acompaña nuestras reflexiones por **formar parte del ideograma de fe**, *xìn* 信 (fig. 93), **y del de cáncer**, *aí* 癌, acariciamos la **gran metáfora** en la que el **Soplo del Tai Ji** (*chuî tài jí* 吹太極) emana de ese *simbólico orificio* para *rociar con su aliento* a cada uno de los trigramas (fig. 97). Por otra parte, los tres trazos de *kǒu*口 *ciñen* a *shí* 十 ('diez, superior, completo, perfecto') dando origen a *tián* 田 ('tierra de cultivo'). Recordemos que este *tián* era objeto de nuestra hipótesis "semilla–suelo" (fig. 52). También *kǒu* 口 forma parte del Alma Vegetativa del **Bazo**, *yì* 意 (fig. 48). Era este *zang* el responsable de mantener a la Humedad (*shî* 濕)

---

[111] **De INTERCAMBIO o CONTRARIO (Chiao Kua)**: [Colocar el trigrama superior como inferior y el inferior como superior]. **ESPECTRAL u OPUESTO (P'ang Túng)**: [Donde hay una línea entera, poner una partida y donde hay una partida, una entera]. **ESPEJADO, SIMÉTRICO o INVERSO (Ch'ien Kua)**: [La 6ª línea pasa a ser la 1ª; la 5ª, la 2ª; la 4ª, la 3ª; la 3ª, la 4ª; la 2ª, la 5ª y la 1ª, la 6ª]. **NUCLEAR**: [Formado por los trigramas interiores una vez de que se hayan suprimido la 1ª y 6ª líneas]. **'RAIZ–NUCLEAR'**: [Nuclear del Nuclear]. **Del CIELO PREVIO u Ordenamiento de Fuxí**: [Sustituir la secuencia del Rey Wen por la de Fuxí].

en su justa proporción para no generar Flema (*tán* 痰) (fig. 24).

Según vimos, el **hexagrama nº 27** muestra en su estructura una **boca abierta** que habla y se alimenta. El habla, las palabras, son las que brotan del Emperador–Corazón, *huángxîn* 皇心, y es este órgano regio quien custodia el **Shén** 神, lo sobrenatural, **la *magia* que abriga la fe** (fig. 98). *HuángXîn* 皇心 se compone de:

· Huáng 皇: Emperador. Soberano (白 *bái* 'blanco, claro, puro') + 王 *wáng* ('rey, monarca, grandioso, excelente').

· Xîn 心: Corazón.

Dan Millman, maestro de artes marciales y autor de "El Camino del Guerrero Pacífico"[112], dedicó su vida a una intensa búsqueda espiritual tras un severo accidente de moto. Nadie mejor que él para rubricar las relaciones entre el Shen y los recónditos paisajes que albergan la esperanza: *"La fe significa vivir con incertidumbre, sintiendo el camino a través de la vida, dejando que tu corazón te guíe como una linterna en la oscuridad"*.

Como bien dijera **León Tolstoi**, *"No se vive sin la fe. La fe es el conocimiento del significado de la vida humana. La fe es la fuerza de la vida. Si el hombre vive es porque cree en algo"*. Y nosotros creemos en las infinitas posibilidades de la vibrante energética que dormita entre los trazos de los ideogramas a la espera de animar la "remisión espontánea" reconocida, incluso, por la ciencia oficial. Para ello, no debemos obviar los misteriosos ingredientes psíquicos que acompañan toda enfermedad tumoral.

El **Shén** 神, lo sobrenatural, la **expresión de la luz** que habita cada célula del cuerpo, peregrina por los caminos de la fe, 信 *xìn*, desplegando la posibilidaddel **milagro**, 奇 *qí*, que, como puede observarse, contiene el ideograma de boca, *kŏu* 口 (fig. 99). Por otra parte, **el ideograma de 奇 *qí*, se encuentra entre los atributos de los "Ocho Meridianos Extraordinarios o Maravillosos** (*qi jing ba mai* 奇經八脈)[113] también llamados "Vías de Luz". **Cada una de estas "Vías de Luz" resuena en un trigrama concreto y sus ecos custodian la posibilidad del milagro** (fig. 100).

Cierto es que, como aventuraba **Walt Whitman**, *"la fe es el antiséptico del alma"*, del Alma Vegetativa, *bĕn shēn* 本身, que habita cada *zang–fu* (fig. 26). Es la fe la que es capaz de mover la **montaña**, *shân* 山, que habita el **ideograma de cáncer**, *aí* 癌 *"[…] porque ustedes tienen*

---

[112] Editorial Sirio, 2000 (2ª edición).

[113] Para un mayor conocimiento de estas Vías de Luz consúltese Toty de Naverán: *Nostalgia de Infinitos*. Miraguano Editores, 2023.

poca fe, les dijo. Les aseguro que si tuvieran fe del tamaño de un grano de mostaza, dirían a esta montaña: 'trasládate de aquí a allá' y la montaña se trasladaría; y nada sería imposible para ustedes "[114].

Nosotros, como **Sabina y Serrat**, *"tenemos memoria, tenemos la duda y la fe, sumo y sigo. Tenemos moteles, garitos, altares. Tenemos un as escondido en la manga"*. Un **as de corazones** entretejido con Shén 神 y con las posibilidades del milagro 奇 *qí*.

Los 8 trigramas que conforman los 64 hexagramas del I Ching son alegorías metafísicas que representan, en forma de imágenes, conceptos capaces de actualizarse en cada época puesto que trascienden el 'espacio–tiempo'.

Son muchos los investigadores que, como nosotros, han establecido **similitudes entre los trigramas y hexagramas**, del orden de Fu Xì, **con el Código Genético**. No se trata de meras correspondencias sino de **enfoques esperanzadores de salud** que requieren un **diálogo desprejuiciado** entre la "antigua gnosis" y los actuales conocimientos científicos. Destaquemos algunas de estas propuestas:

· El ensayo de la doctora **Marie–Louise Von Franz**, "Symbol des Unus Mundos" en el que se establecen las interconexiones entre el I Ching y el código del ADN.

· En el epílogo ("El I Ching y el ADN, un fenómeno interdisciplinario?") al libro de **Martin Shönberger**, "The I Ching & the Genetic Code: The Hidden Key to Life", el **Dr. Frank Fiedeler** compara los estudios de Gunther S. Stent ("The Coming of the Golden Age", 1969) con los propios de Shönberger (1973).

· El ensayo de **Von Gräfe** en la revista "Der Landarzt" (cuaderno 5/69): "I Ching, El libro de las mutaciones; El código Genético, El libro de la Vida".

· En 1991, el fisiólogo **Johnson Faa Yan** dio a conocer sus investigaciones en su libro "DNA and the I Ching: the Tao of live?

· **Katya Walter**, matemática, revela nuevas correlaciones entre el I Ching y el ADN en su "¿Tao of Chaos: merging East and West?" (Element Books, 1996).

·Más recientemente, el "I Ching y la genética" (2005) de **Iñaki Martín Subero**, bioquímico experto en epigenómica, expone la síntesis de los estudios de Shönberger y Johnson Faa Yan (1991).

Las diferentes investigaciones varían según la asociación que los

---

[114] Mt. 17:20.

autores hacen entre el Yang, el Yin y las bases nitrogenadas del Código Genético (purinas y pirimidinas) con los cuatro bigramas del I Ching. Casi todas defienden la hipótesis de asociar las purinas (Guanina y Adenina) con el Gran Yang y a las pirimidinas (Timina/Uracilo y Citosina) con el Gran Yin. Sólo **Katya Walter** (1996) no identifica al Gran Yang con las purinas. Tampoco **Johnson Faa Yan** (1991) relaciona al Gran Yin con las pirimidinas. Nuestra personal apuesta se detalla en párrafos anteriores (fig. 85 y 86). En todo caso, es común que cada hexagrama se corresponda con un triplete o codón del Código Genético.

Una de las características de las bases nitrogenadas es su complementariedad. El ADN se compone de dos cadenas antiparalelas, opuestas pero complementarias, de nucleótidos enrollados en forma de doble hélice espiral. Las dos cadenas se enlazan por pares de bases específicas: Adenina con Timina (Uracilo en el ARN) y Guanina con Citosina. En los 64 hexagramas del I Ching sucede lo mismo puesto que los *trazos yin–yang* que los conforman son "opuestos y complementarios". Por ejemplo, el hexagrama del Cielo Ch'ien 乾 (6 líneas enteras–*yang*) se contrapone y complementa con el de la Tierra K'un 坤 (6 líneas partidas–*yin*) y así sucesivamente. **Entre los trazos yin** (*yao yin* 爻陰) **y yang** (*yao yang* 爻陽) **se modula el *canto vibracional* tanto de la célula sana como de la oncológica**. Sus *murmullos* desprenden melodías de salud o de enfermedad.

Los trigramas que conforman los hexagramas se asocian, entre otras características, con partes del cuerpo. A la **'boca'**, objeto de nuestras anteriores reflexiones, le corresponde el del **Lago**, Duì 兌, (líneas *yang–yang–yin*) cuyo opuesto y complementario en el esquema de Fu Xí es, curiosamente, la **Montaña** Shân 山 (líneas *yin–yin–yang*) (fig. 101). La misma montaña que componía el ideograma de cáncer, *ai* 癌 (fig. 12). ***Retornar de la Montaña al Lago*** facilitaría la *resintonización energética* que necesita la oncocélula. Para ello contamos con un excepcional punto de acupuntura:

· El único que porta en su ideografía el **grafo Duì** 兌 es el **45E** *lì duì* 厲兌 "Trasvase Austero. Travesía Difícil. Cambio de la Impetuosidad" (fig. 102). Se trata de un Punto Ting–Metal (recordemos que el Reino del Metal, para los Clásicos, se corresponde con "El Espacio–Tiempo del Milagro"). Desglosando el ideograma vemos que *Duì* 兌 enuncia un "intercambio, trueque, conversión" y *Lí* 厲, [simplificado 厉], "piedra de afilar, moler" similar a 癘 [疠] que, en la antigüedad, era como se nombraba a la "llaga maligna, a la pestilencia y a las plagas". *Lí* se asocia a "severo y difícil de tratar" por sus vínculos con "las piedras de la montaña". Sin embargo, su acción de *moler* le faculta *propiedades sanantes* cuya tarea consiste en *deshacer la piedra*, el tumor. Observemos como el **ideopictograma de Lí**, en la figura 102, muestra una especie de "cangrejo", el cangrejo de la Hydra de Lerna. Otros puntos de interés serían (fig. 103):

· **57V** *chéng shân* 承山 "Herencia de la Montaña": Despeja el Calor. Donde *chéng* 承 es "sostener, llevar, recibir, **heredar**, continuar" y *shân* 山 "colina, **montaña**, cualquier cosa que se parezca a una montaña, arbustos en los que los gusanos de seda tejen capullos". Se trata de conseguir que de la dura crisálida emerja la mariposa. En sus orígenes, la vigésima tercera letra del alfabeto griego acabó siendo trasliterada por los romanos para formar la palabra *psyché* ψυχή, mariposa, que evolucionó hasta "soplo de brisa", "aliento" y finalmente "alma, espíritu", nuestro querido Shén 神. Este punto sintoniza con los patrones hereditarios tanto genéticos como epigenéticos. Es en las ***montañosas entrañas del paisaje humano*** donde se forman los *quistes de energía*.

· **8R** *jiâo xìn* 交信 "Confianza Mutua". Punto de Cruce con el Meridiano Extraordinario Yin Keo 陰蹻. Regula el TR inferior. *Jiâo* 交 define el "entregarse para **confiar**, abandonarse en el encuentro, cruz, tener relaciones sexuales, recíproco, negociar". Es un punto cuya *sintonía reverbera* en las remisiones espontáneas sobre las que disertamos. Recordemos que *xìn* 信 era la confianza, la **fe**, el mensaje, la palabra (fig. 93).

· **38E** *tiáo kǒu* 條口 "Apertura Regular Rítmica" en donde *tiáo* 條 simboliza el "orden" y *kǒu* 口 la **boca** de la que tanto hemos hablado.

Tras reflexionar sobre los trigramas de Lago y Montaña, junto a los puntos de acupuntura en los que *despliegan sus emanaciones vibrantes*, indaguemos sobre **el hexagrama que mejor interprete**, a nuestro parecer, **el ideograma de cáncer** *aí* 癌. Si eliminamos el radical nº 104, *nè* 疒, de 'enfermedad', obtendremos *yán* 嵒 que se compone de:

· Arriba: tres bocas, *kǒu* 口. Si el trigrama del Lago se asociaba con esa abertura corporal, deberá constituirse en el trigrama superior.

· Abajo: una montaña, *shân* 山. El propio trigrama de la Montaña se sitúa como trigrama inferior.

Arriba Lago y abajo Montaña componen el **hexagrama nº 31** *Xián* 咸 ("El Influjo. El Cortejo") en donde se establecen las buenas relaciones entre el sexo masculino y el femenino como metáfora de los **correctos**

nexos entre el Yin 陰 y el Yang 陽 del Soplo (el Qi 氣) **que vivifica la materia**. Recordemos que el punto 8R, *jiâo xìn* 交信 ("Confianza Mutua"), sugería esta misma similitud al citar las relaciones entre sexos. Si al hexagrama 31 le añadimos el 'radical de enfermedad' se forma el **ideograma de cáncer en *versión vibracional*** (las *malsanas vibraciones* entre el *yin* y el *yang*). **Resintonizar la *partitura yin–yang*** nos incita a mutar sus 6 líneas al objeto de *liberarlo de la carcelera garra* del radical *nè* 疒.

Al mutar cada una de sus líneas (entera por partida y partida por entera) se obtiene su **hexagrama Espectral** u Opuesto, el **nº 41** 損[损] *Sŭn* ("La Merma") que propone un decrecimiento, una disminución: *"Gracias a la merma de lo material se enriquecen los aspectos superiores del espíritu"*(fig. 104). Volvemos a la **importancia atribuida al Shen a la hora de revertir los procesos tumorales**. Cómo mutar las líneas es tarea de unos especiales puntos de acupuntura. De todos los existentes en el cuerpo, exclusivamente seis portan en su ideografía los trazos que definen el concepto de '3'. Si un hexagrama se compone de dos trigramas, estos trigramas —constituidos por tres líneas— deben tener concordancias con esos puntos. Nos referimos a los **Puntos Sân** 三 que vibran en las seis líneas de cualquier hexagrama. Comenzando de abajo a arriba:

· **Línea superior**: **10IG** 手三里 *Shousanli* "Divina Indiferencia Celeste".

· **Quinta línea**: **8TR** 三陽絡 *Sanyangluo* "Cruce de los Tres Flujos Yang".

· **Cuarta línea**: **22V** 三焦俞 *Sanjiaoshu* "Transportar para Ofrecer en San Jiao".

· **Tercera línea**: **3IG** 三間 *Sanjian* "Tercer Intervalo".

· **Segunda línea**: **6B** 三 陰交 *Sanyinjiao* "Cruce de los Tres Yin".

· **Primera línea**: **36E** 足三里 *Zusanli* "Divina Indiferencia Terrestre".

Si una línea 'partida' (*yao yin* 爻陰) se quiere mutar a 'entera' (*yao yang* 爻陽) habrá que tonificar el punto correspondiente. Si, por el contrario, se quiere obtener una línea 'partida' de una 'entera' se dispersará el punto (fig. 105). En medicina china existen diversos estilos de tonificación y dispersión, con o sin agujas, por lo que la elección queda a juicio del terapeuta teniendo muy en cuenta las características propias del paciente.

Al **transformar el hexagrama 31 en su 'Espectral 41' la imagen se invierte**: de 'Lago sobre Montaña' '峃' (*yán*) se pasa a 'Montaña sobre Lago' '嵒' (*yán*). Este último *'yán'* proviene del arcaico '嚴' que, aunque actualmente no figura en el Shuowen Jiezi 說文解字[115], derivó en '嚴' [forma simplificada 严] dando origen al actual '嵒'. Todos ellos, aún con diferente grafía pero igual fonética, significan, además de 'roca, precipicio', "**ordenriguroso, ajustado**" (fig. 106). El Orden que necesita reinstaurar la oncocélula, la 'roca', para *ceñirse* a los saludables ciclos vitales. Un Orden restablecido frente al caos tumoral (fig. 10).

Las **similitudes entre el Código Genético y los trigramas y hexagramas** del I Ching pueden sintetizarse en (fig. 107):

· Contienen información específica y replicable. El ADN, material genético y el I Ching los procesos filosóficos y psicológicos mediante los que se forman los tránsitos del cuerpo, de la mente y del espíritu. También incluye el estado de transición cambiante del Universo dado que el espíritu es un microcosmos dentro del macrocosmos.

· Se comunican utilizando un lenguaje informático binario. La unidad de información en *bits* contiene una simple elección entre dos números opuestos pero complementarios: cero *yin* o uno *yang*. Dado que, tanto el ADN como los hexagramas, se pueden dividir en conjuntos binarios es lógico pensar que utilizan el mismo patrón de lenguaje. Sólo hay cuatro combinaciones de Yin y Yang (4 Imágenes): 'Gran Yin', 'pequeño yin', 'Gran Yang' y 'pequeño yang'. Si Yin se representa con '0' y Yang con '1', las únicas combinaciones posibles serían: '00–Gran Yin', '01 pequeño yang', '10–pequeño yin', '11–Gran Yang'. Estas cuatro opciones se alinean con Timina, Citosina, Guanina y Adenina (fig. 85 y 86). El matemático alemán **Leibnitz**, en su libro "Two Letters on the Binary Number System and Chinese Philosophy" (1703), expresó su asombro ante la perfectas correlaciones existentes entre su 'Sistema Numérico Binario' y el I Ching, ambos usan el mismo *alfabeto* para intercambiar información codificada en la que el modelo del ADN dicta la pauta para crear proteínas (el Yin entrega la información) y el ARN, copia inversa del ADN, lleva a cabo sus instrucciones (el Yang utiliza la información y provoca cambios).

Estamos convencidos de que **nuestras propuestas serán tildadas de cualquier término con prefijo "pseudo"**. Para todos aquellos que

---

[115] Diccionario de la Dinastía Han escrito por el erudito Xu Shen: "Comentario de caracteres simples y explicación de caracteres compuestos".

disfrutan haciéndolo aclaramos que nada hay más lejos en nuestras pretensiones que hacer dogma de las hipótesis planteadas. **Seríamos no sólo ilusos sino**, aún peor, **prepotentes si pretendiésemos garantizar la curación del cáncer**. Nuestro humilde objetivo es la mejora de la calidad de vida de los enfermos y, ¿por qué no?, contribuir a la cronificación de la enfermedad tumoral mientras aguardamos esperanzados la remisión espontánea impulsada tanto por la ortodoxia como por la heterodoxia. **Lo único que nos importa es el paciente y cedemos muy gustosamente *los laureles* a quien consiga aliviarlo**. Acogemos con gusto el aserto de **Marie Curie**: *"dejamos de temer aquello que se ha aprendido a entender"*. No pretendemos ser entendidos sino respetados y tenidos en cuenta porque *"las ciencias están todas entrelazadas entre sí: es mucho más fácil aprenderlas todas juntas a la vez que separar una de las otras"* (**René Descartes**).

Tome nota quien se crezca menoscabándonos porque *"la verdad [absoluta] es un ácido corrosivo que salpica casi siempre al que la maneja"* (**Santiago Ramón y Cajal**). Aceptamos el **riesgo de *habitar el entredicho*** porque, como bien intuimos *"es más fácil desintegrar un átomo que un prejuicio"* (**Albert Einstein**).

Las hipótesis que diseñamos se destinan a *mentes libres* cuyo espíritu esté dispuesto a volar más allá de los *barrotes* que enjaulan el alma y sus anhelos porque *"los prejuicios encierran, achican, idiotizan; y cuando estos prejuicios coinciden, como suele suceder, con la convención mayoritaria, nos convierten en cómplices del abuso y la injusticia"* (**Rosa Montero**).

De los 64 **hexagramas** que componen el I Ching cinco nos parecen los más cualificados, aunque no de manera exclusiva, para resumir en *clave vibracional* las correctas divisiones de la célula (fig. 108):

· **Nº 53**: *Jiàn* 漸 (Viento sobre Montaña: **"Progreso Paulatino"**): *"Relaciones correctas de cooperación"*. DIVISIÓN CELULAR.

· **Nº 55**: *Fēng* 豐 (Trueno sobre Fuego: **"La Plenitud"**): *"La Plenitud no debe ser duradera. Se ejecutan las Leyes"*. CRECIMIENTO CONTROLADO.

· **Nº 21**: *Shì Kè* 噬嗑 (Fuego sobre Trueno: **"La Mordedura Tajante"**): *"Se dictan las Leyes"*. FACTORES DE INHIBICIÓN DEL CRECIMIENTO.

· **Nº 60**: *Jié* 節 (Agua sobre Lago: **"La Restricción"**): *"Limitaciones indispensables en el ordenamiento de las relaciones universales"*: MECANISMOS de APOPTOSIS.

· **Nº 17**: *Suí* 隨 (Lago sobre Trueno: **"La Dócil Continuidad"**): *"Adaptación a lo que exige el tiempo"*. ACTIVACIÓN DE LOS MECANISMOS DE CONTROL DEL CRECIMIENTO.

A todos ellos se opone, provocando errores en el desarrollo celular:

· **Nº 18**: *Gŭ* 蠱 (Montaña sobre Viento: **"El Trabajo en lo Echado a Perder como Tarea"**): *"Errores acumulados por el hijo, por la madre y por el padre"* [*Gŭ* era considerado una especie de insecto venenoso cultivado artificialmente usado para dañar a las personas]. ONCOGÉNESIS—MIGRACIÓN TUMORAL—¿METÁSTASIS?

Si nos fijamos en el **hexagrama 17** vemos que su **'Nuclear'** coincide con el 53, *Jiàn* 漸, responsable de la correcta División Celular y su **'Espectral'** el 18, promotor de los errores del Código Genético. Analicemos en mayor medida estos hexagramas (fig. 109):

· **Hexagrama 17** *Suí* 隨 (Lago sobre Trueno: "La Dócil Continuidad"): Su **Dictamen** indica *"Fidelidad conforme a lo adecuado, a las necesidades de los diversos tiempos"*. Su **5ª Línea** muestra el *"comportamiento recto que se atiene siempre a lo que es bueno para tener éxito"*.

· **Hexagrama 18** *Gŭ* 蠱 (Montaña sobre Viento: "El Trabajo en lo Echado a Perder como Tarea"): Su **Dictamen** dicta *"Confusión, trastorno, podredumbre"*. Su **ideograma** *"sugiere una especie de caldero que contiene gusanos para la cría"*. Bien pudieran estos gusanos, bien tratados, *convertirse en mariposas* tal y como sugería la acción terapéutica del punto de acupuntura **57V**, *chéng shân* 承山 "Herencia de la Montaña", analizado en párrafos anteriores. La ***metamorfosis sanadora***, fomentada por el hexagrama 17, se hace posible merced a las relaciones del sugerido 'caldero' del hexagrama 18 con otro 'Caldero' definido como "vasija de sacrificio ritual". Nos referimos al **hexagrama nº 50**, *Dĭng* 鼎 (Fuego sobre Viento: "El Caldero"). Según enuncia su **Dictamen**, *"dado la vuelta se deshace de lo malo"*. En efecto, al *darle la vuelta* a *Dĭng* obtenemos su 'Espejado', el **hexagrama nº 49**, *Gé* 革 (Lago sobre Fuego: "La Revolución. La Muda"): Indica *"remover, expulsar"*. Su **Dictamen** enuncia: *"modificar, cambiar, mejorar para ser recto. Deshacerse de aquello que lo impide"*.

Fijándonos en *Gé* 革 (fig. 110) vemos que su **trigrama superior**, **Lago** *duì* 兑, se relaciona con la 'Boca', *kŏu* 口, impresa en el ideograma de Fe, *xìn* 信 (fig. 91, 92 y 97) y objeto de muchas de nuestras reflexiones. Su **trigrama inferior** es **Fuego**, *lí* 離, relacionado con el radical nº

172 para 'pájaro', *zhuî* 隹. *Lí* 離 se vincula con "sonido [de un pájaro], palabra" y su ideograma simplificado '离' alude al "brillo de lo exquisito". Muy posiblemente al brillo que emana de los **3 Calderos del San Jiao** 丹田三焦 en su **labor antioncogénica** (fig. 29). Dos Vasos Maravillosos escoltan el hexagrama de "La Revolución" (fig. 100). Sus puntos Maestro deberán ser tenidos en cuenta (fig. 111):

· **Lago–Vaso MaravillosoYang Wei** 陽維. Punto Maestro **5TR**, *wài guân* 外關, "Barrera Externa": Punto Lo [comunica con Xin Bao 心包]. Dispersa el Viento y elimina el Calor. Vimos la importancia tanto de San Jiao como de Xin Bao al hablar de la mitocondria (fig. 43 y 46). El **ideograma de Wei** 維 guarda relación con un pájaro que sostiene y preserva, en el caso de Yang Wei, todo el Yang (fig. 44) inaugurando el *espacio de las oportunidades.*

· **Fuego–Vaso Maravilloso Yang Keo** 陽蹻. Punto Maestro **62V**, *shēn mài* 申脈, "El Pulso del Inicio": Desánimo del espíritu, del Shen 神. Obsesiones. Ya se ha analizado la importancia de los factores psíquicos en el desarrollo de la oncogénesis así como la *cuna* de la Flema, *tán* 痰, nutrida por una excesiva *reflexión zozobrante* por parte del **Alma Vegetativa del Bazo**, *yì* 意. El Vaso Yang Keo "mueve y equilibra el yang y los líquidos haciendo vibrar todo tránsito energético".

En el I Ching, a propósito del hexagrama de "La Revolución", puede leerse: *"En tu propio día encontrarás fe"*. La fe de la que venimos disertando.

Amparando todo este muestrario de propuestas a ritmo de hexagramas y puntos de acupuntura, insistimos en la importancia de fomentar un "**Shen con Fe** [神信]" capaz de acompañar las acciones terapéuticas con la suave brisa de una caricia: la caricia del milagro.

Al defender las propiedades de la Fe asumimos ser objeto y objetivo de prejuicios de todo tipo. Concluimos este capítulo con una sincera esperanza: Ojalá la *sinrazón prejuiciosa* mute a una *sinrazón de fe.*

"Los prejuicios, una palabra sucia, y la fe, una palabra limpia, tienen algo en común: ambas comienzan donde termina la razón"(Harper Lee)

CAPÍTULO 6

APORTACIONES CLÍNICAS

*"En la costa se afirma que los cangrejos son animales hechizados.
Son seres incapaces de volverse para mirar sus pasos"*
(José Emilio Pacheco)

ECORDEMOS el hexagrama con el que concluíamos el capítulo anterior e indaguemos en sus *revoluciones* puesto que, como bien señaló **Hashim Cabrera**, *"la revolución del espíritu* [del Shen] *es una alquimia de la luz e implica una fisiología sutil y luminosa"*.

Invitemos al *cangrejo* a volver la vista atrás para tomar conciencia de su equivocada trayectoria, de sus erráticos pasos. Recapitulemos, **la Enfermedad Tumoral es una enfermedad multifactorial** producida por alteraciones en el flujo de la 'Energía–Información' que requiere toda célula para su correcto desarrollo. Cuando este flujo se perturba o interrumpe provoca (fig. 112):

· Desequilibrio *yin–yang*: **Yanguinización crónica** (inflamación 炎 *yán*).

· **Silente Yinguinización** (estancamiento 滯 *zhì*) que *espesa* el Qi 氣 enlenteciendo el fluir de la 'sangre–energía'. Cuando el *yin* se *empantana*, alerta con un síntoma específico: cansancio crónico y progresivo que no obedece a causas reales. Al *condensarse* provoca un 'Estado de HiperYin' que tenderá a expandirse–*yang* sin ritmo ni control porque *"el exceso de algo engendra su contrario"*. El propio 'Estado de Hiper-Yin' favorece, por propia dinámica energética, la expansión del *yang* en forma de metástasis.

Para que se instaure un proceso 'HiperYin' (tumoral) tiene que producirse una **hipertrofia del Reino de la Tierra** (Bazo–Estómago): sobrepeso, sedentarismo, dietas incorrectas que dañan la Energía Yong Qi–alimenticia (exceso de azúcares, abuso de fritos y de grasas, harinas y sal refinadas,

productos cárnicos en exceso, conservantes, colorantes, enlatados, congelados… que provocan una sobrecarga de la energía del Bazo dañando su
Alma Vegetativa Yì 意 con la subsidiaria hiper reflexión mental (fig. 48).

· ***Desasosiegos del 'psiquismo celular'***: La energía del Hígado
(Reino de la Madera) es la primera línea de defensa emocional capaz de
garantizar la supervivencia tanto física como psíquica. Si el Hígado no
filtra y metaboliza —de manera eficaz— los 'golpes psíquicos' se im-
planta una vivencia traumática que, en función del Reino a la que es derivada, ocasiona un profundo desorden de la energía como respuesta al
'Impacto Afectivo'. Sus efectos son:

· Congestión energética por Angustia: Daña los Reinos del Metal y
del Fuego (Pulmón y Corazón).

· Desordenamiento de la vitalidad por Melancolía: Perjudica el
Reino del Metal (Pulmones).

· Disminución y descenso del Qi por Miedo: Deteriora el Reino del
Agua (Riñones).

· Extinción del aliento por Tristeza: Lesiona el Reino del Fuego
(Corazón).

· Ascenso y dispersión de la energía por Ira: Lacera el Reino de la
Madera (Hígado).

· Estancamiento del ánimo por Obsesión: Emponzoña el Reino de
la Tierra (Bazo).

El ***golpe emocional*** **provoca cambios moleculares que acaban
produciendo alteraciones en las células con la consabida pérdida de
identidad celular**. El 'Impacto', sorprende al organismo de manera des-
prevenida y la emoción derivada desarrolla un *circuito dramático* donde
cualquier recurso vital es vivido como insatisfactorio (**Patrón 'C'** de
personalidad). En este escenario, la energía **Wei Qi** 衛氣 **se inmunode-
prime** y algo, en la misteriosa y asustada estancia celular, dispara un
mecanismo de supervivencia que garantice:

· Sobrevivir: La célula cancerosa se vuelve inmortal.

· Estar protegida: Nada mejor que autoabastecerse (angiogénesis).

· No sentirse acorralada: Capacidad de desplazamiento (mecanismos metastásicos y producción de Factores de Crecimiento Propios).

· Habilidad para establecer comunicaciones en su propio provecho
(indiferencia a los factores que inhiben su crecimiento).

Junto a todo lo expuesto, coexisten **factores genéticos** debido al
desequilibrio de las **Energías Hereditarias**:

• Yuan Qi 原氣 (Original: genoma mitocondrial de la especie humana).

• Zong Qi 宗氣 (Ancestral: genoma nuclear proveniente de los progenitores).

• Jing Qi 精氣 (Esencial o Intermediaria: Ambioma–Epigenética).

En definitiva, existe un **fracaso en la defensa de la integridad funcional orgánica** por inoperante **Energía Centinela Wei Qi**. Todo el Qi 氣 se encuentra alterado por causa de una lenta y perseverante *yinguinización* que consigue estancar la Humedad (*shî* 濕) favoreciendo la aparición de la Flema (*tán* 痰) precursora del tumor que, desde su inicio, contiene la 'orden' de invadir terrenos alejados del foco diagnóstico: la máxima concentración (HiperYin) impone la expansión–metástasis (Yang). En esta línea se manifiesta el investigador español del CSIC, Instituto de Biología Molecular y Celular del Cáncer (IBMCC) de Salamanca, **Isidro Sánchez García**: *"[…] en la génesis de las células iniciales del cáncer se altera la expresión de una serie de genes de la familia snail que participan en la diseminación celular. Esto indica que potencialmente la diseminación se puede originar desde el mismo momento en que se produce la lesión o lesiones génicas en la célula inicial lo que demostraría que la célula tumoral–diana puede migrar y estar en condiciones de migrar incluso antes de que haya tumor primario"*[116]. Según su hipótesis, **el cáncer sería una enfermedad generalizada desde el inicio**. El mismo criterio manifiesta el equipo de científicos del Instituto Cajal, dependiente del CSIC, dirigido por **Ángela Nieto**.

En los embriones, la **familia de genes Snail** hace que las células se muevan para formar los diferentes órganos. Una vez realizado el proceso estos genes *se apagan* pero en el adulto pueden, bajo determinadas circunstancias, volver a activarse provocando que las células tumorales se desprendan formando tumores en otros sitios. Curioso nombre (**Snail**, **caracol**) para unos genes que, saliendo de su sano *letargo durmiente*, se despiertan dispuestos a reanudar su tarea. Para las civilizaciones antiguas, **el caracol** era símbolo del paso del tiempo, de su continuidad. La espiral de sus caparazones crece desde el centro hacia la superficie remitiendo al infinito, a lo cíclico que sigue **patrones repetitivos y preestablecidos**. Una antigua leyenda mexicana refiere que **Tecsiztecatl**[117]

---

[116] N Engl J Med 2009; 360: 297–99.

[117] *Tecsistecatl* es un vocablo nahuatl que significa 'El Señor del Caracol' (*quiquiztli*).

quedó encerrado en un caracol convirtiéndose su concha en símbolo del laberinto y de la prisión. La **cultura china** también atribuye significados a los caracoles. Se los considera metáfora de la capacidad de adaptarse a diferentes terrenos debido a sus caparazones protectores. Todas estas características proporcionan un **alegórico modelo del cáncer**: insidioso, paciente y con patrones iterativos capaces de amoldarse para mejor migrar al órgano huésped.

Resumiendo, los ingredientes de la Enfermedad Tumoral ("Yin–Calor–Interior–Vacío", según las 8 Reglas *bagang* 八綱) **son** (fig. 113):

· **Flema** (*tán* 痰): Terreno premórbido inflamado (neoformación).

· **Calor Perverso** (*rè huǒ* 熱火): De origen emocional, dietético, medioambiental, congénito (hiperplasia–neoplasia).

· **Viento Interno** (*nèi fēng* 內風): Metástasis (*zhuǎn yí* 轉移).

Continuemos sintetizando. A lo largo del texto hemos expuesto la labor de los telómeros y de la telomerasa en sus relaciones con el cáncer ya que son los responsables de la senescencia celular dictada por el límite de Hayflick (fig. 18 y 19). El **acortamiento telomérico** también **se ampara en las vibrantes resonancias que emanan de los trigramas**: desde su máxima elongación, en el trigrama del Cielo 乾 *Qian*, hasta su disminución plena en el trigrama de la Tierra, 坤 *Kun* (fig. 114). Desde el máximo de *yang*, expansión, al máximo de *yin*, contracción. Retomando el **Campo Vibracional del Octograma**, analizado en el anterior capítulo, vislumbremos la manera de *desactivar* **el caos celular que anida en la onco–célula**. Su propia desorganización insana aún guarda una *esperanzadora esperanza* en su íntima 'memoria de un orden' (desorganización = des–ORGANIZACIÓN). Si fuésemos capaces de activar esta memoria, de lograr *olvidar el olvido*, tal vez podríamos revertir el ciclo destructivo trabajando sobre todos aquellos factores que irrumpieron en la célula hasta conseguir desestabilizar sus ciclos de la vida.

Aceptamos la *prepotente ignorancia* con que se juzgan y condenan las hipótesis que vinculan la 'ciencia al uso' con el 'saber ancestral'. Los "expertos", como ávidos inquisidores, olvidan que la *oficialidad* se asemeja a un **pintor** cuyos pinceles deben ceñirse a las dimensiones del lienzo. Nosotros nos parecemos más a los **poetas** cuya tinta y folios en blanco se amplían todo cuanto sea necesario. Por eso seguimos indagando, infatigables y tenaces, hasta hacer realidad un sueño: poner el punto final en nuestros pliegos. Cuando *partamos*, otros recogerán el testigo porque, como muy bien vaticinó **Alejandra Pizarnik**, *"se ha dicho que* *el poeta es el gran terapeuta. En ese sentido, el quehacer poético implicaría exorcizar, conjurar y, además, reparar. Escribir un poema es reparar la herida fundamental, la desgarradura. Todos estamos heridos".* Aún a costa de ser tildados de herejes, capaces somos de conjugar la prosa y el verso que acunen y restañen el desorden biológico porque, como ya se supone, *"tal vez nadie pueda ser poeta, ni aun gozar de la poesía, sin un cierto desequilibrio mental"* (**Thomas Macaulay**).

Asumimos muy gustosamente nuestra locura... *"los locos abren los caminos que más tarde recorren los sabios"* (**Carlo Dossi**). Sin duda alguna, *"la locura, a veces, no es otra cosa que la razón presentada bajo diferente forma"* (**Goethe**).

"Mi locura es sagrada, no la toquen" clamó **Salvador Dalí**. La nuestra también. Sean estos *delirios de poeta* quienes dicten las sugerencias que detallaremos a continuación. La **esperanza** es convertirlas en fértiles semillas cuya siembra dé el fruto deseado: **poner veto a la dislocada carrera de la célula tumoral**.

El gran reto ante el cáncer es cercar la metástasis puesto que cuando el tumor se extiende, el pronóstico es sombrío. Compartimos la esperanza de que, como predijo el Premio Nobel **Tasuku Honjo** 本庶佑 —padre de la inmunoterapia—, *"la esfermedad tumoral está cerca de convertirse en una dolencia crónica".* El doctor **Eduard Batlle**, investigador del IRB Barcelona, insiste en la importancia de entender qué ocurre en el 'tiempo–espacio' entre la extirpación del tumor primario y la recaída. Se pregunta porqué algunas células tumorales *escapan* del tumor principal migrando a otros órganos vitales. Estas *células viajeras* están especialmente diseñadas para **sobrevivir**. Por todos es sabido que *"el cáncer es casi como ponernos frente a una especie paralela, quizá aún más adaptada que nosotros a la supervivencia"* según escribe el oncólogo **Siddhartha Mukherjee** en su obra "El Emperador de todos los Males". Varias son las posibles estrategias que distintos equipos investigadores barajan:

· Evitar la migración celular (Dr. Batlle).

· Impedir que la cascada metastásica se asiente poniendo en la diana del tratamiento al *cómplice colaborador*: proteínas que las células tumorales usan para desplazarse y adaptarse al nuevo órgano que invaden. Una de ellas es la 'integrina alfa9' (ITGA9). En palabras de **Josep Roma**, hospital Vall d'Hebron de Barcelona, *"la metástasis es muy difícil de investigar porque basta con que se escape una célula para que* *te forme un foco en otro órgano, y eso es imposible verlo. Por eso es fundamental atacar antes de que se origine".*

· Malograr que se infiltren. El trabajo de **Ana Clara Carrera** —Centro Nacional de Biotecnología (CNB) del CSIC— se ha centrado en otra proteína, 'PI3K', que desempeña un papel importante en las células madre implicadas en ciertas metástasis. Según esta investigadora, *"cuando el tumor adquiere cierto tamaño, no le llega suficiente oxígeno. Eso favorece que algunas células emigren. Pero, antes de emprender viaje, a las células les interesa convertirse en células madre para adaptarse a cualquier nuevo órgano donde se acaben instalando".*

· Visibilizar al *enemigo*. La inmunoterapia busca contrarrestar una de las grandes bazas de las células cancerígenas: resultar invisibles para el sistema inmunitario.

Nuestras propuestas, desde el enfoque de la medicina china, contemplan todas estas estrategias centrándose en las sugerencias del grupo de **Francisco Martínez Jiménez**, Centro de Medicina Molecular de la Universidad de Utrecht. Sus resultados constatan a gran escala una *"tendencia dominante en el campo de la investigación de la metástasis, y en la que el proceso de metástasis no puede ser explicado por una alteración genómica específica, si no, por un proceso evolutivo en el que posiblemente juegue un papel muy relevante la interacción de las células tumorales con el microambiente que rodea al tumor".* Comparando las escasas diferencias entre tumores primarios y metastáticos concluyeron que *"la mayoría de los tumores probablemente adquieren la capacidad de evadir el sistema inmune en etapas muy tempranas de su evolución".*

Además de las controvertidas causas genómicas nos parece primordial tratar el *lecho insalubre* promotor de la oncogénesis. El **microambiente**, como ya expusimos, se hace tóxico por diversas causas: ambioma, epigenoma, predisposiciones genéticas… destacando **trastornos emocionales** que afectan la función del Hígado en su tarea de controlar el libre flujo del Qi que, estancado, se convierte en génesis tumoral. En medicina china no debe tratarse el cáncer sin una previa diferenciación de síndromes aunque ello por si sólo no sea suficiente. Así como en otros tipos de patologías primero se expulsa el factor enfermizo antes de tonificar la Zheng Qi 正氣 (Energía Correcta), en la **enfermedad tumoral** sucede al contrario:

· **1º Se tonifica Zheng Qi 正氣.**
· **2º Se eliminan los factores predisponentes.**

En los cánceres, la etapa inicial se caracteriza por una insuficiencia de Zheng Qi siendo necesario tonificarla para evitar que el cáncer se desarrolle y migre. En las etapas tardías se caracteriza por fuertes factores patógenos:estancamiento de Sangre, Flema, Calor Perverso y finalmente Viento Interno, responsable de las metástasis (fig. 115).

Por todo lo expuesto, los **ingredientes de la enfermedad tumoral** componen un maligno *taburete de tres patas* cuyo *asiento* fluctúa inestable debido a las disonantes emociones (Shen 神) y al relajo de la Energía Centinela (Wei Qi 衛氣) (fig. 116):

· Toxicidad celular (Humedad *Shi* 濕 + Calor Extremo (*Re Huo* 熱火) = Calor Interno (*Nei Re* 內熱) =Inflamación *Yan* 炎).

· *Tan* 痰, Flema.

· Metástasis como colofón (Viento Interno *Nei Feng* 內風).

La medicina china interpreta el cáncer como la formación de tejido nuevo o tumor (*Tan*), el exceso de Calor en la zona (*Re Huo*) y su expansión celular, debida al *Feng*, a través de la sangre y los líquidos orgánicos originando metástasis. Por último, el sistema inmune (Wei Qi) no consigue desintoxicar el Riñón, el Bazo y el Hígado.

Proponemos los siguientes puntos de acupuntura[118] **debidamente combinados en base a las características psico–físicas del paciente** y controlando desde sus inicios la expansión del Viento Interno. La elección de la puntura y/o la moxa se ciñen a igual criterio.

• **TUMOR PRIMARIO Y METÁSTASIS**

· **HUMEDAD–FLEMA** (neoformaciones):

40E 豐隆 *Fenlong* "Abundancia Generosa. Contener el Exceso"
Punto Lo.
Disuelve la Flema–Humedad.

9B 陰陵泉 *Yinlingquan* "Fuente de la Colina Yin. Origen. Fuente que Circula"
Punto Ho (Agua).
Reparto de líquidos orgánicos.
Seca el exceso de Humedad.

---

[118] **Advertimos que, en relación a la enfermedad tumoral, todo punto perteneciente al meridiano de Vesícula Biliar** (*fu–yang* del Reino de la Madera) **debe ser utilizado con extrema precaución y especial maestría para no agitar al Viento hepático causante de las metástasis**.

· **CALOR INTERNO** (hiperplasias y neoplasias):

   · Congénito.

   · Por acumulación de 'Flema'.

   · Emocional.

   · Ambiental.

   · Estrés.

   20VB 風池 *Feng Chí* "Estanque de los Vientos"

   Punto 'Viento' y 'Ventana del Cielo'.

   Reunión con Yang Wei.

   Despeja el Calor.

   Moviliza el *yin* y el *yang*.

   Dispersa el Viento.

   Tonifica el Hígado.

   2R 然谷 *Rangu* "Valle de la Aprobación"–(*Longyuan* "Dragón del Agua Profunda")

   Punto Iong (Fuego).

   Purga el Calor y reduce la inflamación.

   Afianza la Esencia. Alborotar

· **VIENTO INTERNO** (metástasis): Invade el cuerpo colapsando los meridianos y la sangre y bloqueando la energía Centinela Wei Qi. Si la Wei Qi está obstruía no puede defender al organismo y el Qi se enturbia. El **"Síndrome del Movimiento Interno del Viento del Hígado"** significa que el fuerte *yang* hepático se convierte en Viento bien porque la Flema se mezcla con el Fuego–Qi o debido a que el *yin* de Hígado está débil. La causa de este síndrome es compleja: deficiencia renal, fatiga excesiva, depresión, ira, lesiones internas, trastornos alimenticios, Calor del Hígado... También puede ser causado por el agotamiento de la sangre *yin*. A menudo se analiza junto con el "Síndrome de Exceso de Yang hepático", el "Síndrome de Exceso de Calor que provoca Viento", el "Síndrome de Exceso de Qi hepático que mueve el Viento" y el "Síndrome de los meridianos del Viento". Puede concluirse que **el "Síndrome del Movimiento Interno del Viento hepático" es un deterioro avanzado del "Síndrome de Yang hepático Excesivo": un *yang* hiperactivo o un Calor extremo convierten el Fuego en Viento**. Este síndrome del Viento hepático se produce principalmente por **causas internas, de 'terreno'**.

   El Viento Interno se produce por desequilibrios de Yin y de Yang. Ataca a los órganos internos (*zang–fu*) cuando estos están débiles. Las alteraciones patológicas del Viento del Hígado se propagan a lo largo de los meridianos y colaterales agrediendo al organismo. Esta es la razón por la que el Hígado es la *madre* de todos los males.

Las enfermedades provocadas por el Viento se caracterizan por un rápido inicio y cambio. Eso explica por qué los pacientes con cáncer ya están en fase media o avanzada cuando se presentan para un diagnóstico pudiendo producirse metástasis en muy poco tiempo.

La sobrepresión del Reino de la Madera se transforma en Viento (木鬱化風 Mù Yù Huà Fēng) con el consiguiente estancamiento del Qì que puede dar lugar a Calor excesivo que se transforma en Fuego que originará Viento Interno. Un Reino de la Tierra débil (Humedad–Flema) puede ser aplastado por la Madera (土虚木乘 Tǔ Xû Mù Chéng). Clínicamente, esto significa que **un vacío del Bazo permite que el Hígado se crezca y lo aplaste.**

En el caso de que el Fuego del Hígado genere Viento Interno hay que purificar el Hígado y extinguir el Viento (清肝熄風 Qîng Gân Xí Fēng):

31VB 風市 *Feng Shì* "Mercado, Municipio del Viento"
Dispersa el Viento–Humedad.
Punto Viento que agiliza el *yin* y el *yang*.

16TM 風府 *Fengfu* "Palacio–Taller del Viento"
Recibe energía del Vaso Maravilloso Yang Wei.
Dispersa el Viento.

20VB 風池 *Fengchi* "Estanque de los Vientos"
Punto Viento y Ventana del Cielo.
Reunión con el Vaso Maravilloso Yang Wei.
Dispersa el Viento.
Tonifica el Hígado.

3H 太沖 *Taichung* "Asalto Supremo"
Punto Iu–Iunn–Tierra–Fuente.
Tonifica el Hígado y elimina su Calor.
Apaga el Viento.
Moviliza el agua.

2TR 液門 *Yemen* "Puerta de los Líquidos"
Punto Iong–Agua.
Libera el Calor y el Viento.

Existen 6 Puntos Feng (**Viento** 風) que bien podrían custodiar alguna de las claves que permitieran *armonizar las metástasis* para inhibir su expansión:

· **12V** *FENG Men* 風門 "Puerta del Viento"

Cruzamiento con el Vaso Maravilloso Tu Mo. Dispersa el Viento. Facilita el flujo del Qi. Refuerza la Wei Qi. Recomendado en todo tipo de abscesos, quistes e inflamaciones.

Dada la importancia que atribuimos a este punto ampliaremos sus características. Siendo el Viento necesario para la vida hay que diferenciar entre la saludable brisa y el devastador vendaval. El **punto Feng Men**, por su ideograma de puerta (Men 門 fig. 37), tiene la capacidad, abriéndose, entornándose o cerrándose, de modular los *tránsitos ventosos*. Situado a ambos lados de la columna, entre la segunda y tercera vértebras dorsales (a 1,5 *cun* de la línea media[119]), parece ocupar el lugar de unas *metafóricas alas* capaces de facilitar un **mágico vuelo** más allá de cualquier *enfermiza ventisca*. El vuelo de los sueños, de la poética capaz de 'cambiar tildes' convirtiendo el cáncer (*aí* 癌) en amor (*aì* 愛) (fig. 63). **El punto Feng Men vibra en los acordes del trigrama del Viento** (Sun 巽–風) que si bien denota dispersión y avance también contempla la 'retirada'.

· **20VB** 風池 *FENG Chi* "Estanque de los Vientos"

Punto Viento. 'Ventana del Cielo'. Tonifica el Hígado. Reunión con el Vaso Maravilloso Yang Wei.

· **31VB** 風市 *FENG Shi* "La Marcha del Viento"

Punto Viento. Dispersa el Viento–Humedad   .

· **16TM** 風府 *FENG Fu* "Taller del Viento"

Dispersa el Viento. Recibe Energía del meridiano de Vejiga y del Vaso Maravilloso Yang Wei.

· **12ID** 秉風 *Bing FENG* "La Autoridad del Viento"

Reunión con los meridianos de Intestino Grueso, Triple Recalentador y Vesícula Biliar.

· **17TR** 醫風 *Yi FENG* "Pantalla del Viento"

Punto Viento. Reunión con el meridiano de Vesícula Biliar.

· **FACTORES EMOCIONALES**:

3C 少海 *Shào Hai* "Mar Menor"

Punto Ho (Agua).

Punto de "La Alegría de Vivir".

Depresión, ansiedad, angustia, tristeza.

14RM 巨闕 *Juque* "La Gran Puerta del Palacio de los Sentimientos"

Mo de Corazón.

Trastornos del Shen.

---

[119] **Cun** 寸: Unidad de longitud (apróx. 3cm.).

· **PREDISPOSICIONES GENÉTICAS**:

1TR 關衝 *Guan Chong* "Asalto de la Barrera"

Punto Ting (Metal: recuerdo / Proyecto).

Modifica el *pato–proyecto celular* despertando el Designio de Salud.

· **MECANISMOS EPIGENÉTICOS**:

5MC 間使 *Jian Shi* "El Intermediario"

Punto King (Metal: recuerdo / Proyecto)

Expulsa la Energía Perversa.

Atrae a la Energía Centinela (Wei Qi).

Reajusta el programa celular.

Provoca cambios en una situación dada.

· **FACTORES HEREDITARIOS**:

9R 築賓 *Zhú Bin* "Preparar la Estancia del Invitado (Homenaje a los Esposos)"

Entrecruzamiento con el Vaso maravilloso Yin Wei.

Rige las transformaciones del Yin.

Estancamiento del Qi de Hígado que se transforma en Fuego.

Calor molesto de "Los 5 Corazones" (las Almas Vegetativas de los *zang–fu*).

Desarmonía entre Ren Mai y Chong Mo.

Existen 8 puntos de acupuntura cuyo ideograma remite al concepto de Herencia: *Cheng* 承:

6V 承光 *Cheng Guang* "Gran Herencia. Herencia Luminosa"

Dispersa el Viento.

Expulsa el Calor.

36V 承扶 *Cheng Fu* "Recibir el Apoyo. Contener y Sostener"

Fortalece el Recalentador inferior.

56V 承筋 *Cheng Jin* "Herencia de la Fuerza"

Rige el *yang* que hace circular la sangre.

Despeja el Calor.

57V 承山 *Cheng Shan* "Herencia de la Montaña"

Despeja el Calor.

[Versamos sobre este punto en los párrafos explicativos de las figuras 12 y 13 dado que el ideograma de cáncer, *aí* 癌, porta el de montaña, *shan* 山].

1E 承泣 *Cheng Qi* "Heredar el Pesar Silenciosamente. Vaso de las Lágrimas"

Dispersa el Fuego y el Viento.

Reunión con el Vaso Maravilloso Yang Keo.

20E 承满 *Cheng Man* "Recepción de la Plenitud. Contener lo Pleno"
Enfermedad por Flema.
Ordena la Energía disminuyendo sus perturbaciones.
18VB 承靈 *Cheng Ling* "Herencia Espiritual. Contener el Alma"
Reunión con el Vaso Maravilloso Yang Wei.
Despeja el Calor.
24RM 承漿 *Cheng Jian* "Recepción de los Líquidos"
Punto de reanimación.
Dispersa el Viento.

Recordemos la hipótesis de la Teoría Endosimbiótica defendida por **Lynn Margulis** en la que la mitocondria fue una bacteria procariota engullida por otra célula más grande al objeto de obtener energía mediante una respiración aeróbica. La combinación e interacción de estos dos genomas humanos —nuclear y mitocondrial— rige las adaptaciones celulares que establecen la calidad de la salud y del envejecimiento. Es por ello importante conciliar los dos genomas del Hombre, el Nuclear y el Mitocondrial, mediante los puntos:

3VB 客主人 *Kè Zhu Rén* "Huésped y Anfitrión"
Dispersa el Viento.
Reunión con Triple Recalentador.
Aclara el Fuego de Hígado y Vesícula Biliar.
4TR 陽池 *Yáng Chí* "Estanque de los Yang"
Punto Iunn–Fuente.
Regula la energía primigenia del San Jiao.
Gran *reseteador* de todo proceso mórbido degenerativo.

Junto a la esperanza de efectividad curativa, nuestra propuesta pretende atenuar los desagradables efectos de algunos de los tratamientos actuales. El citado **Dr. Gonzalo Guevara Pardo**, médico genetista y microbiólogo de la Universidad Nacional de Colombia, analiza el cáncer desde una concepción evolutiva. Sin negar factores predisponentes, habla de *micro* y *macro–evolución*. La primera, aparece en una misma línea de descendencia y la segunda, la refiere a cambios evolutivos a nivel de especies.Para este doctor, ganador de un Premio Nacional de Medicina en el año 2000, *"la quimioterapia y la radioterapia facilitan la aparición de clones resistentes más adaptados"*.

Nuestra propuesta insiste en **recuperar la verdadera dimensión de la identidad celular**. Esperamos poder contribuir en la estrategia esperanzada de ganarle tiempo al progreso patológico. Un *tiempo intemporal* donde el misterio intracelular sea el germen de un milagro, para nada impensable, de curación definitiva. **Conseguir que las erróneas y nocivas *mutaciones muten*** para permitirle a la célula vivir sin temor su ciclo vital.

Se hacen necesarios ***pequeños giros heterodoxos*** a la hora de afrontar el tratamiento tumoral. Nos parece que la ortodoxia médica se centra en exceso en combatir el cáncer menospreciando los daños colaterales que tal *guerra* implica y que, a su vez, deprimen aún más al ya exhausto sistema inmunitario (energía Wei Qi).

Ofrecerle al tumor una salida digna puede recrearle otras condiciones de hábitat en las que le sea innecesario su derroche expansivo en busca de nuevos territorios que colonizar para sobrevivir.

Tras todo este **despliegue sanador de puntos de acupuntura** sugerimos la necesidad de que, en todo tratamiento oncológico, se tengan presentes **cuatro objetivos** imprescindibles a la hora de elaborar los acertados protocolos.

· **Equilibrar el 'Eje de la Vida'(El Agua 水 y el Fuego 火)**

Reestablecer la *sintonía* y las relaciones armónicas entre el Yin del Agua (Yin Shui 陰水) y el Yang del Fuego (Yang Huo 陽火), custodios de la existencia.

6R 照海 *Zhao Hai* "Mar Luminoso"

[Puntura en el lado derecho del cuerpo y moxa]

Maestro del Vaso Maravilloso Yin Keo.

Relacionado con el Vaso Maravilloso Ren Mai.

Tonifica los riñones (garantes de la Energía Centinela Wei Qi).

Regulariza el *yin* y el *yang*.

62V 申脈 *Shen Mai* "El Pulso del Inicio"

[Puntura en el lado izquierdo corporal y moxa]

Maestro del Vaso Maravilloso Yang Keo.

Formación de gleras (*masas*).

·**Brindarle un Cauce saludable a la Mutación**

Hacer compatible la necesidad de supervivencia de la célula cancerosa con el 'bien común' del organismo en su totalidad.Moxa en:

13TM 陶道 *Tao Dao* "Vía de la Mutación"

Útil en 'mecanismos y procesos' de autoagresión.

Tendencia a la *rumiación*.

Dispersa el Viento.

Cruzamiento con Vejiga (Reino del Agua).

· **Preservación de la Estructura**

Proteger el organismo en su totalidad.

[Puntura y/o moxa]

10RM 下脘 *Xia Wan* "Granero Inferior"

Cruzamiento con Bazo (Reino de la Tierra).

Refuerza el Bazo (previene *mecanismos rumiativos*) y armoniza el Estómago.

12RM 中脘 *Zhong Wan* "Granero Central"

Heraldo y Mo del Estómago.

Heraldo del Triple Recalentador (三焦).

Reunión de los 6 órganos *yang*.

Cruce con Intestino Delgado.

Distribución del *'yang solar'*[120].

Regula el Triple Recalentador medio (三焦中) y todas las producciones anormales (verrugas, quistes, Flema…)

13RM 上脘 *Shang Wan* "Granero Superior"

Cruzamiento con Intestino Delgado y Estómago.

Restituye la energía ancestral, *Zhong Qi*.

Repone y regula el Qi.

Armoniza el Triple Recalentador medio (三焦中).

· **Regulación de las Metástasis**

Recuperar la *identidad celular solidaria*.

Puntura y/o moxa en:

4B 公孫 *Gong Sun* "Ofrenda Universal"

Resonador Lo.

Maestro del Vaso Maravilloso Chong Mo.

Muy ligado a la fisiología de la sangre y a la energía del Hígado (primera línea de defensa emocional capaz de garantizar la supervivencia tanto física como psíquica).

Impide el avance de la energía perversa.

Indudablemente, cada *apoptosis* celular es… toda una **ofrenda desinteresada**.

Para entender la vida debemos *sobrevolar* toda la maquinaria físico–química que NO explica sus niveles superiores. Esto es lo que defiende la denominada **Biología Relacional** que define a los organismos

---

[120] Muy posiblemente en relación con el Plexo Solar, el *Hara*, como *concentración sublime y suprema* de las energías que permiten y entretejen la vida.

vivientes como *"sistemas auto–referenciales, orientados a sí mismos de forma abierta y creativa, que producen las partes que los componen 'dentro de sí mismos'"*[121].

Una **danza creadora entre 'orden' y 'desorden'** combina sus ciclos para contribuir a la estructura del sistema. Fuerzas dinámicas, opuestas y complementarias como el ***yin–yang***, participan del necesario equilibrio antagónico entre caos y ordenanza. Es esta *contradicción interna* la que facilita un cambio evolutivo por medio de reajustes auto–organizadores[122] que, en ocasiones, en palabras de **Georges Politzer**, *"destruyen el sistema existente dando origen a uno nuevo*[123]*"*. El ***borde del caos***, como estado crítico, entra a formar parte de las nuevas tendencias explicativas de la enfermedad tumoral. Según una investigación llevada a cabo en el Hospital General de Viena (Austria), *"el cáncer se comporta según las reglas del caos y el mejor momento para aplicar terapias específicas es cuando el tumor atraviesa su periodo más caótico"*.

Podemos preguntarnos si la **enfermedad tumoral** no es sino una **llamada de socorro** que pretendiese restaurar el orden perdido a partir de una cierta situación de caos evolutivo porque, según postulados de **Schrödinger**, y citando a **Blum**, *"La vida representa un equilibrio entre los imperativos de supervivencia y degradación"* lo que, en el tema que nos ocupa, significaría una ordenada proporción entre el ciclo celular y la apoptosis.

Como buenos **Quijotes de sanación** sea nuestra labor *"deshacer entuertos, prodigar el bien y evitar el mal"* y, para ello, no podemos olvidar el magno peso que tiene el mundo afectivo (Shen 神) en todo el curso de la enfermedad tumoral. El Shen es el *caldo de cultivo* en donde se fraguan todo tipo de patologías:Físicas, Psíquicas y Espirituales.Junto a todo el elenco expuesto añadiremos la tarea de **lograr que el paciente** se reconcilie consigo mismo, recupere sus vivencias de amor y rescate el 'Sentido' de su propia vida:

· **Reconciliarse consigo mismo**:

15RM *Jiu Wei* 鳩尾 "Reunirse en el Comienzo"

Angustia. Ansiedad. Pérdida de memoria. Alivia el Corazón. Aclara la mente.

[121] Rashevsky, Rosen y Loui.
[122] Lange, Oskar: *"Los 'Todos' y las Partes"*. FCE, 1975.
[123] Politzer, Georges: *"Principios Elementales de la Filosofía"*. Editorial Gradifco, Buenos Aires 2008.

· **Recuperar las vivencias de amor**:

14RM *Ju Que* 巨闕 "La Gran Puerta del Palacio de los Sentimientos"

Mo de Corazón. Trastornos del Shen. Angustia. Obsesiones. Emotividad. Miedo. Perturbaciones de la memoria. Ideas falsas. Disuelve el Rencor.

· **Rescatar el 'Sentido' de la propia vida**:

4C *Ling Dao* 靈道 "La Ruta del Espíritu"

Punto King–Metal (Recuerdo). Miedo. Tristeza.

• **ALIMENTACIÓN Y EJERCICIO**

"Ni mesa sin pan ni ejercicio sin capitán"
(Refranero español)

En todo proceso de **sobrepeso y sedentarismo** el tejido adiposo subsiste en un estado de inflamación crónica (lipoinflamación) que aumenta la apoptosis de los adipocitos favoreciendo el **microambiente inflamatorio** mediante la secreción de citoquinas proinflamatorias entre otros agentes. El actual Síndrome Metabólico, cuya causa parece ser la resistencia a la insulina, ancla su etiología en los desajustes energéticos del Reino de la Tierra. Un Qi de Bazo 氣脾 *embarrado*, como el Pantano de la Hydra, conjuga de manera sibilina los desajustes de todas las funciones de los *zang–fu* 臟腑.

Un grupo de trabajo de la Agencia Internacional para la Investigación del Cáncer llegó a la conclusión de que hay pruebas uniformes de que una mayor cantidad de grasa corporal se relaciona con un aumento del riesgo de 13 tipos de cáncer y su mayor agresividad:

· Adenocarcinoma de esófago.

· Cáncer de mama (en mujeres postmenopáusicas).

· Cáncer de colon y recto.

· Cáncer de útero.

· Cáncer de vesícula.

· Cáncer de estómago (parte superior).

· Cáncer de riñones.

· Cáncer de hígado.

· Cáncer de ovario.

· Cáncer de páncreas.

· Cáncer de tiroides

· Meningioma.

· Mieloma múltiple.

La obesidad va unida a afecciones inflamatorias crónicas.El tejido adiposo produce cantidades excesivas de estrógeno, cuyos niveles altos se relacionan con un aumento de riesgo de cánceres, sobre todo de mama, endometrio y ovario. Las células grasas también tienen efectos directos e indirectos sobre otros reguladores metabólicos y de multiplicación celular. Se estudia el modo en que la obesidad altera el **microambiente tumoral**. Los actuales diseños en modelos con ratones muestran que la obesidad (inducida al alimentar a los ratones con una alimentación alta en grasas) crea una competencia por los lípidos entre las células tumorales y las células T (linfocitos del sistema inmunitario). Esto hace que las células T sean menos eficaces para combatir el cáncer[124].

Antes de entrar en materia, recordemos la saludable necesidad de **nutrir los Tres Planos del Hombre**:

· **Sustento Celeste**: Espiritual (meditar, Tai Chi, Qi Gong, orar…).
· **Sustento Humana**: Respiración.
· **Sustento Terrestre**: Agua y comestibles.

Sobre los dos primeros disertaremos más adelante dedicando las siguientes reflexiones a la alimentación terrestre.

El **hexagrama nº 27** (Yí 頤): "Las Comisuras de la Boca. La Alimentación" evoca en su trigrama superior (Montaña) el necesario alimento espiritual mientras que su trigrama inferior (Trueno) se refiere al alimento del cuerpo en un amplio sentido: *"Las palabras son un movimiento que va desde adentro hacia fuera. El comer y el beber son movimientos que van desde afuera hacia adentro. Ambos deben ser moderados por la serenidad y la dulzura"*.

Cuidar la ingesta resulta de gran ayuda no sólo para *evitar* tumoraciones sino, caso de padecerlas, influir en el control de la enfermedad y en el desarrollo eficaz del tratamiento. Para ello sugerimos, como modelo base, productos acordes al clima de la estación:

· **Primavera**, alimentos picantes, fuertes, que estimulen la energía.
· **Verano**, alimentos refrescantes, no excesivamente fríos, que conserven la frescura corporal.
· **Final del Verano**, alimentos que armonicen, equilibrados.
· **Otoño**, alimentos que humedezcan el cuerpo y dirijan la energía hacia el interior.

---

[124] Ringel AE, Drijvers JM, Baker GJ, et al. *Obesity shapes metabolism in the tumor microenvironment to suppress anti–tumor immunity*. Cell 2020; 183(7): 1848–1866.

· **Invierno**, alimentos que potencien el efecto *yang* para conservar el calor necesario.

Se recomienda:

· Utilizar como aderezo limón.

· Condimentar con sal marina.

· Cenar dos o tres veces a la semana arroz integral con ajo y cebolla.

· Beber agua fundamentalmente fuera de las comidas.

· Evitar los 'productos refinados'.

· No abusar de 'fritos'.

· No consumir alimentos pre–preparados.

· Prescindir de conservantes, colorantes, E–…

· Prestar atención a los utensilios y recipientes de cocina (bases antiadherentes…).

· Prescindir del microondas.

Atendiendo a la propia energética de los **'sabores'** de los nutrientes (*gu qi* 穀氣) el **orden correcto de ingestión** sería:

1º Dulce.

2º Picante (en sopas).

3º Salado.

4º Agrio–Ácido.

5º Amargo.

6º Dulce no industrial (debe también tomarse en medio de la comida).

Es tan **importante el 'sabor'** que, por sí sólo, puede ser un elemento diagnóstico: Si apetece en exceso: "Vacío de Yin/Plenitud de Yang". Si desagrada en demasía: "Vacío de Yang/Plenitud de Yin".

Cereales Básicos: en general, todos ellos calman el Shen y eliminan la Humedad–Flema. Cada uno resuena, por afinidad de energía, en un órgano:

· TRIGO: Dulce, Fresco (Bazo, Corazón, Hígado, Riñones).

· Salvado de Trigo: Dulce, Fresco (Intestino Grueso).

· Germen de Trigo: Dulce–Picante, Frío (Corazón, Intestino Delgado).

· TRIGO SARRACENO: Dulce, Caliente (Bazo, Estómago, Intestino Grueso, Riñones) [evitarlo en caso de deficiencia de *yin* de Riñón y Corazón].

· AVENA: Dulce, Tibio (Bazo, Estómago, Riñones, Pulmón).

· MAÍZ: Dulce, Neutro–ligeramente Fresco (Estómago, Intestino Grueso).

· MIJO: Dulce–ligeramente Amargo, Neutro–ligeramente Fresco (Estómago, Bazo, Pulmón, Intestino Grueso). Es el mejor cereal para armonizar el Triple Recalentador medio. Elimina la Humedad causada por deficiencia de Bazo.

· **CEBADA**: Dulce y algo Salado, Neutro–ligeramente Tibio (Bazo, Estómago). **Utilizado en el tratamiento de tumores**.

· ARROZ: Dulce, Neutra (Bazo, Estómago, Pulmón).

· Arroz Glutinoso: Dulce, Templado (Bazo, Estómago, Pulmón). Muy útil ante amenaza de aborto.

· CENTENO: Dulce, Neutro–ligeramente Fresco (Vesícula Biliar, Hígado, Bazo).

Existen determinados **alimentos preventivos y/o oncosupresores**:

·**Vacío de Qi de Bazo que provoca aumento de Humedad**:

Evitar los alimentos de naturaleza Fría: Farináceos, Crudos y Congelados.

Utilizar los alimentos Neutros y Tibios y los dulces no industriales (con moderación) así como mijo, arroz, zanahorias, guisantes, calabaza, col, castañas, rábanos picantes, carne de ternera, miel, regaliz, perejil, cominos, canela, cúrcuma.

· **Viandas antihumedad**: cereales, yogurt, té verde, manzana, sésamo, cuscús, almendras amargas, lechuga, cebolla, zanahoria, alcachofas, judías verdes, rábanos, arroz y pasta integrales, ajo, queso curado, legumbres (garbanzos, lentejas), pasas, nueces, piñones, frutos del mar.

· **Régimen antitumoral**: moderar la ingesta de las frutas de verano fuera de su estación. **Prescindir**: abuso de productos cárnicos, estimulantes, enlatados, refinados, tubérculos. **Basar la ingesta en**: pescados azules, fruta de temporada, semillas y germinados, yogurt, kéfir, queso muy curado, legumbres, cereales, sal marina, cúrcuma.

· **Posible contención de la actividad tumoral**: las verduras con estructura ordenada, los moluscos y los animales de caparazón, sal marina, té verde, cúrcuma.

Dice un sabio refrán que *"comer hasta enfermar y ayunar hasta sanar"*. Añadimos dos puntos del meridiano de Estómago, relacionados con las funciones gastrointestinales, adecuados a la hora de ayudar a restringir la ingesta en línea con la conocida teoría de **"restricción calórica"** y sus comprobados beneficios en el tratamiento de los procesos tumorales:

· **37E** 上巨虚 *shàng jù xû* "Vacío Inmenso Superior".

Punto Ho específico de Intestino Grueso.

Regula el Bazo y el Estómago.

Función reguladora general controlando los movimientos del *yang* hacia el *yin*.

· **39E** 下巨虚 *xià jù xû* "Vacío Inmenso Inferior".

Punto Ho específico de Intestino Delgado.

Función reguladora general controlando los movimientos del *yin* hacia el *yang*.

El populismo se hace eco de las **similitudes existentes entre los estados afectivos y los 'sabores' de los alimentos**: *"qué amargado estoy"*, *"eres muy dulce"*, *"no te pongas picante"*, *"mira que eres salado"*, *"se te ha agriado el carácter"*, *"tienes un humor muy ácido"*, *"no puedo digerir lo que me has dicho"*… Y la frase estrella: **"¡Te comería a besos!"**. No existe mejor expresión para relacionar los vínculos que unen a la comida con los afectos. *'Te comería a besos'* es todo un compendio que expone la necesidad de alimentarse 'no sólo de pan'. **Las emociones forman parte inmaterial del enorme complejo de nutrientes necesarios para el mantenimiento de nuestra vida.**

Lo trastornos del Shen, según hemos visto, provocan 'indi–*gestiones*'. Los dis–*gustos* mal tramitados desvanecen el Qi del alimento (*gu qi* 穀氣), el 'sabor nutritivo', provocando que los *afectos maltrechos* sean cuna de procesos patológicos. Por todo ello, fuera de los periodos de ayuno, para armonizar el metabolismo de los nutrientes y regular la sobreingesta innecesaria, son indicados los siguientes puntos:

· **3B** 太白 *taì bái* "Brillantez Suprema (nombre de una Estrella)"

Recupera el sabor auténtico del alimento.

Punto Iu–Iunn (Tierra–Fuente).

Insuficiencia de la raíz *yang* del Bazo.

Transforma la Humedad.

Ordena la energía y armoniza el Estómago.

· **5B** 商丘 *shâng qiû* "Deliberación en la Montaña"

Distribuye adecuadamente los '5 Sabores'.

Punto King (Metal).

Vigoriza el Bazo y disuelve la Humedad.

La dieta correcta (alimento Terrestre) debe estar rubricada por el ejercicio físico y si de medicina china versamos nada mejor

que recurrir al **Qigong** 氣功 (alimento Celeste): **Qi** 氣 es la energía vital que recorre el cuerpo y cuyo equilibrio es responsable del mantenimiento de la salud física y emocional. **Gong** 功 es la habilidad del cultivo armónico entre las dos emanaciones del Qi, el *yin* 陰 y el *yang* 陽. El Arte del Qi Gong engloba diferentes aspectos: meditación, relajación, movimiento físico, integración cuerpo–mente y ejercicios respiratorios (alimento Humano). Las personas que lo practican llegan a ser conscientes de las sensaciones producidas por el movimiento de la energía a través de su cuerpo y utilizan su 'intención' para guiarla y equilibrarla. **Cuando el practicante de Qi Gong domina este Arte puede ser capaz de *proyectar la energía* hacia otras personas**.

La práctica habitual de Qi Gong limpia el cuerpo de toxinas, restablece la circulación energética, reduce el estrés y la ansiedad y ayuda a mantener la salud. Se postula que el Qi Gong es uno de los métodos terapéuticos más poderosos que existen en la historia de la humanidad. Con una **antigüedad de más de 3000 años**, fue evolucionando como modo de supervivencia en la antigua China. A menudo el Qi Qong se vincula a ciertos aspectos del **Taoísmo y el Budismo.**

Existen **tres ramas** del Qi Gong:

· **Qi Gong marcial (el Tai Chi es una variante)**: Encaminado a reducir los aspectos vulnerables **del cuerpo**. Los monjes del templo Shaolin 少林寺 ("El monasterio del bosque joven o nuevo") lo hicieron popular en todo el mundo. La mayoría de las proezas que suelen estar asociadas con el Kung Fu son aplicaciones de este tipo de Qi Gong.

· **Qi Gong médico:** Su meta consiste en el aumento de la longevidad, la eliminación de las enfermedades y una mayor capacidad para afrontar todos los aspectos de la vida. **Algunos manuscritos con 1500 años de antigüedad** contienen evidencias de que los practicantes del Qi Gong sabían por aquel entonces que la médula ósea era la responsable del mantenimiento de la calidad de la sangre y del funcionamiento del sistema inmunitario. La práctica de la acupuntura y otras técnicas terapéuticas de la medicina china provienen de las enseñanzas de los maestros de Qi Gong.

· **Qi Gong espiritual** (Taoísmo): La premisa básica es que la búsqueda constante de la felicidad en el mundo de la materia sólo provoca nuevos deseos y creciente insatisfacción que acaba causando apatía, frustración y depresión. La principal herramienta de este tipo de Qi Gong es la meditación.

Para nosotros, conforme al tema que nos ocupa, es de interés especial el Qi Gong médico. En el **"II Congreso Mundial de Qi Gong"** (San Francisco del 21 al 23 de noviembre de 1997) se afirmó que **el cáncer puede ser tratado practicando Qi Gong**. Desde la perspectiva de la filosofía médica china no existen las enfermedades incurables. **Por naturaleza todos somos sanos**, nadie enfermaría… siempre y cuando sus aspectos psicológicos y fisiológicos funcionasen coordinadamente. En el paradigma médico chino esto se describe como el flujo armonioso de energía que proporciona la correcta información a cada parte del cuerpo y de la mente. Sólo así se activan las defensas inmunitarias allá donde se requieren. El *ajuste* del *yin* y del *yang* promueve el flujo correcto del Qi. Cuando el flujo se obstaculiza, o interrumpe, aparece la enfermedad pudiendo el Qi Gong resolver la anomalía restituyendo el correcto fluir puesto que no se trata tanto de curar las enfermedades sino de restaurar la salud del paciente.

Pareciera que "restaurar la salud" y "curar la enfermedad" tejen un mismo panorama. Sin embargo, difieren sustancialmente. En el caso del paciente con cáncer representa la diferencia entre la esperanza o la resignación, entre la vida y la muerte. Uno de los mejores Maestros de Qi Gong, **Wong Kiew Kit**, defendía que el Qi Gong es ventajoso frente a otros métodos terapéuticos en los que el diagnóstico preciso es esencial mientras que en Qi Gong el diagnóstico suele ser innecesario. Esto se debe a que el fluir armonioso del Qi que provoca se dirige hacia los focos patológicos, sean cuales sean, restableciendo la salud.

En la misma línea de pensamiento se inscribe la **Dra. Feng Li–da**[125]. En su extenso currículum destaca ser una de las pioneras en la investigación de los beneficios que aporta el Qi Gong en los pacientes de cáncer. Divulgó los resultados obtenidos sobre onco–cultivos de células de ratones que fueron expuestos a la **emisión de Qi** por parte de Maestros de Qi Gong (la *emisión de Qi* es una técnica terapéutica en la que el médico *canaliza energía* que es trasmitida al paciente). El ensayo con los ratones no consiguió destruir los tumores pero sí inhibir su crecimiento.

Alentada por los resultados, dirigió su investigación en humanos:127 pacientes diagnosticados de cáncer fueron divididos en un grupo

---

[125] Subdirectora General del Hospital de Marina de la República Popular China. Profesora de Medicina Tradicional China de la Universidad de Beijing. Jefe del Centro de Investigación de Inmunología China. Presidente de la Unión Internacional de la Universidad de Qigong y Presidente Mundial de la Asociación Médica de Qigong.

de 97 y otro de control de 30. Todos los pacientes recibieron sesiones de quimioterapia y el grupo de estudio además realizó prácticas diarias de 2 horas de Qi Gong durante un periodo de 3 a 6 meses. Los resultados demostraron que ambos grupos mejoraron, pero el grupo de Qi Gong mostró mejoras de cuatro a nueve veces mayor que el otro grupo en aspectos como fuerza, apetito, control de la diarrea y aumento de peso. La **tasa fagocítica** de la función inmune aumentó en el grupo de Qi Gong y disminuyó en el otro.

Sin duda alguna, **el Qi Gong puede frenar el crecimiento de tumores cancerosos y reducir su tamaño**. A este respecto, la **Dra. Feng Li–da** afirma que la terapia de combinación de Qi Gong y quimioterapia es superior a la quimioterapia por sí sola. El mecanismo de esta sinergia aparente no es del todo comprendido pero se relaciona con que el Qi Gong promueve la absorción de medicamentos a tejidos y células mediante el aumento de la circulación de la sangre. La investigación demostró que la absorción de medicinas se incrementa en la zona del cuerpo sometida a la emisión de Qi. Esta facultad es de vital importancia dado que un **reciente estudio** ('PLOS Biology', **Ramya Ganesan**. Universidad Emory, EE. UU.) describe el daño a las células no cancerosas circundantes que provoca un fármaco estándar de quimioterapia provocando que las células tumorales latentes promuevan su posterior crecimiento.

La quimioterapia tiene como objetivo destruir todas las células cancerosas pero, a menudo, algunas entran en un estado de latencia en el que dejan de dividirse y de responder a los agentes quimioterápicos. La recurrencia ocurre cuando las células inactivas vuelven a despertarse comenzando a dividirse nuevamente.Incluso, algunos estudios han indicado que **la quimioterapia en sí misma puede promover el escape del letargo**. Administraron el **fármaco docetaxel** descubriendo que, incluso en dosis muy bajas, las células estromales resultaban dañadas, mientras que las cancerosas no, y que el tratamiento inducía la reentrada del ciclo celular en las células cancerosas. Los autores demostraron que el impulsor de este despertar de las células inactivas fue la liberación de dos moléculas clave de señalización celular, el factor estimulante de colonias de granulocitos (G–CSF) y la interleucina–6 (IL–6) por parte de las células estromales lesionadas, que actuaron sobre la células latentes para promover su crecimiento, tanto in vitro como in vivo.

El **doctor Ganesan** y el **doctor Sukhatme**, coautores del estudio, destacan*"un efecto nocivo de la quimioterapia con taxanos contra el* *cáncer: la liberación de IL–6 estromal y G–CSF despertó células de cáncer de mama latentes con la consabida recaída tumoral"*. **Dado que la quimioterapia puede dañar a las células sanas y reactivar el crecimiento de las 'tumorales durmientes' no es desacertado proponer el Qi Gong como preventivo de estos yatrogénicos efectos poco deseables**.

La variante Guo Lin del Qi Gong 郭林氣功 es uno de los mejores aliados en el tratamiento del cáncer. Además de fortalecer el sistema inmune (Wei Qi 衛氣), absorbe el Qi puro del entorno y expulsa el nocivo del organismo fortaleciendo los órganos internos y reequilibrando todo el sistema energético.

Otto Warbürg, Premio Nobel 1931, afirmó que *"todas las enfermedades son ácidas y donde hay oxígeno y alcalinidad no pueden haber enfermedades, incluido el cáncer"*. Las células cancerígenas surgen de un 'terrero' con deficiencia de oxigeno (hipoxia) y esta carencia altera sus funciones normales siendo el Guo Lin Qi Gong un socio óptimo a la hora de ralentizar el crecimiento tumoral. Desde la medicina occidental podemos encontrar una explicación a los resultados obtenidos con este ejercicio. **El Guo Lin Qi Gong busca detener el crecimiento de las células tumorales**, e incluso eliminarlas, **aumentando el volumen de oxigeno asimilado**.

Conocida como **"Marcha Qi Gong para el tratamiento del cáncer"**, se introdujo en China a principios de los 70 por una artista dedicada a la pintura tradicional china llamada **Guo Lin 郭林**. En **1949** fue diagnosticada con un cáncer uterino que fue extirpado en Shanghái. En **1960** apareció metástasis en la vejiga sometiéndose a una nueva intervención. Tras nuevas recidivas, los médicos pronosticaron un límite de vida de no más de seis meses. Ante tal perspectiva recordó que su abuelo, monje taoísta, le había instruido en el Qi Gong tradicional y profundizó en esos conocimientos al objeto de recuperar la salud. Al no obtener resultados introdujo modificaciones a los ejercicios originales hasta crear su propio sistema. Su constancia practicando dos horas diarias obtuvo, en medio año, la remisión de sus dolencias. En **1970** creó la "Nueva Terapia de Qi Gong" convirtiéndose su método en uno de los principales estilos practicados por grandes grupos en China. En **1977**, la Maestra Guo 郭 trataba a todo tipo de pacientes que acudían a Beijing para recibir sus enseñanzas.

Durante el periodo **entre 1971 y 1977**, en plena **Revolución Cultural** de Mao, fue acusada de curandera. Las autoridades registraron su casa y le confiscaron todo el material de Qi Gong prohibiendo y censurando sus enseñanzas. A pesar del entorno convulso, la práctica siguió extendiéndose hasta que, a **principios de los años 80** —finiquitada la Revolución Cultural— más de un millón de personas habían practicado el método Qi Gong Guo Lin en toda China. Fue en esos años cuando la **televisión** emitió un programa llamado **"Caminata Qi Gong"** enseñando a la audiencia el Arte de este método. Sus resultados fueron tan sorprendentes que atrajeron la atención de la comunidad científica no sólo en el tema del cáncer sino también en muchas otras enfermedades.

Hasta el día de su fallecimiento, en **1984**, trabajó sin descanso asistiendo a cientos de pacientes de cáncer, mejorando sus dolores y prolongándoles la vida. Hoy en día, se usa esta herramienta como clave para el tratamiento y recuperación de pacientes de cáncer en hospitales de toda China, Japón, Australia, Estados Unidos, Canadá y en algunos centros oncológicos de Suiza y Alemania. Lástima que en España no se le preste la más mínima atención…

¿Cómo actúa el Qi Gong Guo Lin contra el cáncer? La **'Respiración del Viento Feng Hu Xi'** se caracteriza por pequeños impulsos al inspirar a través de los cuales el organismo recibe una mayor cantidad de oxígeno. El oxígeno ejerce una saludable acción sobre las células cancerosas obligándoles a recuperar su respiración aeróbica. Por otra parte, la eficacia de la quimio y de la radioterapia depende de la cantidad de oxígeno que se encuentra en los tejidos. En consecuencia, la mayor cantidad de oxígeno en la sangre debida a la 'Respiración del Viento' puede aumentar la efectividad de estas terapias. Además, el Qi Gong fortalece el sistema inmune ayudando al organismo a disminuir los efectos secundarios de los tratamientos.

El **aspecto psicológico** del Qi Gong Guo Lin ofrece muchas ventajas: los movimientos rítmicos y los ejercicios meditativos eliminan tensiones y disminuyen el miedo y el estrés producido por la enfermedad afectando negativamente al proceso curativo.

Guo Lin es un método Qi Gong de caminar que coordina los movimientos del cuerpo, la respiración y la atención plena para prevenir las recidivas del cáncer.

La habilidad en el modo en que se respira (**"Feng Hu Xi 風呼吸"** o **'Respiración del Viento'**) difiere de los sistemas de Qi Gong tradicionales. Siempre por la nariz, se inspira dos veces de forma profunda y se espira una sola vez (**Xi, Xi, inspirar y Hu, espirar**). Los brazos se balancean de un lado al otro. Cada mano se desplaza desde su posición al lado de la cadera hasta situarse frente al Dan Tian (Campo de Cinabrio 丹田) alternativamente. La cintura se mantiene relajada. La cabeza gira en el momento de la espiración. La caminata mantiene un ritmo que puede ser natural, lento, rápido o muy rápido (fig. 118). La duración indicada para la práctica es de 40 minutos diarios.

Puntos clave a tener en cuenta:

· Posar el talón del pie de forma consciente con la punta lo máximo hacia arriba.

· Caminar con los pies siempre en paralelo.

· Mantener flexionadas un poco las rodillas.

· Avanzar con pasos pequeños.

· Relajar la cintura basculando la pelvis.

· Mover la Energía del Dan Tian con el balanceo de las manos.

· Girar, con elegancia, la cabeza y la cintura entre 45º y 90º.

· Concentrar la atención sólo en las respiraciones (Xi, Xi, Hu).

· Practicar la caminata preferentemente por la mañana temprano y en zonas verdes.

Como complemento de este Guo Lin Qi Gong, tanto preventivo como curativo de la enfermedad tumoral, describiremos otros **Modelos Respiratorios** de especial importancia (fig. 119):

· **Respiración Fuelle**: Descontaminación. Imprescindible en todo proceso de acumulación de toxinas tanto físicas como psíquicas. Contrayendo el abdomen, se saca el aire de golpe (como si se apagara una vela).

· **Respiración Circular–Celeste**: Trastornos de 'El Ser en busca de Sentido' (¿de dónde vengo?, ¿adónde voy?). Necesaria a la hora de poner límite a las expansiones descontroladas. Se inspira y espira lenta y profundamente, sin pausas, haciendo la exhalación más lenta y larga.

· **Respiración Triangular–Humana**: Trastornos de 'La Identificación del Ser' (¿quién soy?). Primordial a la hora de recuperar la identidad celular en solidario arraigo con la totalidad orgánica. Tras la inspiración, se hace una retención —con los pulmones llenos de aire— mientras se contraen todos los esfínteres del suelo pélvico.

· **Respiración Cuadrada–Terrestre**: Trastornos de 'El Ser en su Tiempo de Enfermar' (¿cuál es mi qu(é)hacer?): Precisa a la hora de recuperar el Proyecto de Vida y sus *complicidades* con el Shen. A la Respiración Triangular se le añade otra retención con los pulmones vacíos adoptando la siguiente postura: decúbito supino con las rodillas flexionadas, los pies apoyados en el suelo y abiertos a la distancia de las caderas. En esta posición:

· **Inspirar**: Creando un espacio hueco entre las dorsales y suelo.

· **Retención en Plenitud**: Mantener la postura.

· **Espirar**: Dejar caer suavemente las dorsales contrayendo el abdomen, presionando con los pies el suelo y basculando la pelvis.

· **Retención en Vacío**: Mantener la postura.

Finalizamos el Arte Respiratorio recordando que, en la energética de los 5 Reinos (Wu Xing 五行):

· **Las Inspiraciones** las gobiernan los Reinos del Agua (Riñón) y de la Madera (Hígado).

· **Las Espiraciones** las tutelan los Reinos del Fuego (Corazón) y del Metal (Pulmón). El *zang*–Pulmón, Maestro del Qi, dicta el comienzo y el final de la vida en este bello planeta. Al nacer, inspiramos por primera vez y al morir, expiramos (con 'x') hacia otras latitudes. Pareciera que toda la existencia humana fuese una única respiración que acoge y custodia innumerables *respiraciones chiquititas* sometidas al terrenal tiempo.

· **Las Retenciones**, tanto en plétora como en vacío de aire, las administra el Reino de la Tierra (Bazo).

Las pausas respiratorias cobran especial importancia dado que el Bazo es el responsable de mantener un correcto flujo de Humedad evitando, con ello, que se convierta en la temible Flema causante de los tumores.

• YATROGENIA DE LOS TRATAMIENTOS OCCIDENTALES: QUIMIOTERAPIA (QT) Y RADIOTERAPIA (RT)

> *"Uno de los primeros deberes del médico es*
> *educar a las masas a no tomar medicinas"*
> (Sir William Osler.
> Conocido como el "Padre de la medicina moderna")

La yatrogenia alude a cualquier **daño o efecto adverso en la salud del paciente como resultado de una intervención médica o de la prescripción de un tratamiento**. La industria farmacéutica diseña sus productos de manera que el consumo de uno cualquiera de ellos provoque la necesidad de utilizar otro que palíe los efectos secundarios del primero.

Este segundo fármaco, a su vez, promueve la receta de un tercero para los mismos fines y este tercero… la cadena de medicinas necesarias se nos hace interminable hasta el punto de sospechar oscuros intereses por parte de la **Farma Mafia**. Uno de los claros ejemplos de esta **grave perversión** son los actuales **inhibidores de la aromatasa** pautados como preventivos de recidivas en cánceres de mama hormonodependientes. Como es sabido pueden, entre otras muchas patologías descritas en su amplio prospecto, provocar **osteoporosis** que suele tratarse con **bifosfonatos** cuyos efectos adversos incitan a suponer un corolario de pastillas para mitigarlos: dispepsia, náuseas, dolor abdominal, esofagitis erosiva, úlceras esofágicas, hipocalcemia, dolor musculo–esquelético, fracturas atípicas, osteonecrosis de los maxilares…

Ante semejante dislate proponemos proteger al organismo frente a los posibles desajustes que los tratamientos convencionales causan. Para ello sugerimos los siguientes puntos de acupuntura:

·**Común a las pautas de Quimioterapia y de Radioterapia**

36E *zu san li* 足三里 "Divina Indiferencia Terrestre"

Punto Ho–Tierra.

Difusor del Qi 氣.

Aumenta el *yang* 陽 en todo el cuerpo.

Actúa contra la insuficiencia del *yin* 陰 y de *xue* 血 (sangre).

Preventivo del atentado por Energías Perversas (detiene su ascenso).

Facilita la eliminación de la Flema (Tan 痰).

Estimula la actividad citotóxica de las *Natural Killer Cells* (NK)[126].

Utilizado en Linfedemas[127].

Fatiga oncológica.

Neuropatía periférica post–quimioterapia[128].

4IG *he gu* 合谷 "Fondo del Valle"

Punto Yuan–Fuente.

Dispersa el Viento patógeno.

---

[126] Revista Internacional de Acupuntura, abr–jun 2012, pp 58–62. *Potencialidades en los efectos de la acupuntura sobre la actividad de celulas natural killer en pacientes con cancer de mama.* A.P. Sánchez MD, M. Angel MD.

[127] Acupunct. Med. 2014;0,1–7. *A feasibility study to examine the role of acupuncture to reduce symptoms of lymphoedema after breast cancer: a randomized controlled study.*

[128] Acupunct Med Sep 2011, Vol 29, N3, pp 230–233. *Evaluation of acupuncture in the management of chemotherapy–induced peripheral neuropathy.*

Equilibra la sangre y la energía.

Estimula la actividad de las *Natural Killer Cells* (NK).

Muy útil en Linfedemas.

Fatiga oncológica.

Neuropatía periférica post–quimioterapia.

2TR *ye men* 液門 "Puerta de los Líquidos"

Punto Iong–Agua.

Estimula la inmunidad activando las *Natural Killer Cells* (NK).

Libera el Calor (Re 熱) y el Viento (Feng 風).

3C *shao hai* 海少 "Mar Menor. Alegría de Vivir"

Punto Ho–Agua.

Depresiones, ansiedad, emotividad, angustia, tristeza, miedo.

Calma el Corazón.

Distonías neurovegetativas.

·Fase de Quimioterapia (QT)

6MC *nei guang* 內關 "Barrera Interna [Puerta del Intersticio]"

Punto Lo.

Maestro del Vaso Maravilloso Yin Wei 陰維.

Ataque por Energías Perversas.

Disminuye las náuseas y vómitos posteriores a la QT.

Control del dolor postquirúrgico.

Sofocos[129].

16R *huang shu* 肓俞 "Asentamiento de Centros Vitales"

Cruzamiento con el Vaso Maravilloso Chong Mo 沖脈.

Regula el Recalentador medio (San Jiao Zhong 三焦中).

La **sinergia 4IG + 6MC + 36E** cobra un especial interés[130].

· Fase de Radioterapia (RT) en cualquiera de sus protocolos

– Exclusiva.

– Neoadyuvante (antes de la cirugía).

– Adyuvante (tras la cirugía).

– Concomitante a Quimioterapia.

– Paliativa.

---

[129] CLIMATERIC 2005: 8: 243–250. *Vasomotor symptoms decrease in women with breast cancer randomized to treatment with applied relaxation or electroacupuncture: a preliminary study.*
[130] American Journal of Chinese Medicine, 2007, vol. 35,1, pp 35–51. *Effect of acupuncture treatment on the immune function impairment found in anxious women.*

5P *chi ze* 尺澤 "Estanque de Vapores Luminosos"

Punto Ho–Agua.

Dispersa el Fuego (Huo 火).

Enriquece el *yin* 陰.

28E *shui dao* 水道 "Ruta del Agua"

Punto específico de Vejiga (vector *yang* 陽 del Reino del Agua: Wu Xing Shui 五行水).

Depresión y agotamiento.

Responsable del reparto de los líquidos.

Actúa sobre las mutaciones del Recalentador inferior (San Jiao Xia 三焦下).

Asimila la Energía (Qi 氣).

La **novedosa protonterapia**, a diferencia de la radioterapia de 'rayos X', utiliza protones. Dirige más selectivamente el haz de protones hacia el tumor causando menor daño al tejido sano circundante pero no puede ser empleada en todos los tipos de cáncer sino sólo en aquellos que no se han diseminado y en tumores que estén próximos a partes críticas del cuerpo.

Arriesguemos planteamientos sin temor a crítica alguna. El **Dr. Albert Szent–Györgyi**, Fisiólogo y Nobel de Medicina en 1937, descubrió que muchas enzimas y hormonas tienen color propio y son sensibles a la luz. Cuando son estimuladas con diferentes luces tienden a sufrir cambios moleculares que alteran sus colores de origen.

· La moderna **Optogenética** es una técnica que confiere a los tejidos la propiedad de responder a estímulos luminosos.

· La **rodopsina** es un pigmento retiniano que responde a la acción de la luz.

· Los **cromatóforos** son células con pigmentos en su interior que reflejan la luz. Los mamíferos presentan una clase de cromatóforos: los melanocitos que, no sólo son células productoras de melanina, sino que tienen una elevada capacidad de estimular el sistema inmunitario cutáneo.

La Luz, *guan* 光, (fig. 121) forma parte de la vida celular del organismo. **Por encima de la materia existe un cuerpo luminoso** que se beneficia de las frecuencias de las terapias lumínicas. El **Dr. Piotr Gariaev**, Fundador de la Genética de Ondas, afirma que *"El genoma genera ondas acústicas y electromagnéticas solitónicas endógenas (sonido y luz)"*.Según sus investigaciones, el "Campo Genómico" contiene una parte molecular, la de los genes, y una parte ondulatoria.

Ya en el siglo XVIII se comenzaron a evaluar los efectos del color sobre el organismo humano y en pleno siglo XX, el físico alemán **Fritz–Albert Popp** definió los **biofotones** y su vínculo con los estados cancerosos comprendidos como procesos de excesivo desorden, entropía, en los que las células no son capaces de absorber la luz. Las emisiones biofotónicas intervienen en la comunicación celular. Popp y sus colaboradores descubrieron que cuando una célula está a punto de morir, emite una radiación biofotónica cientos de veces mayor que la que despide normalmente. Este fenómeno ha sido comparado con la explosiva muerte de las supernovas (estrellas masivas que emiten un enorme resplandor en su colapso gravitacional): *"cada célula es un sistema solar y cada sistema solar es una gran célula"*.

También la medicina china asigna colores a cada uno de *los zang* de los 5 Reinos: Riñón–Negro, Hígado–Verde–Azul, Corazón–Rojo, Bazo–Amarillo y Pulmón–Blanco. Precisamos aportaciones personales: Riñón–Añil–Índigo y Triple Recalentador–Violeta.

Todo ello nos lleva a plantear **Terapias con Color** para el paciente oncológico. Veamos, en primer lugar los colores más beneficiosos y sus propiedades:

· **Color Anaranjado**: Sintoniza el Qi renal. Adaptógeno de la Wei Qi. Útil en todo proceso tumoral.

· **Color Amarillo**: Drena toxinas. Muy utilizado en tumores óseos. Acción restauradora. Indicado en pacientes con enfermedades crónicas. Estimula el sistema inmunitario.

· **Color Verde**: Regenera las células. Aplicable en neoplasias y tumores.

· **Color Azul**: Antiinflamatorio.

· **Color Añil–Índigo**: Desintoxica el organismo. De gran utilidad en quemaduras.

· **Color Violeta**: Depurativo. Tumores óseos.

· **Color Púrpura** (rojo intenso que tira a violeta): Procesos tumorales.

· **Color Cian** (entre el verde y el azul): Reduce la inflamación y estimula los fibroblastos.

· **Color Magenta**: Restablece el equilibrio emocional. Ayuda en el tratamiento de tumores (pulmón, mama, estómago, colon, riñón, útero, testículos).

· **Infrarrojos**: Rigidez articular. Procesos inflamatorios.

· **Ultravioleta**: PELIGROSO. Puede causar mutagénesis.

Varias son las **modalidades de Tratamiento con Color**:

· **Cromo–Imanes** superpuestos en determinadas zonas o puntos de la piel.

· **Gafas** con diferentes coloraciones de cristal.

· **Baños de luz** en habitaciones preparadas para ello.

· *Sabores coloreados* (*gen ju yao bu yan se ding ming* 根據藥物顏色定名): De extenso uso en los hospitales de china. Sus **fármacos irradiados con color** suponen una curiosa lista: *Bai* 白 Blanco, *Chi* 赤 Rojo, *Hei* 黑 Negro, *Hong* 紅 Rojo, *Huang* 黄 Amarillo, *Jin* 金 Dorado, *Lu* 綠 Verde, *Qing* 青 Verde–Azulado, *Yin* 銀 Plateado, *Zhu* 朱 Granate y *Zi* 紫 Morado y Púrpura.

· **Cromopuntura** en puntos de acupuntura relacionados con el Color:

6V 承光 *Changguang* "Herencia Luminosa", **26R** 彧中 *Yuzhong* "Centro Brillante", **24VB** 日月 *ri yue* "Psiquismo Luminoso", **37VB** 光明 *Guangming* "Claridad Radiante", **5H** 蠡溝 *Ligou* "Canal de la Madera. El Verde", **2C** 青靈 *Qingling* "Fuente, Origen del Color", **11TR** 清冷淵 *Qinglengyuan* "El Color del Espíritu", **2E** 四白 *Sibai* "Las Cuatro Claridades", **3B** 太白 *Taibai* "Brillantez Suprema", **19RM** 紫宮 *Zigong* "Palacio del Púrpura".

Existen en el mercado diferentes instrumentos que permiten ***punturar la luz*** en los puntos escogidos. Resaltamos la necesidad de que sea una punta de **cuarzo** la encargada de ello. El cuarzo es piezo–eléctrico: genera electricidad por presión aplicada trasmitiendo todo el espectro de la luz. Otra de sus características es la de *ordenar* la composición de la estructura molecular y del Campo energético que la rodea.

Una de las desafortunadas consecuencias de la Radioterapia es la **Radiodermitis**, dermatitis en la piel irradiada que suele aparecer tras el tratamiento y cuyo riesgo, en el tiempo, es desarrollar un carcinoma epidermoide. **Para evitar este efecto secundario recurriremos o bien al plano de la materia**, utilizando los 'puntos Agua' (Ho de los *zang* / Iong de los *fu*) **o a propuestas más vibracionales**:

· **Cromopuntura en los puntos Xi** 隙 (Rendija) (fig. 122): *"Hay una grieta en todo. Así es como entra la luz"* (Leonard Cohen). Estos puntos son muy utilizados en todo proceso psico–afectivo. Regulan el flujo del Qi en los Meridianos. En ellos se concentra la Luz.

· Desde el punto de vista de la medicina china, la **Radioterapia** (*Fàngshè liáofǎ* 放射疗法) es considerada como un **ataque por Fuego externo** (*shè* 射). Conocedores de que **el Agua controla el Fuego** invitamos a utilizar nuestro propio método que, con total desinterés, ofrecemos dada su enorme eficacia.

· **Color utilizado**: **Añil–Índigo** por su utilidad en quemaduras.

· **Ideograma de Agua**: 水 *shuǐ*. Dibujamos el signo en una transparencia negra para, a continuación, recortarlo de modo que sus trazos queden *perforados*.

· **Se coloca la transparencia** *shuǐ* sobre la zona radiada.

· *Dibujar*, con el 'dispositivo de luz' escogido, el ideograma siguiendo el orden correcto de sus trazos (fig. 123).

Antes de despreciar, con mofa o condena, esta valiosa aportación debería, quien así lo considere, comprobar sus beneficios para poder tener un adecuado criterio de opinión sin caer en ortodoxias inapelables. Recordando al mencionado **William Osler**, de acuerdo estamos en que *"cuanto mayor es la ignorancia, mayor es el dogmatismo"*.

● **CUIDADOS PALIATIVOS**

"Ver la muerte pacífica de un ser humano nos recuerda a una estrella fugaz; una de un millón de luces en un vasto cielo que se ilumina por un breve momento para desaparecer en la inmensidad del firmamento estrellado"
(Elisabeth Kübler–Ross)

Acompañar al **paciente en tránsito** es un deber moral. Cuando parece que toda actuación sanitaria resulta baldía se nos brinda la sagrada oportunidad de no abandonar al enfermo ofreciéndole cuanto podamos brindarle en su *despegue y viaje hacia otros mundos*. Para ello, nos convertimos en *obstetras* que le ayudan en su partida así como otros lo hicieron en su llegada. Además de la proximidad, la ternura, las palabras… sugerimos los siguientes puntos que alivien la *travesía*.

· **ANSIEDAD y ANGUSTIA**: Calmar el Fuego del Corazón y actuar en la esfera del Agua:

· **11P** 少商 *shaoshang* "Mercader Menor"
Punto Ting–Madera.
Ansiedad por el entorno.

· **3ID** 後谿 *houxi* "Continuidad del Torrente"
Punto Iu–Madera.
Ofrece sedación generalizada.

· **15V** 心俞 *xiushu* "Trasportar para Ofrecer en el Corazón"
Punto Iu–Asentimiento de Corazón.
Calma el Corazón y libera la energía espiritual.
· **1R** 涌泉 *yongquan* "Fuente Floreciente de la Tierra"
Punto Ting–Madera.
Ansiedad por el medio.
· **15RM** 鳩尾 *jiuwei* "Reunirse en el Comienzo"
Jiuwei (Depósito Emocional).
Angustia, ansiedad.
Calma el Corazón y aclara la mente.
· **7MC** 大陵 *daling* "Gran Meseta"
Punto Iu–Iunn (Tierra–Fuente).
Xinshu (Shen del Corazón).
Calma el Corazón y la mente.
Gobierna los "5 Corazones" (Almas Vegetativas de los *zang* de los 5 Reinos).
Seda a sujetos sobrexcitados.

· **DOLOR**

Dolor agudo: Nociceptivo, vegetativo, neuroendocrino o emocional.
Dolor crónico: Sin respuesta simpática ni endocrina. Alto componente afectivo. Inhibición de la conducta. Sentimientos de indefensión.
Dolor somatofmorfo: Causa desconocida. Se supone una depresión enmascarada y le acompaña un Síndrome Desadaptativo General.
+ En cualquiera de los casos, lo primero es **CALMAR EL ESPÍRITU**:
· **7C** 神門 *shenmen* "Puerta del Espíritu"
Punto Iu–Tierra.
Calma la mente.
Restablece el equilibrio vago–simpático.
· **6MC** 內關 *neiguan* "Barrera Interna"
Punto Lo y Maestro del Vaso Maravilloso Yin Wei.
Alteraciones mentales.
+ **TRATAMIENTO BASE PARA EL DOLOR**:
· **45V** 譩譆 *yi xi* "Grito de Dolor (¡Ay de mí!)"
Punto Gran Viento.
Libera la energía estancada de Pulmón.
+ **DOLOR AGUDO**:
Supone un estancamiento del *yin*. Se selecciona el meridiano *yang* que recorre la zona del dolor escogiendo su punto–Agua más distal del territorio doliente.

· Puntos–Agua relevantes de los miembros inferiores: **44E** 内庭 *neiting* "Corte Interior", **43VB** 俠谿 *xiaxi* "Defender el Torrente", **66V** 足通谷 *zutonggu* "Comunicar con el Valle".

· Puntos–Agua distinguidos de los miembros superiores: **2ID** 前谷 *qiangu* "Valle Interior", **2IG** 二間 *erjian* "Segundo Intervalo", **2TR** 液門 *yemen* "Puerta de los Líquidos".

+ DOLOR CRÓNICO:

· **41VB** 足臨泣 *zulinqi* "Descenso de las Lágrimas"

Punto Iu–Madera.

Maestro del Vaso Maravilloso Tae Mo.

Despeja el Calor y dispersa el Viento.

· **15VB** 頭臨泣 *toulinqi* "Descenso de las Lágrimas"

Metaboliza el dolor del sufrimiento psicoafectivo que llega a somatizarse como algia concreta.

41VB y 15VB, ambos con el mismo nombre, son puntos del meridiano de la Vesícula Biliar que es la entraña–*fu* (*yang*) del Reino de la Madera. Si los dolores son estancamiento de *yin*, nada mejor que un dinamizador (cualidad *yang*) que, además, pertenezca a un Reino intermediario entre el Gran Yin (Agua) y el Gran Yang (Fuego) y este Reino es la Madera.

La Vesícula Biliar es considerada 'Maestra del Dolor' porque regula el ímpetu, ritmo y cadencia del mismo:**'Los 4 Custodios' 13VB** 本神 *benshen* "Providencia Fundamental" **y 18VB** 承靈 *chengling* "Herencia Espiritual" son de gran ayuda.

Existe también el denominado **módulo de los 5 Reinos** consistente en:

· **Dispersar el 'dominio' de la Madera**:

6H 中都 *zhongdu* "Totalidad Central" [puntura armonizadora]. Punto Xi.

3H 太沖 *taichong* "Asalto Supremo" [puntura dispersante]. Punto Iu–Iunn (Tierra–Fuente).

· **Restablecer la Identidad de la Tierra**:

8B 地機 *diji* "Fuerza Motriz de la Materia Primera" [puntura con 'manipulación fuerte Tierra']. Punto Xi.

· **Redimir el "Sentido del Ser"**:

4C 靈道 *lingdao* "Ruta del Espíritu"

Punto King–Metal.

Proponemos, una vez más, un **tratamiento para el dolor muy personal**:

Basado exclusivamente en los ideogramas de los puntos que empleamos para eliminar el estancamiento energético (dolor) restaurando el Tao (la fluida comunicación entre el *yin* y el *yang*). Comunicar (conectar), en chino, se escribe **Tōng** 通. Dolor, a su vez, se pronuncia **Tòng** y su grafía es 痛. Si nos dedicamos a observar, "dolor" y "comunicación" están relacionados. La "parte central" de sus ideogramas es la misma (*yong* 甬) pero varían los radicales: en el caso de "comunicar" 通, es [radical n° 162 para "caminar" 辶] y en el de "dolor" 痛, [radical n° 104 para 'enfermo' 疒]. De todos los puntos de acupuntura que existen sólo cinco portan el ideograma de "comunicar" (7V *tông tiân* 通天, 66V *zú tông gǔ* 足通谷, 1R *yǒng quán* 涌泉, 20R *fù tông gǔ* 腹通谷, 5C *tông lǐ* 通里), y ninguno el de "dolor". Pero, de todos ellos, sólo el 7V y el 5C llevan el sinograma de Tōng 通 en primer término avalando la propuesta de restablecer el Tao del fluir de la energía para evitar el dolor que provocan los estancamientos (fig. 124 y 125):

· **7V** 通天 *tongtian* "Comunicación del Cielo"

Pertenece a un meridiano *yang* (Vejiga) dentro del Reino del Agua (*yin*).

Dentro del concepto del Tao 道 representa al *pequeño yang*.

Calma el dolor.

· **5C** 通裡 *tongli* "Comunicar la Talla del Jade"

Pertenece a un meridiano *yin* (Corazón) dentro del Reino del Fuego (*yang*)

Dentro del concepto del Tao 道 representa al *pequeño yin*.

Curiosamente, el jade es la gema más preciada en china. Los conquistadores españoles lo consideraron un remedio para aliviar el dolor en la cultura mesoamericana.

En la ayuda al paciente próximo a *despegar* no debemos olvidar un punto muy especial: el **7TR** *huizong* 會宗 "Encuentro con los Antepasados" que, junto con el **4C** *lingdao* 靈道 "Ruta del Espíritu", suponen un indiscutible **pasaporte de eternidad**.

Nunca deben olvidarse las necesidades religiosas de los moribundos. **Harold Coward**, director del Centro de Estudios de Religión y Sociedad de la Universidad de Victoria y su colaboradora, la doctora **Kelly Stajduhar** publicaron un excelente libro al respecto: *"Religious Understandings of a 'Good Death' in Hospice Palliative Care"* (SUNY Press en 2011). El libro también contempla el proceso de muerte en las personas no religiosas: *"Existe toda una nueva generación de gente que afirma sentirse espiritual pero no religiosa. Para cada una de estas personas, la palabra espiritual puede significar una cosa distinta"* pero para todos, creyentes y no creyentes, una buena muerte es aquélla que es apacible, que está libre de miedo, ira o ansiedad. Y nada mejor que **consolarlos** con un suave masaje en el punto **8MC** 勞宮 *Lao Gong* "Palacio de las Fatigas" que calma las ansiedades del Corazón.

El término paliativo proviene del latín *"palliâre"* ('cubrir') y este del *"pallium"* ('tapar con un manto', 'proteger'). Conscientes de nuestras limitaciones curativas no debemos olvidar ***envolver***, ***arropar***, ***cobijar*** al **paciente agonizante**. Ajenos a los *encarnizamientos* terapéuticos, y a los *abandonos*, nos retribuye ser humanamente capaces de contemplar la muerte como algo que, antes o después, resulta inevitable. Cuidar del enfermo hasta el final de sus días, sin sensación de fracaso, es nuestra rúbrica dado que la parca ronda a todo ser humano desde el mismo momento de su venida al mundo. El **humanismo que nos gobierna** se nutre del arte de las palabras, de los sentimientos, de las actitudes y de la empatía[131]. Fieles a la máxima de *"si puedes curar, cura. Si no puedes curar, alivia. Si no puedes aliviar, consuela. Y si no puedes consolar, acompaña"* despedimos este capítulo adentrándonos en el siguiente.

> *"Vivir es llegar y morir es volver.*
> *Tres hombres de cada diez caminan hacia la vida.*
> *Tres hombres de cada diez caminan hacia la muerte.*
> *Tres hombres de cada diez mueren en el ansia de vivir.*
> *¿Cómo puede sobrevivir el décimo hombre?*
> *He oído decir que quien sabe cuidarse*
> *viaja sin temor al rinoceronte*
> *ni al tigre,*
> *y va desarmado al combate.*
> *El rinoceronte no encuentra donde hincarle el cuerno,*
> *ni el tigre donde clavarle su garra,*
> *ni el arma donde hundir su filo.*
> *¿Por qué?*
> *Porque en él nada puede morir".*
> (Poema L del Tao Té King de Lao Tsé)

---

[131] Rojas Marcos L. *Medicina y empatía*. Jano 1995.

CAPÍTULO 7

CONCLUSIONES

*"El ritmo es lo más importante porque es la magia,
lo que invita a la audiencia a bailar y lo que yo
quiero son lectores que bailen con mis palabras"*
(Haruki Murakami)

Es justo lo que hemos pretendido a lo largo de los capítulos precedentes. Nos daríamos por satisfechos con que sólo uno de los lectores se hubiera sentido *hechizado* por alguna de las propuestas presentadas y, en su *hechizo*, decidiese *bailar* al son de las bruñidas posibilidades que ofrecemos más allá de los estereotipos oficiales y oficiosos que limitan el avance científico ¿Qué es un diagnóstico?, se pregunta el **Dr. Cloade** (uno de los protagonistas de la novela *Pleamares de la vida* de **Agatha Chistie**). Su respuesta es digna de tenerse en cuenta: *"una mera suposición basada en conocimientos insuficientes y en ciertos síntomas, indefinidos las más de las veces, que nos conducen a mil variadas suposiciones"*.

Escasos resultan los conocimientos sobre las *habilidades del cáncer* y muy limitadas las estrategias para combatirlo. Ante este parco panorama bien podrían respetarse nuestras sugerencias dentro de las muchas *suposiciones* exploradas. Partimos de la mitológica metáfora de la **Hydra de Lerna** y, *navegantes* por las ciencias oficiales, arribamos a las *fértiles costas* de la medicina china. En ellas nos atrevimos a soltar el *ancla de la nave de nuestros sueños* ofreciendo cuanto fuese de utilidad ante tan severa dolencia.

"Cuando emprendas tu viaje a Itaca pide que el camino sea largo, lleno de aventuras, lleno de experiencias. No temas a los lestrigones ni a los cíclopes ni al colérico Poseidón, seres tales jamás hallarás en tu camino, si tu pensar es elevado, si selecta es la emoción que toca tu espíritu y tu cuerpo...".

Como en el poema de **Kavafis**, generoso ha sido el *sendero* que nos ha traído hasta estos penúltimos párrafos. Pródigo y colmado de enseñanzas que alentaban nuestra incansable búsqueda adiestrando la esperanza. A pesar de la *noble emoción que acaricia nuestro espíritu* encontraremos *cíclopes* que pretendan silenciarnos con la ignorante excusa de tildar nuestras hipótesis de 'carentes de valor científico'. **Que nadie se equivoque, atravesados los límites del miedo y el silencio permaneceremos libres para seguir pensando, indagando, investigando, planteando nuevas hipótesis y divulgándolas. Aliviar al *doliente* fue, es y será siempre nuestro propósito.**

Un sistema médico complejo, originado en China, y su disciplina más conocida (la acupuntura), se abre camino en el mundo occidental. La literatura científica dominante reconoce su uso con resultados alentadores en múltiples patologías, incluido el cáncer. El **National Center for Complementary and Alternative Medicine** considera esta medicina como un conjunto diverso de sistemas de atención a la salud que, aún sin formar parte de la oficialidad, puede emplearse debido a los evidentes datos científicos sobre su seguridad y eficacia.

En medicina china, los modelos diagnósticos se representan por patrones de la armonía o discordancia del flujo del Qi 氣 y de la Esencia (Jing 精). **El cáncer es la expresión de un desbalance energético** asociado a disturbios en el flujo de información que se convierte en caos.

Los avances en tratamientos locales y sistémicos, hormonales, quimioterapia (inhibidores de la aromatasa, moduladores de los receptores de estrógeno y análogos de la hormona liberadora de gonadotropina, entre otros) y radioterapia han reforzado la supervivencia de los pacientes con cáncer; sin embargo, el uso de estas terapias se asocia con frecuencia a efectos adversos incluidas las alteraciones inmunológicas.

Por todo ello, cada día más pacientes solicitan, como complemento, atenciones al margen de la medicina oficial buscando mejorar la supervivencia, disminuir las recidivas, minimizar los efectos adversos y mejorar su calidad de vida. Ni qué decir tiene que los profesionales a quienes acudan deben estar debidamente formados y acreditados.

En toda **enfermedad tumoral**, los pacientes presentan un estado de **inmunosupresión** que determina el curso de la enfermedad y la respuesta al tratamiento. La acupuntura potencia la respuesta inmunológica, especialmente la primera línea de defensa mediada por las células 'natural killer' (NK), mejorando la respuesta citotóxica (disminución de la masa tumoral) y aumentando la supervivencia.

Queriendo parecer *científicos*, cosa que no nos hace ninguna falta, diremos que la inserción de la aguja de acupuntura produce un estímulo aferente, a través de fibras nerviosas, que induce cambios en las vías ascendentes medulares, estimulando tálamo e hipotálamo con la predecible liberación de opiáceos endógenos. A nivel medular se produce una inhibición neuronal en el asta dorsal en la médula suprimiendo la trasmisión del dolor. Localmente, la estimulación de los receptores nociceptivos cutáneos produce cambios en el flujo sanguíneo de la piel y los músculos debido a la liberación de sustancias vasodilatadoras[132].

Diferentes ensayos relacionan la acupuntura con la modulación del sistema inmunológico[133] traducido en un aumento de la respuesta antitumoral a través de la regulación de vías electrofisiológicas, químicas y moleculares. Al introducir la aguja de acupuntura se generan cambios locales, y a distancia, liberando beta–endorfinas y citosinas anti–inflamatorias además de activar las células mediadoras inmunitarias.

En 1957 **Thomas y Burnet** propusieron la teoría de que las células cancerosas burlaban la **vigilancia inmunológica**. En el organismo, de manera constante, se generan células malignas que son identificadas y destruidas por el sistema inmune pero las células tumorales poseen mecanismos propios de evasión. Para que se produzca una respuesta inmune, el antígeno debe ser presentado por las células tumorales y por las moléculas del Complejo Mayor de Histocompatibilidad (CMH) que estimulan la respuesta de los linfocitos T y B, y macrófagos, para destruir el tumor[134] que sabiamente se camufla para no ser detectado.

Para la **medicina china**, la **inmunosupresión** se debe a un déficit de la energía del Pulmón (**Wei Qi** 衛氣) dependiente del funcionamiento armónico de las energías del Riñón y del Bazo. Los textos clásicos describen específicamente tres puntos de acupuntura que gozan de un importante papel en la **modulación inmunitaria**: **4IG** (合谷 *hegu*), **6MC**

---

[132] Okada K, Kawakita K. *Analgesic action of acupuncture and moxibustion: a review of unique approaches in Japan*. Evid Based Complement Alternat Med. 6 (2009). / Sandberg M, Lundeberg T, Lindberg LG, Gerdle B. *Effects of acupuncture on skin and muscle blood flow in healthy subjects*. Eur J Appl Physiol. 90 (2003).

[133] Sagar S, Wong R. *Chinese medicine and biomodulation in cancer patients*. Part two. Curr Oncol. 15 (2008).

[134] Takahashi T, Sumino H, Kanda T, Yamaguchi N. *Acupuncture modifies immune cells*. Exp Clin Med. 1 (2009).

(內關 *neiguan*) y **36E** (足三里 *zuzanli*)[135]. A todos ellos les hemos dedicado nuestras reflexiones en el capítulo anterior. **Realcemos a Zuzanli**, punto de elevada actividad energética en el tratamiento de enfermedades en las que el sistema inmune está comprometido. En un ensayo con ratas, conducido por el **Dr. Hisamitsu**, se concluyó que, después de una aplicación seriada de acupuntura sobre este mismo punto se activan células NK sin que esta población celular se altere en número[136].

La **importancia de la acupuntura en sus** *estrechos lazos* **con las células NK** se debe a que estas constituyen la primera línea de defensa inmunitaria y la principal vía de respuesta y reconocimiento de células cancerígenas[137]. Su **papel antineoplásico** también actúa en tumores sólidos y metástasis. Un estudio de **Standish** y su grupo, centrado en cáncer de mama, comprobó que tanto el número como la actividad de las células NK se encontraban disminuidos en procesos tumorales comparado con pacientes sanos situación que persiste y empeora con el progreso del tumor y el uso de quimio y radioterapia[138]. La quimio y la radioterapia provocan una significativa supresión del sistema inmune suprimiendo la actividad de las inestimables células NK.

El **Dr. Petti** realizó un estudio experimental en pacientes con diversos síndromes dolorosos. Se utilizaron los puntos **36E** (*zuzanli*) y **4IG** (*hegu*) tomando muestras de sangre a los 30 minutos y a las 24 horas encontrando un aumento de los valores de beta–endorfinas, un incremento en la actividad de CD3 y CD4 y un mayor número de las células NK con respecto al grupo control[139]. Se midió eléctricamente la actividad de las células NK, posterior a un estímulo de tres sesiones de acupuntura en el mencionado punto 36E, observándose un aumento significativo de las citadas células con respecto al grupo control con ratas no estimuladas[140].

---

[135] Johnston MF, Ortiz Sánchez E, Vujanovic N, Li W. *Acupuncture may stimulate anticancer immunity via activation of natural killer cells.* eCAM. 1–14 (2010).
[136] Hisamitsu T, Kasahara T, Umezawa T, Ishino T, Hisamitsu N. *The effect of acupuncture on natural killer cell activity.* International Congress Series.1238 (2002).
[137] Kim SK, Bae H. *Acupuncture and immune modulation.* Auton Neurosci. 157 (2010).
[138] Mozaffari F, Lindemalm C, Choudhury A, Granstam–Bjorneklett H, He–lander I, Lekander M, et al. *NK–cell and T–cell functions in patients with breast cancer: effects of surgery and adjuvant chemo and radiotherapy.* Cancer, 97 (2007).
[139] Petti F, Bangrazi A, Liquori A, Reale G, Ippoliti F. *Effects of acupuncture on immune response related to opioid–like peptides.* Tradit Chin Med. 18 (1998).
[140] Op. cit. Kim SK, Bae H.

Frente al desolador panorama oficial habrá, necesariamente, **que recurrir a la acupuntura** para modificar, en positivo, la respuesta inmunitaria influyendo en la actividad de las células NK y controlando el proceso de la carcinogénesis.

Tras esta innegable evidencia científica podemos concluir que la acupuntura estimula positivamente la actividad de las células NK promoviendo la defensa del organismo frente a la actividad tumorigénica sin olvidar sus contribuciones a la hora de frenar el crecimiento tumoral y de paliar los efectos yatrógenos de los tratamientos con quimio y radioterapia.

Hace más de 150 años, **R. Virchow** hizo la primera conexión entre la inflamación y el cáncer al observar leucocitos en tejidos neoplásicos[141]. Recientemente, se ha obtenido evidencia de un mecanismo molecular subyacente que sugiere que la inflamación crónica juega un papel importante en la tumorigénesis aumentando el riesgo de promocionar un tumor[142]. En términos generales, más de un 20 % de los cánceres están precedidos por inflamación crónica. La inflamación no se limita a promover el inicio del tumor sino que induce el crecimiento del mismo bien por los propios procesos tumorales o como respuesta a la terapia anticancerígena[143].

A lo largo de todas estas páginas hemos expuesto cómo la Humedad (*shi* 濕) **descontrolada provoca inflamación** (*yan* 炎) **que estanca el Qi** (氣) **promoviendo la aparición de la Flema** (Tan 痰) (fig. 115). **Poco difiere nuestra teoría de la deVirchow**, razón de más para ser tenida en cuenta.

Los **antídotos propuestos ante la enfermedad tumoral** pueden ser resumidos en:

· Un saneado mundo afectivo (Shen Qi 神氣).
· Alimentación acorde al valor nutritivo de los 'sabores' (*gu qi* 谷氣).
· Ejercicio (Qi Gong 氣功).
· Sistema inmune adaptógeno a las *inclemencias del terreno* (Wei Qi 衛氣).

Afectos desordenados, nutrición inadecuada, sedentarismo y debilitado sistema inmune promoverán un estancamiento del Qi (*zhiqi* 滯氣)

---

[141] Virchow R. *An address on the value of pathological experiments.*Br Med J. 1881; 2(1075).
[142] Salim SY, Soderholm JD. *Importance of disrupted intestinal barrier in inflammatory bowel diseases.* Inflamm Bowel Dis.2011;17(1). / Rodríguez D, Frias–Toral E, Santana S. *Adjusted requirements for malnutrition of the cancer patient.* Rev Oncol Ecu. 2019; 29(2).
[143] Grivennikov SI, Greten FR, Karin M. *Immunity, inflammation, and cancer.* Cell. 2010; 140(6).

con creciente Humedad (*shi* 濕) que desemboca en inflamación (*yan* 炎) y Flema (Tan 痰) (fig. 126).

Como bien dijera **Susan Sontag** *"el arte es seducción, no rapto"*. La medicina china seduce, embriaga, cautiva… Posee la fuerza de arrebatarnos a todos cuantos creemos en las infinitas posibilidades de sanación y, por ello, **invitamos al lector** a indagar en todo cuanto hemos expuesto más allá de las reducidas cárceles de lo *científicamente correcto*. Extender las anquilosadas alas, iniciar el vuelo y disfrutar del bello paisaje inscrito en cada uno de los puntos de acupuntura y de sus misteriosos senderos energéticos es la aventura propuesta.

Como dijera **Emil Cioran** *"un libro ha de ser un peligro"* y el nuestro, sin duda, lo es porque *destila heterodoxias* que obligan a reflexionar. Además, *"contiene el alma de quien lo escribió y de todos cuantos […] soñaron con él"*[144] porque *"es preciso soñar, pero con la condición de creer en nuestros sueños […] y de realizar escrupulosamente nuestra fantasía"*[145]. Así lo hemos concebido. Todos los capítulos que nos han *escoltado* guardan una rigurosa lealtad a los principios de la medicina china y a las vigentes investigaciones en curso. Las *fantasías* descritas no son utópicos delirios sino evidencias de otros tiempos emergidas en la actualidad. Podríamos revelar con mayor profundidad nuestro **sueño sanador** pero preferimos que quien nos lea sueñe con nosotros.

Somos reacios al 'punto final' porque la búsqueda de sugestivos recursos sanadores contempla siempre **una última página en blanco** que nos permita seguir indagando en "El Camino de lo Siempre Posible". Continuaremos infatigables como **corsarios** que desafían las tempestades seguros de arribar a tierra firme porque, en toda andanza, se cosecha mucho más de lo que se busca. En ello confiamos. En encontrar, en trasmitir, en seguir soñando.

Bajo el Signo de 大壯 (Dà Zhuàng, La Fuerza de lo Grande, *"El noble no pisa los caminos que no correspondan al orden"*)

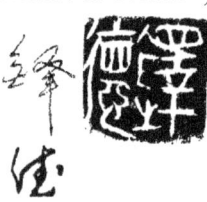

---

[144] Carlos Ruiz Zafón.
[145] Vladímir Ilich.

REINICIANDO

"Cuando el Hombre enferma, lo primero que enferma es su Shen.
El Shen es lo primero que hay que tratar"
(黃帝內經素問 Huángdì Nèijìng Sù Wèn)

PARAFRASEANDO a **Javier Krahe** insistimos en la 'importancia' de todo cuanto hemos expuesto capítulo a capítulo. Ahora nos toca *cincelar* 'Lo Importante'. El Shén impregna el universo, dicta orden y conciencia a la naturaleza y al Hombre. En los seres humanos determina los procesos de gestación prenatal y posnatal guiando, según Designios Celestes, el desarrollo del feto fisiológica y psíquicamente. Un Shén perturbado genera desorden, enfermedad y muerte. En correcta resonancia, favorece el flujo del Qì 氣 del individuo afín al Orden Cósmico.

El **ideograma Shén 神 se compone de 2 caracteres** (fig. 127):

· El de la **izquierda** "*shì* 礻", 'venerar', corresponde al radical semántico "示", 'notificar, instruir'.

· El de la **derecha** "*shēn* 申", según su pictograma, alude al 'relámpago'. Este radical se simplificó pero, en su origen, significaba 'electricidad' ("*diàn* 電"). Sus trazos superiores sugieren la lluvia ("*yǔ* 雨") y el inferior ("*diàn* 电"), lo "eléctrico, el rayo y el relámpago". En definitiva, el Shén determina la calidad de la Esencia (Jîng 精) y se manifiesta en todos los niveles de complejidad (*Shén* universal, *Shén* de la naturaleza y *Shén* individual). El *Shén* **individual** contiene el *libro de instrucciones* de todos los procesos psico–fisiológicos humanos.

Todo rayo ("*diàn* 电") *acuna* en su resplandor el estruendo del trueno. Esta es la **importancia del Shén 神 como factor epigenético determinante en todo proceso tumoral**. Para ello, nada mejor que describir brevemente uno de los trigramas del Octograma de Fuxí: el **Trueno** (Zhèn 震). De abajo arriba, sus tres líneas (*yáo* 爻) son:

· Tercera (la superior): *yin*–'partida' (*yáo yîn* 爻陰).

· Segunda: *yin*–'partida' (*yáo yîn* 爻陰).

· Primera (la inferior): *yang*–'entera' (*yáo yáng* 爻陽).

Su conjunto y disposición define *"agitar, choque, vibrar, terremoto, muy emocionado, profundamente asombrado, conmocionado"*. Analizado en sus íntimas características describe *"El estremecimiento. El espanto infundido. El temor. El peligro. Si el rayo alcanza: gran daño. La necesidad de reparar los atascos súbitos* (Estancamiento del Qì 氣). *La protección del Templo de los Antepasados* (Energías Hereditarias: *Yuan Qi* 原氣, *Zong Qi* 宗氣 y *Jing Qi* 精氣)*"*.

No es casualidad que este trigrama tenga como **'Espejado'** (la tercera línea se convierte en primera, la segunda se mantiene y la primera pasa a tercera) al de la Montaña *Shân* 山 (partida–partida–entera) que forma parte del ideograma cáncer (*Ái* 癌). Su trigrama **'Espectral'** (mutar las líneas *yang* a *yin* y las *yin* a *yang*) es el del Viento *Fēng* 風 (partida–entera–entera) siendo este Clima Interior el responsable de las metástasis.

> *"Tabernáculo abierto de dolores*
> *que ansía echar el mundo de su seno,*
> *como la nube al estruendoso trueno*
> *que la puebla de lóbregos rumores"*
> (Julián del Casal, poeta cubano)

Zhèn 震, superpuesto a sí mismo, *diseña* el **hexagramanº 51** del Yi Jing 易經 (Trueno sobre Trueno: "La Conmoción"). En sus seis líneas se observan los desajustes energéticos que favorecen la enfermedad tumoral.

· **Primera línea** *yáo yáng* 爻陽 **(la inferior)**: *Espanto*. El impacto afectivo, el shock, lesiona al Shén 神 que, como se recordará, establece estrechos vínculos con la Energía Centinela Wei Qi 衛氣.

· **Segunda línea** *yáo yin* 爻陰: *Situaciones antiguas*. Toda *colisión psíquica* tiene la capacidad de reavivar *antiguos sobresaltos* cuyas *cicatrices* forman la 'memoria traumática'.

· **Tercera línea** *yáo yin* 爻陰: *Asustado no se enfrenta a la conmoción*. La ausencia de una respuesta resiliente, que permita rehacerse tras la circunstancia traumática, provoca una nociva adherencia al shock que tiende a reactualizar, de forma cíclica, el trauma.

· **Cuarta línea** *yáo yáng* 爻陽: *Sujeto enfangado*. La recurrencia del impacto afectivo enlentece y colapsa el flujo del Qì aumentando la Humedad, *shî* 濕, preludio de la Flema, *tán* 痰. Ambas, ampliamente estudiadas en los capítulos previos.

· **Quinta línea** *yáo yīn* 爻陰: *Peligro*. Como dictaba el propio trigrama del Trueno (Zhèn 震), urge la necesidad de reparar el Shén 神 para sortear la amenaza a la que se refiere la sexta línea de este hexagrama.

· **Sexta línea** *yáo yīn* 爻陰 (**la superior**): *Cuerpo afectado*. En el caso que nos ocupa, la enfermedad tumoral (Ái 癌).

En medicina china, el cuerpo no se concibe como un conjunto de órganos sino como una unidad funcional, un microcosmos que funciona con los mismos principios que el macrocosmos. Cada "órgano" es, en este constructo energético, una *virtualidad funcional* que emite señales en forma de "patrones" o conjuntos de síntomas. Estos "patrones" son procesos, funciones, energías. Este modelo no responde al cartesianismo "cuerpo y psique" sino a una sola realidad "psico–corporal".

La propedéutica china busca el primer impulso nosógeno y ese impulso es el Shén que proviene del Yang Puro del Universo. El Shén es la primera dimensión donde se refleja el cambio energético en el flujo del Qì. Según este criterio, el terapeuta presta atención al Shén del paciente siguiendo los consejos de Qibo 岐伯, médico del Emperador Amarillo Huangdi 黃帝: *"El Shén es algo que reconocerás cuando lo veas. Puede ser observado a través de los ojos del paciente pero la verdadera visión es a través de nuestros propios ojos. No puede ser escuchado con los oídos. Lo que recibas como mensajes, tu corazón lo comprenderá si está abierto y atento"*.

El capítulo 3 del 素問 **Sù Wèn** señala que *"si el Shén permanece en armonía con el Cielo el Hombre no temerá a las energías perversas y no sufrirá daño alguno"*. El Corazón, Xīn 心, es la morada del Shén. El mismo Corazón que habita en el ideograma de Amor, Ài 愛, cuya tilde *rivaliza* con el de cáncer, Ái 癌. Descifrar los ***gemidos del Shén*** es tarea imprescindible si aspiramos a ofrecer **sugerencias que limiten las expansiones del tejido tumoral**.

> *"La luna en olas de tinieblas nada,*
> *es trono del relámpago la esfera,*
> *y el imperio del mal anuncia el trueno"*
> (José Somoza, escritor liberal español)

AGRADECIMIENTOS

Para cuantos habitan Three Pines[146], un *estado de ánimo*, **porque sus miradas siempre destilan Bondad**.

En la brumosa encrucijada de este maltrecho siglo XXI, con el horizonte de sombrías Agendas diseñadas con letra excesivamente pequeña, se hace necesario y urgente rebrotar las bondades que dormitan en los asustados corazones porque *preocupa no tanto las fechorías de los malvados sino el escandaloso silencio de las personas buenas.* (Martin Luther King).

Que el miedo no nos sirva de mordaza que impida alzar la voz frente a los abusivos decálogos que se ciernen sobre el Hombre porque, como bien denunciara el Ingenioso Hidalgo, no eran molinos. Eran… ¡Gigantes!

---

[146] Lugar en el que se desarrollan las extraordinarias novelas de Louise Penny.

BIBLIOGRAFÍA

Además de los libros recomendados en notas a pie de página, son de interés los siguientes textos:

MEDICINA CHINA

Clínicas del Canon de Medicina Interna de Huang Di. Editorial Nuevo Mundo, Beijing 1999

NAN JING (Canon de las Dificultades). JG Ediciones, 2003

Borsarello, J.
Manual Clínico de Acupuntura Tradicional. Masson, 1984

Bossy, J.
Atlas Anatómico de los Puntos de Acupuntura. Masson, 1984

Yang Jiasan
Localización Manual de los Puntos de Acupuntura. Miraguano Ediciones 1985

Hoang Ti
Neijing: So Wen y Ling Shu (Canon de Acupuntura). Dilema Editorial, 2003

Lawson–Wood
Los 5 Elementos de la Acupuntura y el Masaje Chino. Visión Libros, 1988

Marié, Eric
Compendio de Medicina China. Edaf, 1998

Padilla Corral, J. L.
Medicina Tradicional China. Miraguano Ediciones, 1997

Fisiopatología y Tratamiento en Medicina Tradicional China. Miraguano Ediciones, 1998

La Acupuntura en la Senda de la Salud. Miraguano Ediciones, 1998

Tratado Clásico de Acupuntura y Moxibustiónde Hangfu Mi (edición de J. L. Padilla). Miraguano Ediciones, 1999

Curso de Acupuntura. Miraguano Ediciones, 2001

Sistemas de Regulación Energética en Medicina Tradicional China. Miraguano Ediciones, 2006

Las Vías Sanadoras de las Manos en Medicina Tradicional China. Miraguano Ediciones, 2009

Alkimia. Tradición y Milagros. Mandala Ediciones, 2009

Valenzuela, Arturo

Diagnóstico Oriental de las Emociones. Natural Ediciones 2008

Caballero Blasco, J.

Manual Básico de Uso de los Puntos de Acupuntura para Diagnóstico y Tratamiento. Miraguano Ediciones, 2002

Homeopatía para Acupuntores. Miraguano Ediciones, 2009

Los Síndromes Clásicos de la Medicina Tradicional China. Miraguano Ediciones, 2010

Naverán, Toty de

Los Olvidos de la Memoria: A Propósito de la Acupuntura como Tratamiento de la Enfermedad de Alzheimer Basado en el Código Genético Descrito en el I–Ching. Miraguano Ediciones, 2002

Los Naufragios del Alma. Psicopatología en Medicina Tradicional China. Miraguano Ediciones, 2005

El Hombre Estelar. Apuntes Interculturales de Sanación para el siglo XXI. Miraguano Ediciones, 2010

El Vuelo del Espíritu. Claves Alkímicas en Medicina Tradicional China. Miraguano Ediciones, 2014

El Latido del Universo. Fundamento Diagnóstico de la Pulsología China. Miraguano Ediciones, 2016

Las Estancias de la Luz. Los 5 Reinos y los 8 Palacios en Medicina China. Miraguano Ediciones, 2020

Nostalgia de Infinitos. Los 8 Vasos Maravillosos de la Medicina China. Miraguano Ediciones, 2023

Villaverde, Juan R.

Wu Xing. Los Cinco Movimientos en Medicina Tradicional China. Mandala Ediciones, 2007

González G.R. y Jianhua

Medicina Tradicional China. Grijalbo México, 1996

Conghuo, Tian

101 Enfermedades Tratadas con Acupuntura y Moxibustión. Miraguano Ediciones, 2003

Stux y Pomeranz
Fundamentos de Acupuntura. Springer, 2000
Vecino Ferrer, J. A.
Acupuntura Tradicional China. Mira Editores, 2001
Beinfield y Korngold
Entre el Cielo y la Tierra. Los 5 Elementos en Medicina Tradicional China. Los Libros de la Liebre de Marzo, 1995
Kaptchuk, Ted J.
Medicina China. Una Trama sin Tejedor. Los Libros de La Liebre de Marzo, 1995
Maciocia, Giovanni
Los Fundamentos de la Medicina China. Aneid Press, (reimp) 1998
Wang Hongtu
El Neijing. Aplicaciones Clínicas del Canon de Medicina Interna de Huang Di. Editorial del Instituto Latinoamericano de Medicina Oriental, 2008
Réquéna, Yves y Borrel, María
Guía Práctica de Medicina China. Robin Book, 2010
Chao–Chang Cheng
Los 4 Diagnósticos Chinos. Mandala Ediciones, 2012
Los 27 Pulsos Chinos. Editorial Cabal, 2006
Fundación Europea de Medicina Tradicional China
MTC. Diagnóstico
Nguyen Van Nghi
Elementos de Diagnóstico en Medicina Energética China. Mandala Ediciones, 2013
Shuhai He
Tratamiento y Diagnóstico Diferencial en Medicina Tradicional China. Dilema
Walsh, Sean y King, Emma
Diagnóstico por el pulso: Una guía clínica. Elsevier, 2010
Cuatrecasas, Francisco
Morfopsicología y facioterapia vietnamita en la acupuntura EMOCIONAL. Mandala Ediciones, 2014
Liu Zheng
Medicina China Tradicional. Oberon, 2016
Liao Yuqun
Medicina Tradicional China. Ediciones Popular, 2013

Philippe Laurent
L'Espirit des Point. Éditions You Feng.Libraire & Éditeur, 2010
Michel Vinogradoff
Le Silence de l'Aiguille. Quand le Yi Jing éclaire les Transformations induites par l'Acupuncture. Springer, 2008
L'Espirit de l'Aiguille. L'apport du Yi Jing à la practique de l'Acupuncture. Springer, 2010
Keown, Daniel
La Chispa de la Máquina. Gaia Ediciones, 2018

QI GONG
Padilla Corral, J. L.
Qi Gong Estilo Ba Han Sheng. Miraguano Ediciones, 2013
Hacia la Sanación. Qi Gong Estilo Ba Han Sheng. Miraguano Ediciones, 2017
Pedro J. Jiménez y Haoqing Liu
Qi Gong y Medicina en la China Antigua. Miraguano Ediciones, 2015
Asociación China de Qi Gong para la Salud
Ba Duan Jin. Ediciones en Lenguas Extranjeras, 2008
Ji Jin Jing. Ediciones en Lenguas Extranjeras, 2008
Wu Qin Xi. Ediciones en Lenguas Extranjeras, 2008
Liu Zi Jue. Ediciones en Lenguas Extranjeras, 2008
Ziping, Wang
Wushu: 20 Ejercicios para la Longevidad. Miraguano Ediciones, 2004
Tawm, Kim
Ejercicios Secretos de los Monjes Taoístas. Sirio, 1995
Jwing–Ming, Yang
Las Ocho Piezas del Brocado. Mirach, 1994
Tzu Kuo Shih
La Terapia Qi Gong. Edad, 1995

LENGUA CHINA
Diccionario de Medicina Chino–Español
Ceinos, P.
Manual de Escritura de los Caracteres Chinos. Miraguano Ediciones, 1998
Caracteres Chinos. Miraguano Ediciones, 2016

Mateos, Otegui y Arrizabalaga
Diccionario Español de la Lengua China. Espasa Calpe, 1999
Pengpeng, Zhang
Radicales Chinos más comunes. Sinolingua, 2007
K.–M. Wu
On chinese body thinking: a cultural hermeneutic. Brill, 1997
王宏源 (Hongyuan, Wang)
The Origins of Chinese Characters. Sinolingua Beijing, 1993
Wieger, L.
Chinese Characters. Paragon Book Reprint Corp. and Dover Publications, Inc. 1965
Li Xubian
Hanzi Yanbian Wubai Li. Beijing Language and Culture.2015

TRADICIÓN CHINA

I–CHING
[Trad. Ritsema y Karcher (Círculo Eranos)]. J. Vergara Editor, 1995
[Trad. R. Wilhelm]. Edhasa, 1977
[Traducción de Gabriel García–Noblejas Sánchez–Caudal]. Alianza editorial, 2017
Wang Bi
Comentarios al I Ching [Trad. Jordi Vilá]. Atalanta, 2006
Lao Tsé
Tao Te King. Tecnos, 1996
Unschuld, P.
La Sabiduría de Curación China. Los Libros de La Liebre de Marzo, 2004
Javary, Cyrille
Los Engranajes del I Ching. Siglo XXI de España editores, 2008
[Traducción de Iñaki Preciado]
Los Cuatro Libros del Emperador Amarillo. Trotta, 2010
Lin Yutang
La Importancia de Vivir. Edhasa, 2011
Maite Foulquié y Shu–Yuán Chén
I Ching Jing Fang I. La Liebre de Marzo, 2015

CÁNCER–INMUNOLOGÍA–GENÉTICA

Adams, F.
The Genuine Works of Hippocrates. William Wood and Company. New York, 1891
Sebastián Yarza F.
Diccionario Griego–Español. Ed Ramón Sopena. Barcelona, 1984
Hipócrates
Tratados hipocráticos. Obra completa. Ed. Gredos. Madrid, 1989–2003
Anales de la Real Academia de Medicina. Real Academia de Medicina Madrid, 1880
Micozzi M.S.
Disease in antiquity.The case of cancer. Arch Pathol Lab Med. 1991
Ruiz A.
Galeno: La Bilis Negra. Obras de Galeno. Vol XI. Tomo I Ed. Universidad de Buenos Aires, 1947
Botella López, M.C., Alemán, I. y Jiménez, S.A.
Los huesos humanos manipulación y alteraciones. Edicions Bellaterra, 2017
Halperin E.C.
Paleo–oncology: the role of ancient remains in the study of cancer. Perspect Biol Med. 2004
Karel H.M. van Wely
El cáncer y los cromosomas. Los Libros de la Catarata, 2011
Capasso LL.
Antiquity of cancer. Int J Cancer, 2005
David A.R., Zimmerman M.R.
*Cancer: an old disease, a new disease or something in between?*Nat Rev Cancer, 2010
Lain P.
Historia de la Medicina. Ed. Masson. Barcelona, 1998
Hipócrates
Sobre las enfermedades de las mujeres. Tratados Hipocráticos Vol IV. Ed. Gredos. Madrid, 1988
Rosell, R. et al
Oncología Clínica y Molecular. Arán, 2000
Greaves
Cáncer. El Legado Evolutivo. Crítica Drakontos, 2002

Izquierdo, Marta
Biología Molecular del Cáncer. Síntesis, 1995
Anderson, M. D.
Oncología. Marbán, 2000
Casciato, D. A.
Oncología Clínica. Marbán, 2000
Piver, M. S.
Oncología Ginecológica. Marbán, 2000
Herráez González, Javier
Cáncer: ¿Tiene Cura? Hacia la Medicina Integrativa. Aula Magna, 2009
Germá Lluch, José Ramón
El Cáncer se Cura. Editorial Planeta, 2007
Irmey, György
110 Tratamientos contra el Cáncer. Herder, 2006
Béliveau, R. y Gingras, D.
Los Alimentos contra el Cáncer. Integral, 2008
Servan–Schreiber, D.
Anti–Cáncer.Una Nueva Forma de Vida. Espasa, 2008
Boticario, C. y Cascales, M.
Innovaciones en Cáncer. UNED, 2008
Montejo Rodríguez, Rocío
Cáncer de Endometrio. Publicaciones de la UPNA, 2007
Dosne, C. y Acevedo, S.
Investigación en Cáncer y Citogenética. Eudeba, 2007
Varios
Cáncer: Qué es, qué lo causa y cómo tratarlo. Ediciones MK3 S. L.
    Tomo I: Diciembre de 2005. Tomo II: Mayo de 2009
Moritz, Andreas
El Cáncer no es una Enfermedad sino un Mecanismo de Supervivencia.
    Obelisco, 2007
Mukherjee, Siddhartha
El Emperador de todos los males. Una Biografía del Cáncer. Debate,
    2020
La Armonía de las Células. Debate, 2023
López–Otín, Carlos
Trilogía de la Vida. Paidós, 2021
Janeway
Inmunobiología. Masson, 2000

Roitt, I.
Inmunología. Masson, Salvat Medicina, 1993
Regueiro y López Larrea
Inmunología. Biología y Patología del Sistema Inmune. Editorial Médica Panamericana, 1996
Peña Martínez, José
Inmunología. Pirámide, 1998

FIGURAS

1

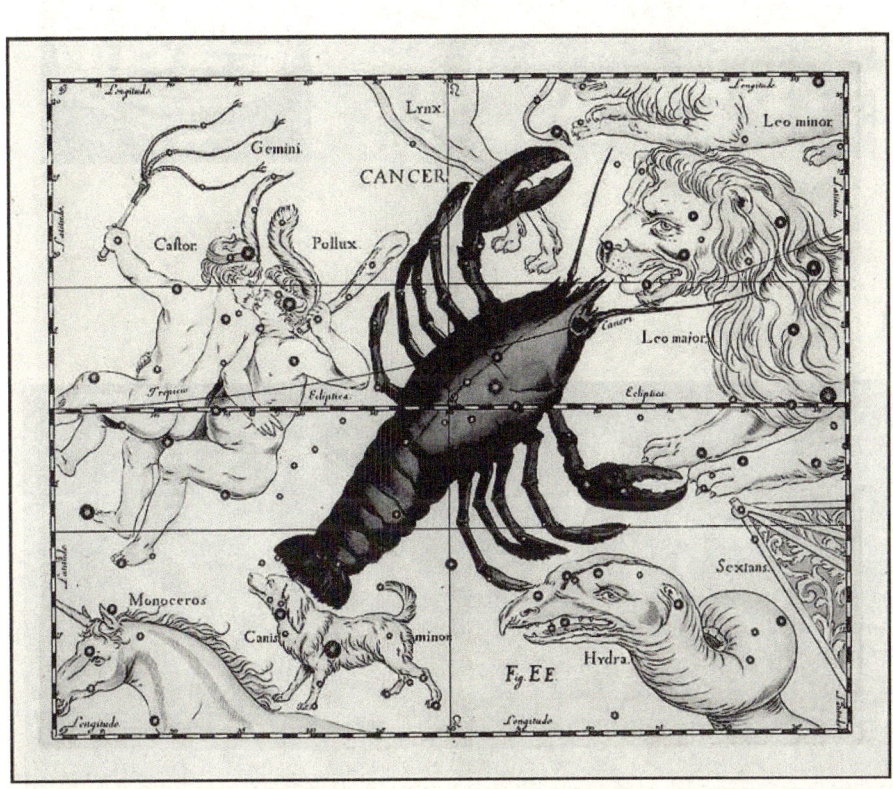

2

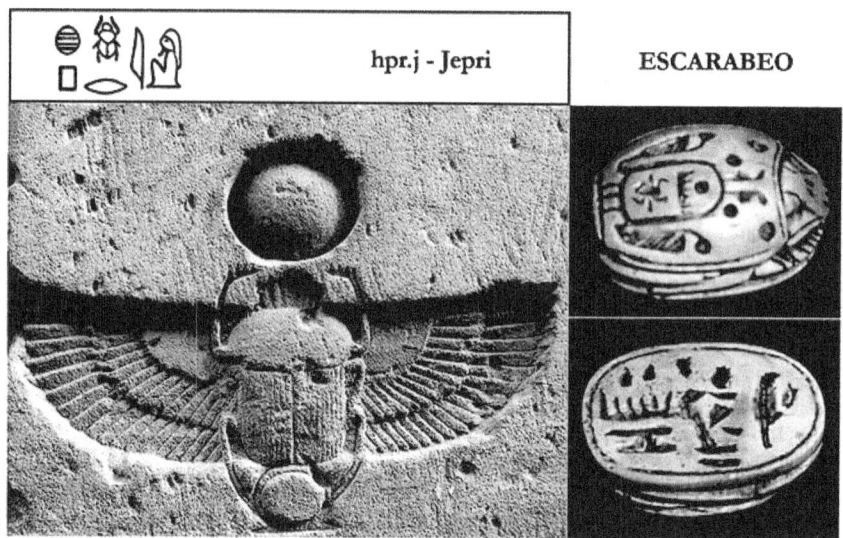

hpr.j - Jepri   ESCARABEO

3

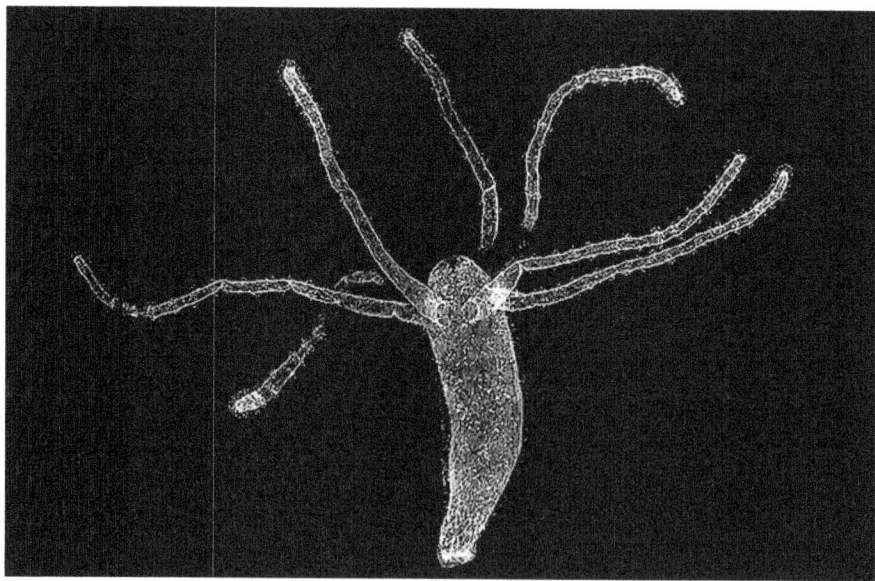

4

ONKOS 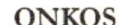 COTURNO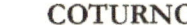

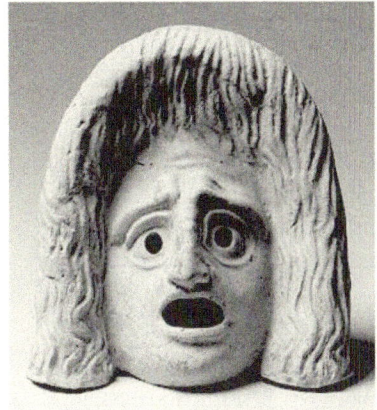 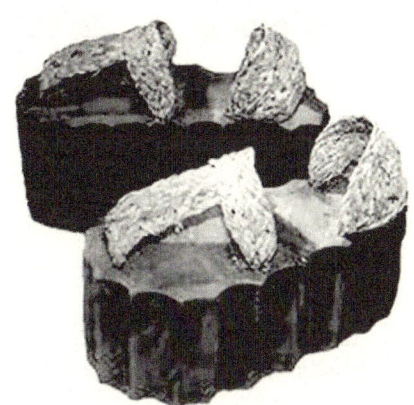

5

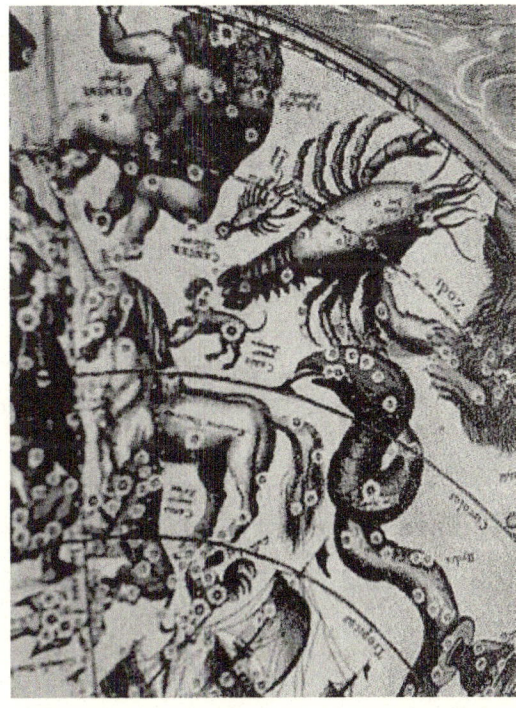

6

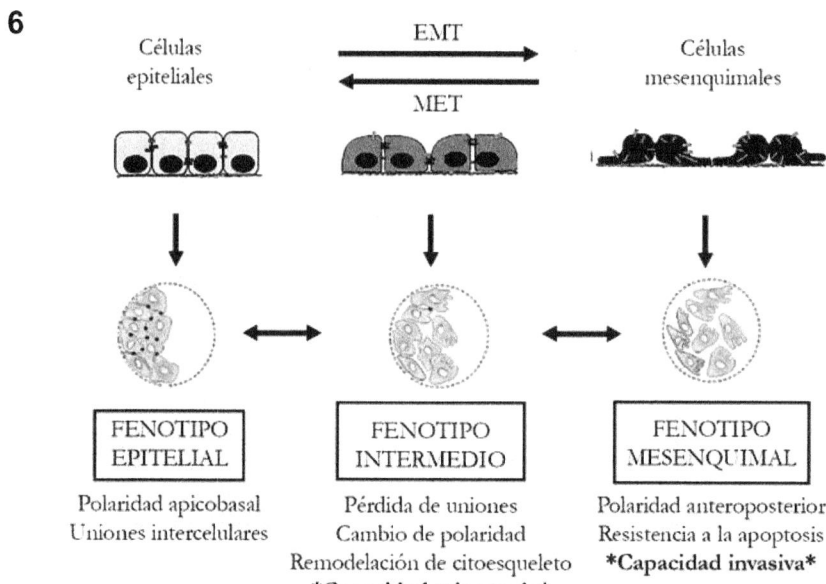

Células epiteliales   EMT   Células mesenquimales

MET

FENOTIPO EPITELIAL	FENOTIPO INTERMEDIO	FENOTIPO MESENQUIMAL
Polaridad apicobasal Uniones intercelulares	Pérdida de uniones Cambio de polaridad Remodelación de citoesqueleto ***Capacidad migratoria***	Polaridad anteroposterior Resistencia a la apoptosis ***Capacidad invasiva***

7

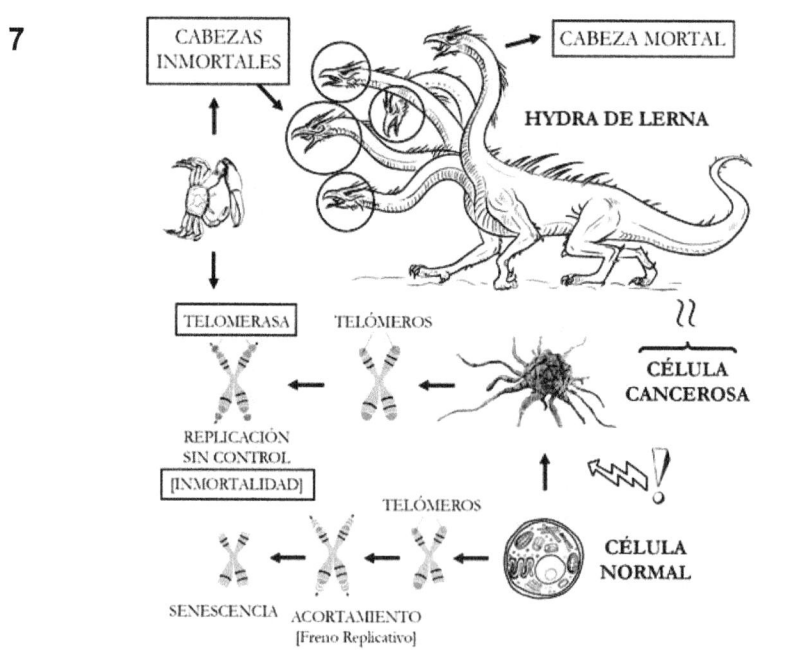

CABEZAS INMORTALES

CABEZA MORTAL

HYDRA DE LERNA

TELOMERASA   TELÓMEROS

CÉLULA CANCEROSA

REPLICACIÓN SIN CONTROL
[INMORTALIDAD]

TELÓMEROS

CÉLULA NORMAL

SENESCENCIA   ACORTAMIENTO
[Freno Replicativo]

8

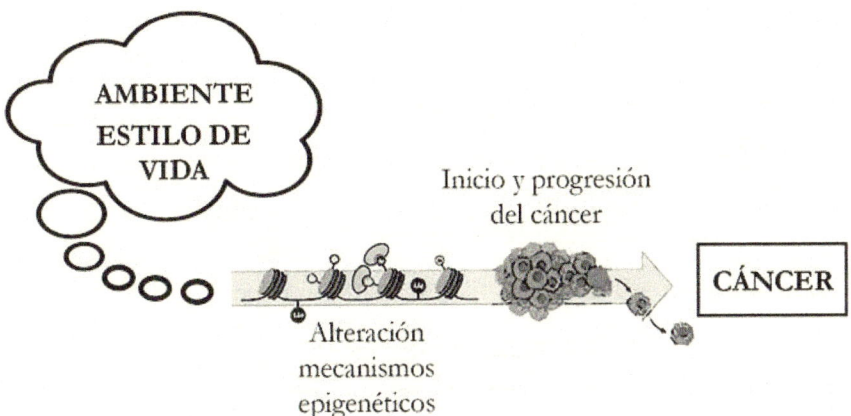

9

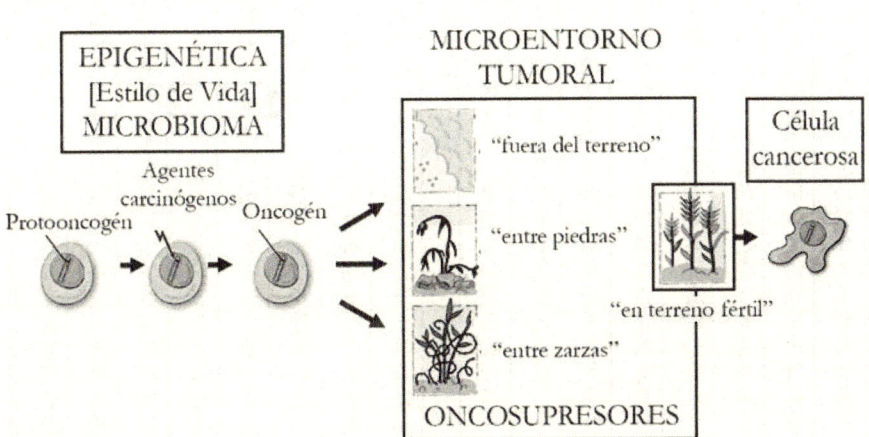

10

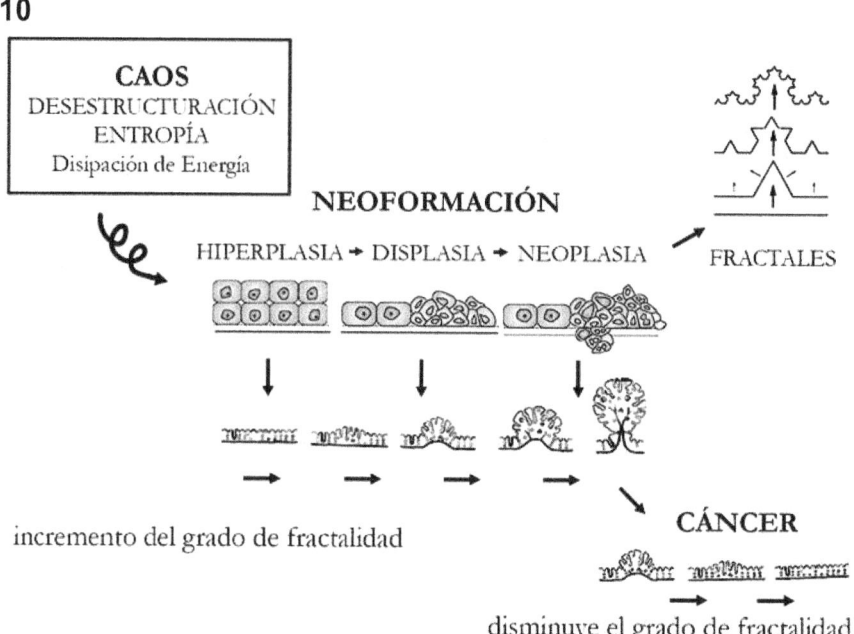

CAOS
DESESTRUCTURACIÓN
ENTROPÍA
Disipación de Energía

NEOFORMACIÓN

HIPERPLASIA ➜ DISPLASIA ➜ NEOPLASIA

FRACTALES

incremento del grado de fractalidad

CÁNCER

disminuye el grado de fractalidad

11

欽定四庫全書

衛濟寶書

之狀氣內攻皮厚強骨痺而生寒寒头發熱寒熱蓄積
故傷肉而壞肌肌壞則化為膿血夫癰患屬表骨髓不
枯易為醫治瘟患眾傷骨壞筋則難調理經曰一寸
二寸為癰已上至二尺来許者為疽其五發各有五色
起因瘰癌疽痛之四發各有顏色惟小者為癤所治顏
為易耳凡人繞覺發作聚發作寒熱或不寒只熱之
狀疼痛腫赤癢痕悶硬若過五寸以来者或在頭背或
在肢節或不見形狀者便宜下大車螯散如只三寸二
寸癢痕者只下小車螯散如癤已破即不可用大小車
螯散今盡出五發形象顏色圖之於後
正發論正發者脉洪盛頭痛發寒熱大便結小便赤痛
微骨筋眼睛疼如陽證傷寒但苦痛有形腫赤不可近
手腫赤嫩長上有如烟漿沸潑者如粟米之白者皆風
毒心火三者所併而然也當下大黃犀角生地黃汁絲
爪汁之藥與正藥併行之仍相度用針灸乘其未膿而
攻之得宣以不潰而愈此上工也渴者無畏大小便結

12

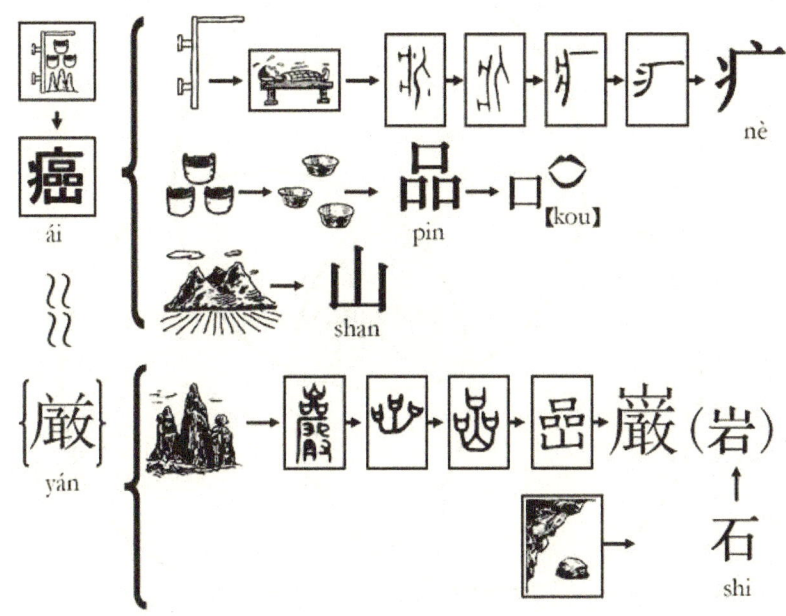

13

14

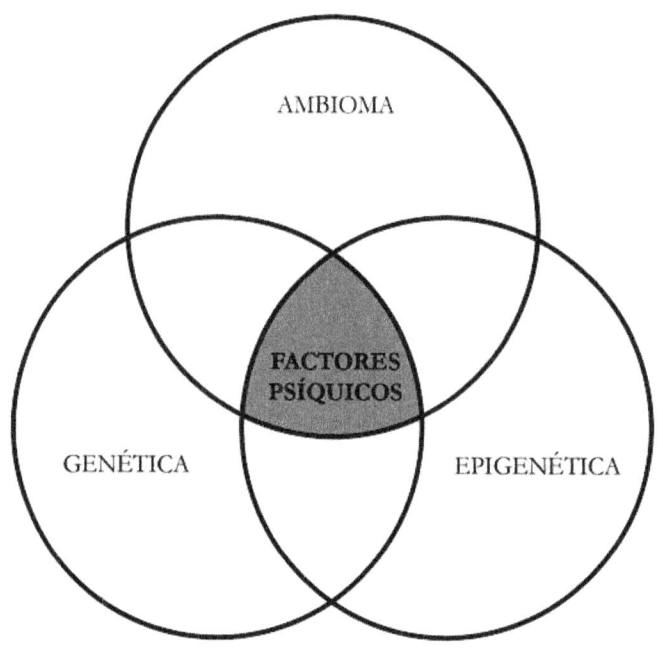

15

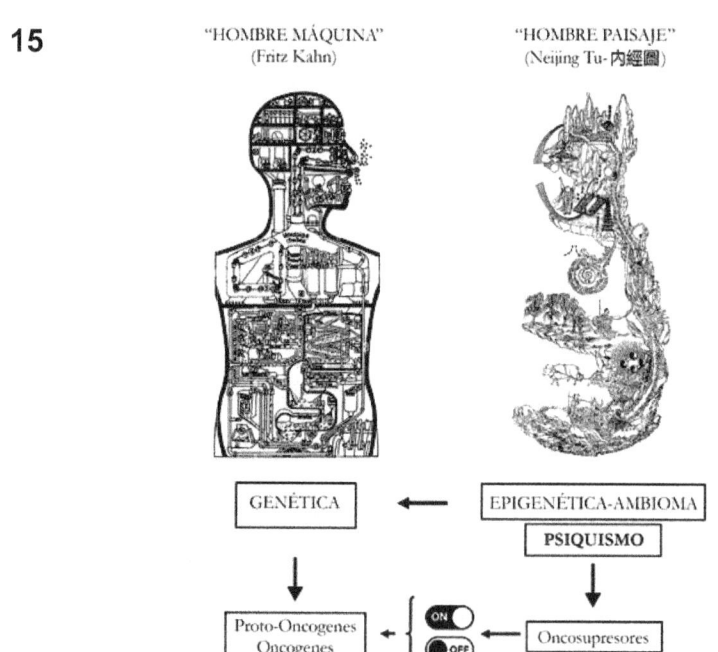

16

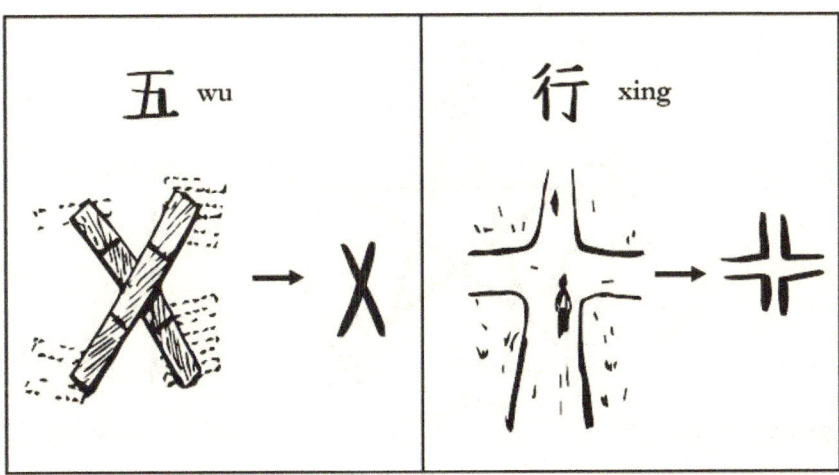

17

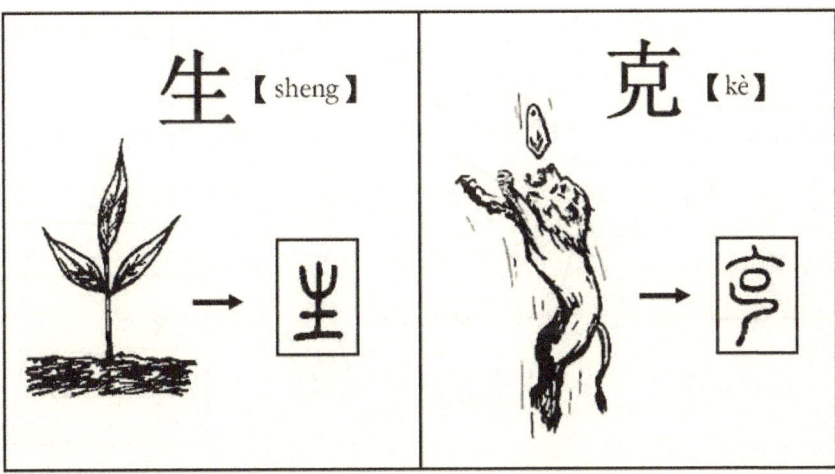

18

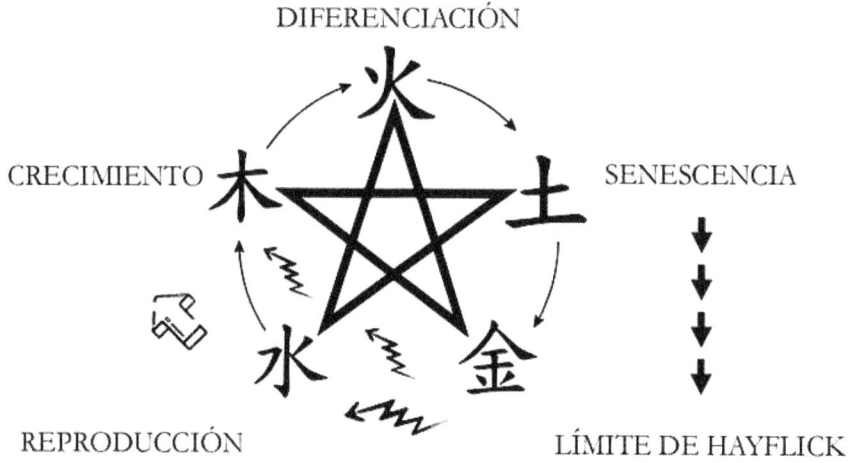

19

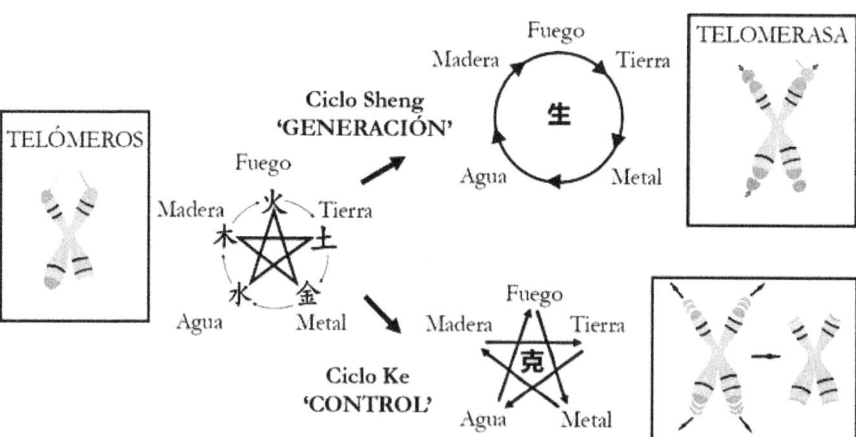

20

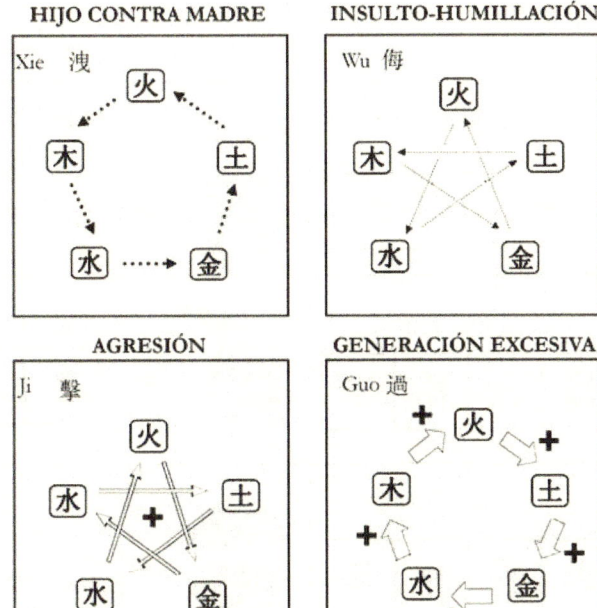

HIJO CONTRA MADRE	INSULTO-HUMILLACIÓN
Xie 洩	Wu 侮
AGRESIÓN	**GENERACIÓN EXCESIVA**
Ji 擊	Guo 過

21

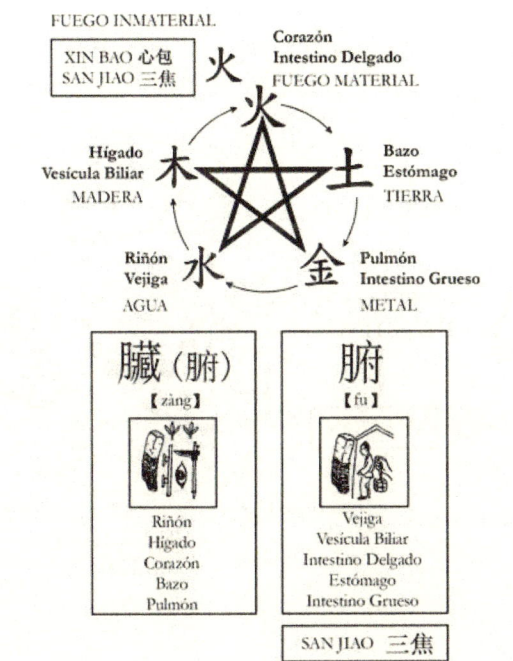

22

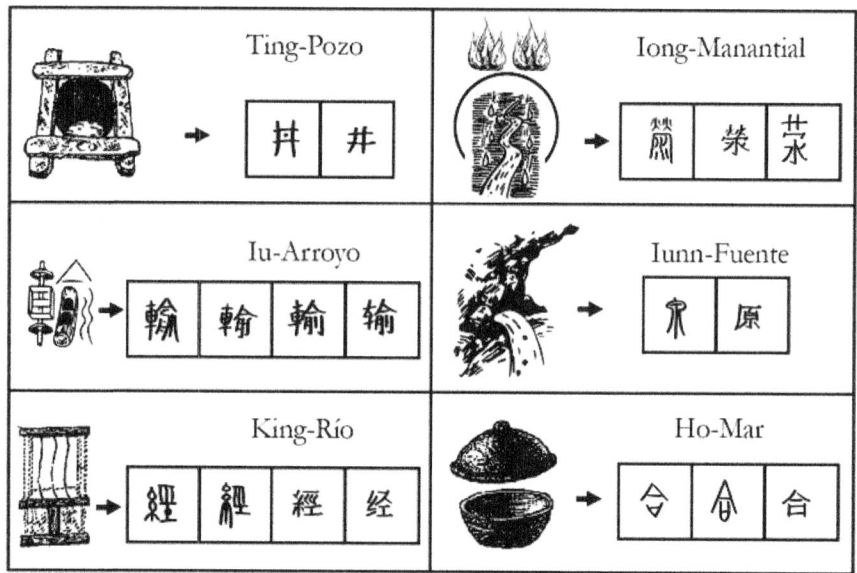

23

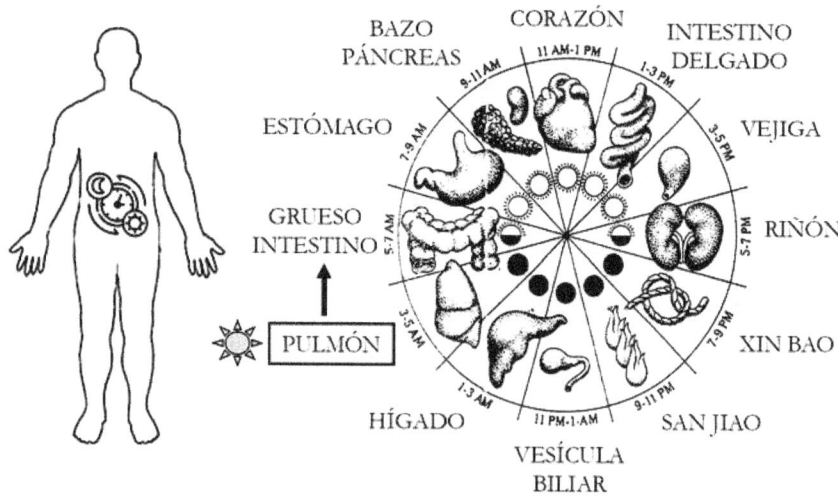

24

内五天氣

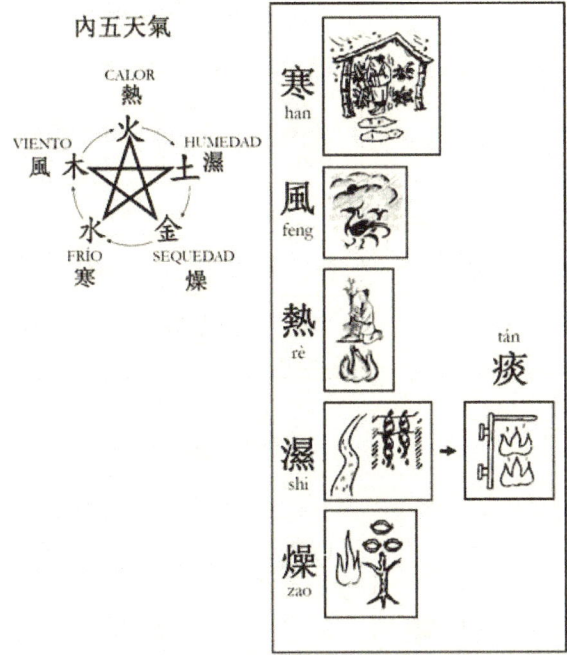

CALOR
熱
VIENTO 火 HUMEDAD
風 木 土 濕
水 金
FRÍO 寒 SEQUEDAD
寒 燥

寒 han

風 feng

熱 rè

濕 shi

燥 zao

痰 tán

25

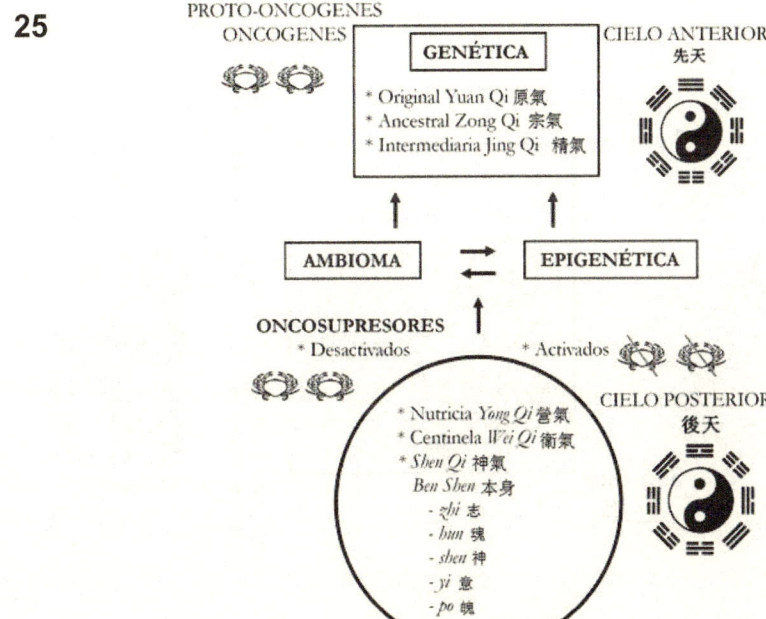

PROTO-ONCOGENES
ONCOGENES

CIELO ANTERIOR
先天

GENÉTICA

* Original Yuan Qi 原氣
* Ancestral Zong Qi 宗氣
* Intermediaria Jing Qi 精氣

AMBIOMA ⇄ **EPIGENÉTICA**

ONCOSUPRESORES
* Desactivados   * Activados

CIELO POSTERIOR
後天

* Nutricia *Yong Qi* 營氣
* Centinela *Wei Qi* 衛氣
* *Shen Qi* 神氣
  Ben Shen 本身
  - *zhi* 志
  - *hun* 魂
  - *shen* 神
  - *yi* 意
  - *po* 魄

26

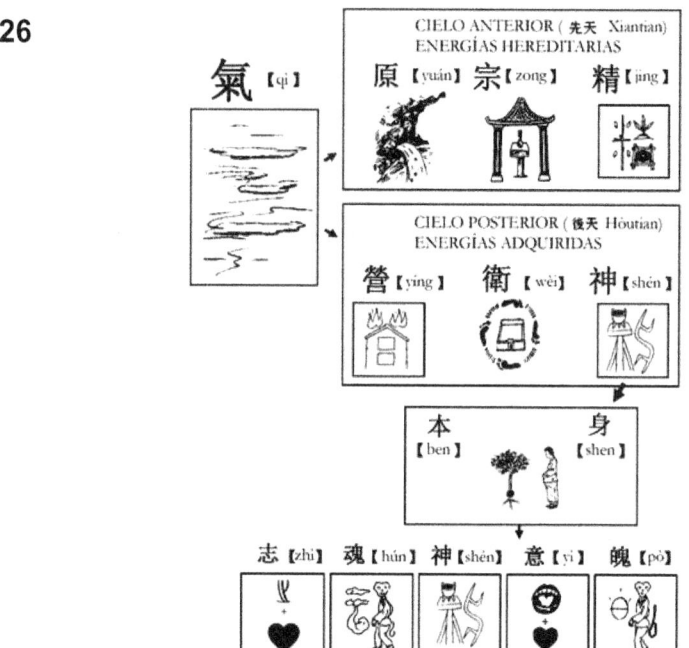

27

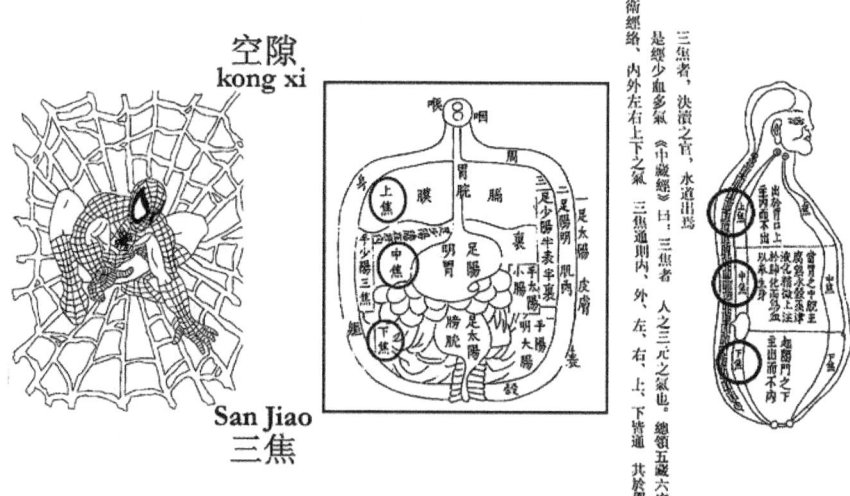

28

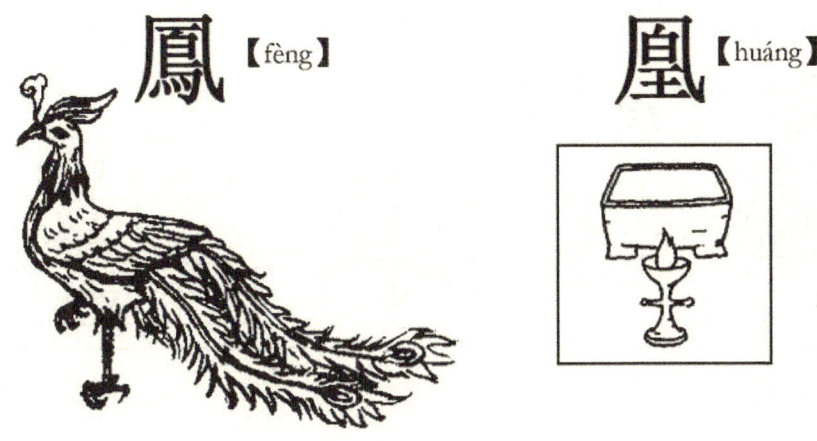

鳳【fèng】　　凰【huáng】

29

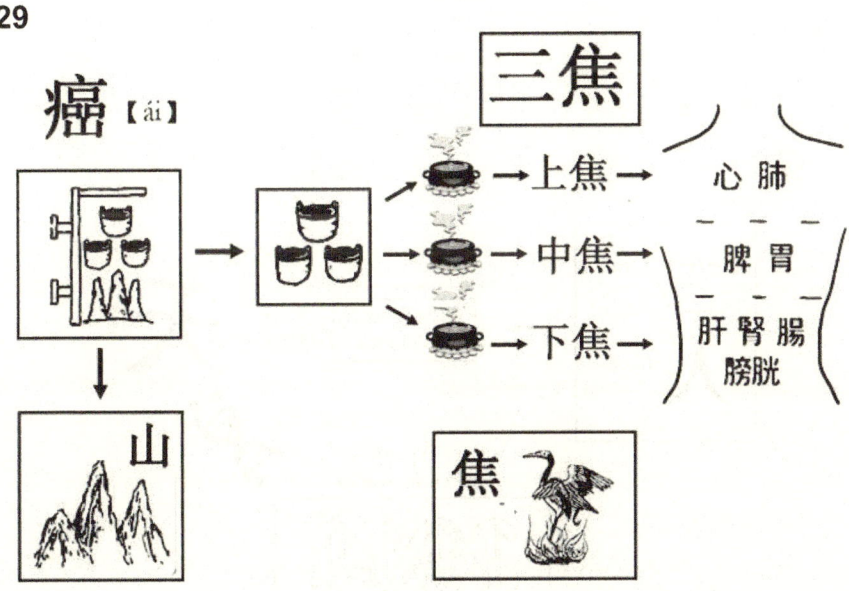

癌【ái】

三焦

上焦 → 心肺

中焦 → 脾胃

下焦 → 肝腎腸膀胱

山

焦

30

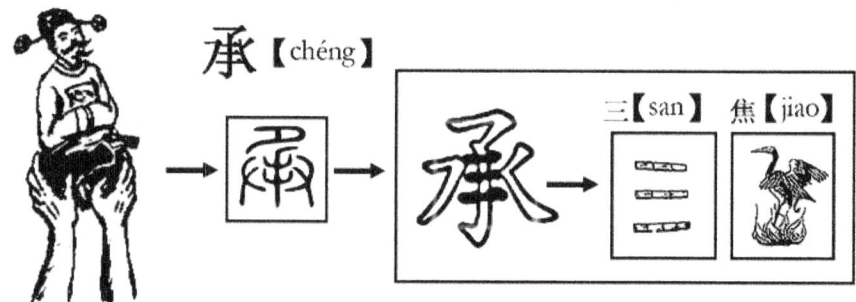

31

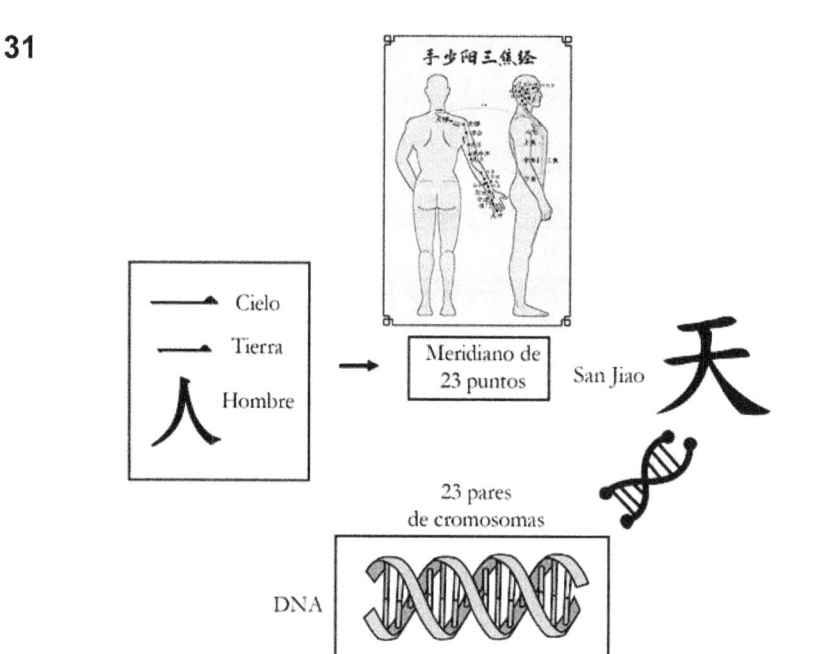

32

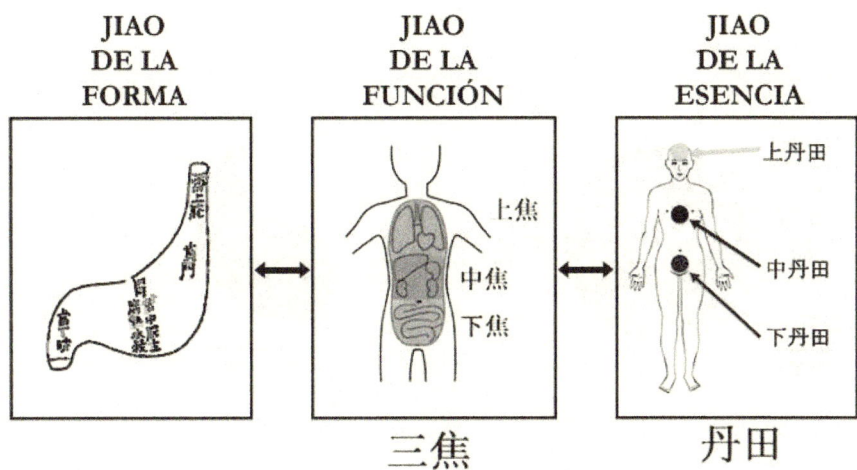

<table>
<tr><td>JIAO
DE LA
FORMA</td><td>JIAO
DE LA
FUNCIÓN</td><td>JIAO
DE LA
ESENCIA</td></tr>
</table>

三焦　　　丹田

33

"San Jiao es un lugar donde yin y yang se encuentran y transforman"
【 san jiao yin yang jiao hui 三焦陰陽交會 】

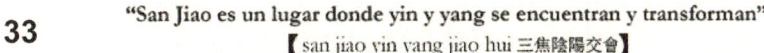

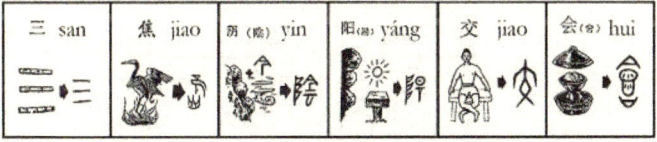

"El San Jiao es un pasaje para el Qi Fuente"
【 san jiao yuán qì zhi dào lù 】三焦原氣之道路

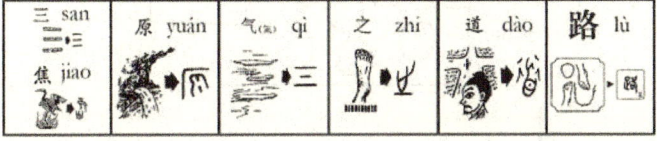

"El San Jiao administra los diversos tipos de Qi"
【 san jiao zhu chí zhu qi 】三焦主持諸氣

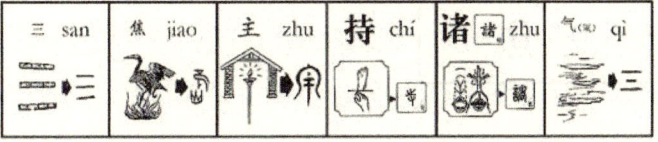

34

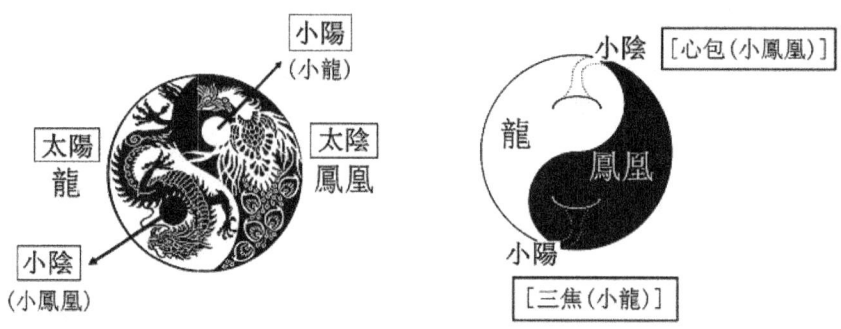

35

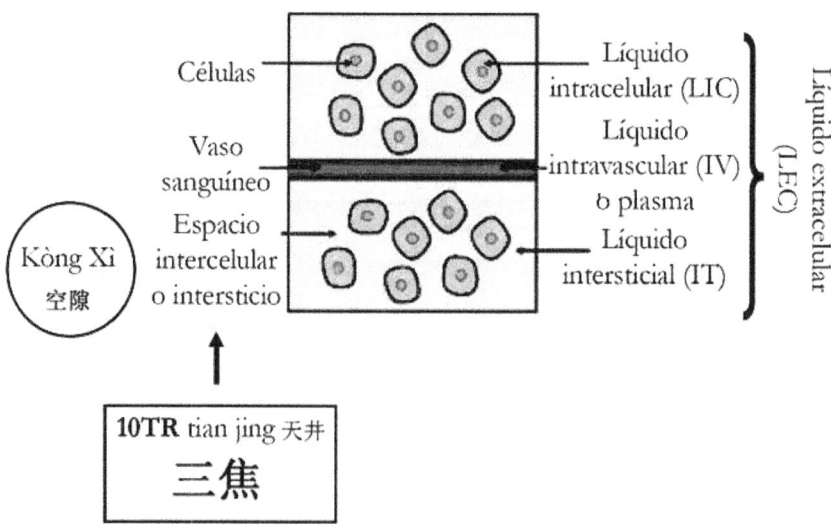

36

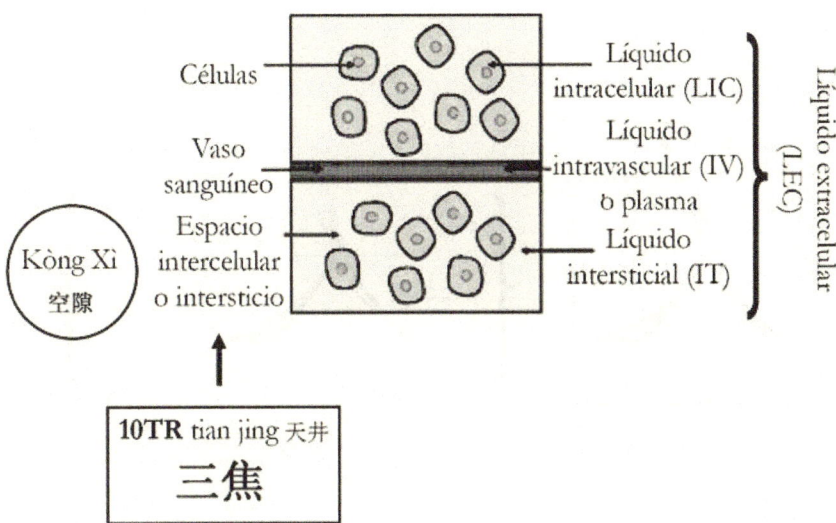

Células

Vaso sanguíneo

Espacio intercelular o intersticio

Líquido intracelular (LIC)

Líquido intravascular (IV) o plasma

Líquido intersticial (IT)

Líquido extracelular (LEC)

Kòng Xì 空隙

10TR tian jing 天井

三焦

37

門 (门) 【mén】

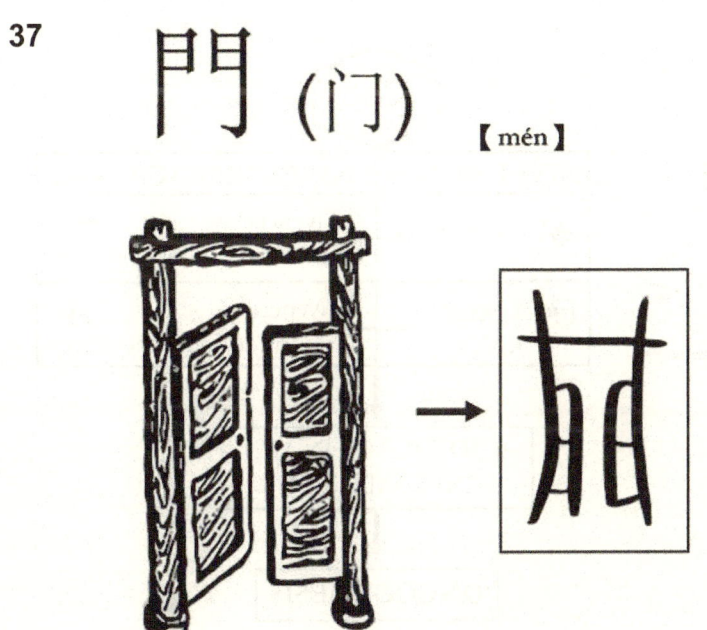

38

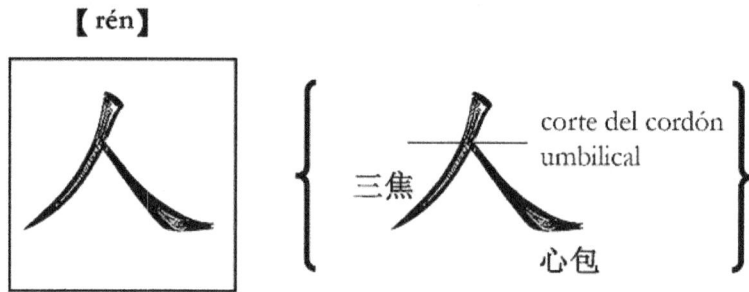

39

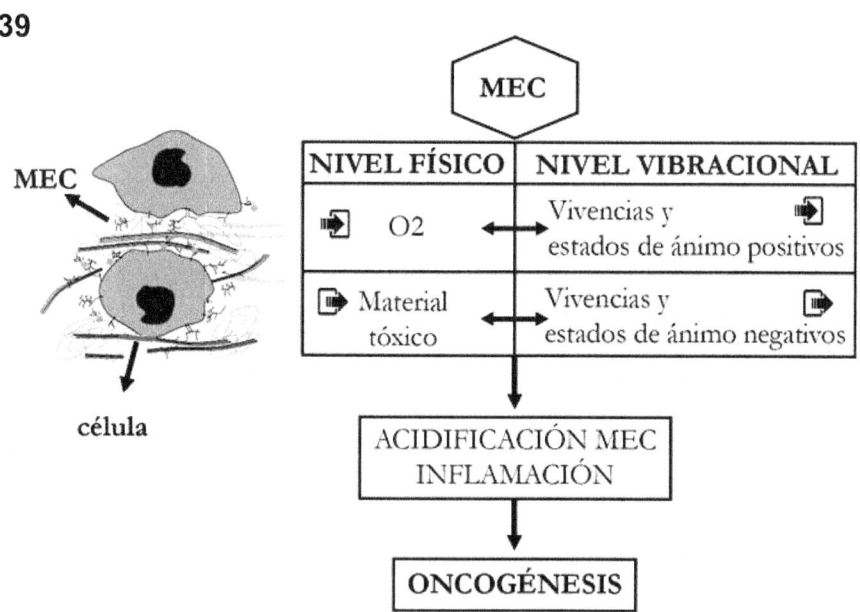

40

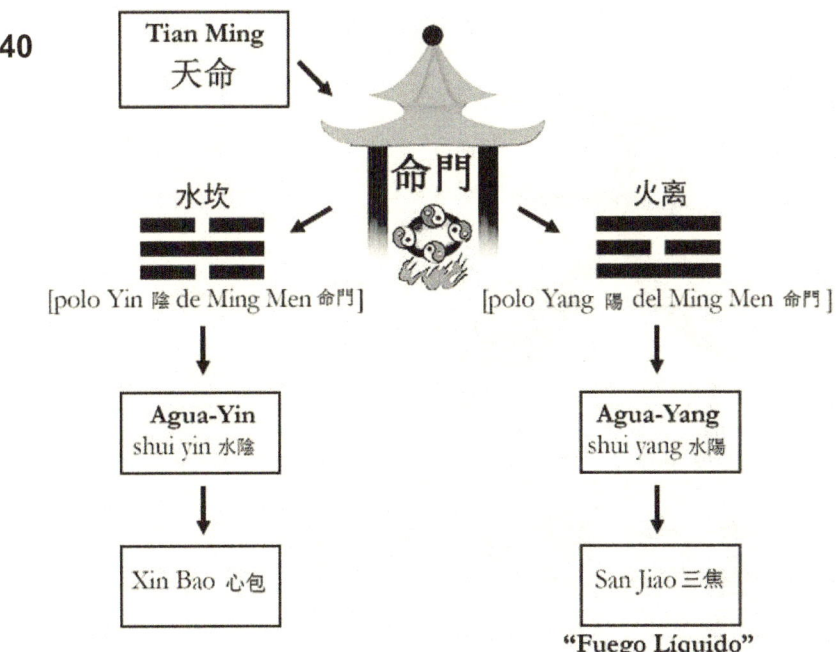

Tian Ming 天命		
水坎	命門	火离
[polo Yin 陰 de Ming Men 命門]		[polo Yang 陽 del Ming Men 命門]
Agua-Yin shui yin 水陰		Agua-Yang shui yang 水陽
Xin Bao 心包		San Jiao 三焦 "Fuego Líquido"

41

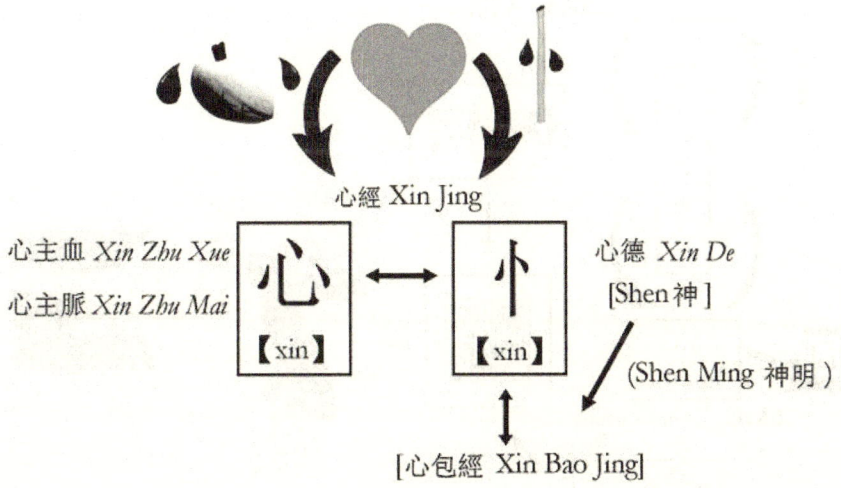

心經 Xin Jing

心主血 Xin Zhu Xue
心主脈 Xin Zhu Mai
心【xin】 ↔ 忄【xin】
心德 Xin De [Shen 神]
(Shen Ming 神明)
[心包經 Xin Bao Jing]

42

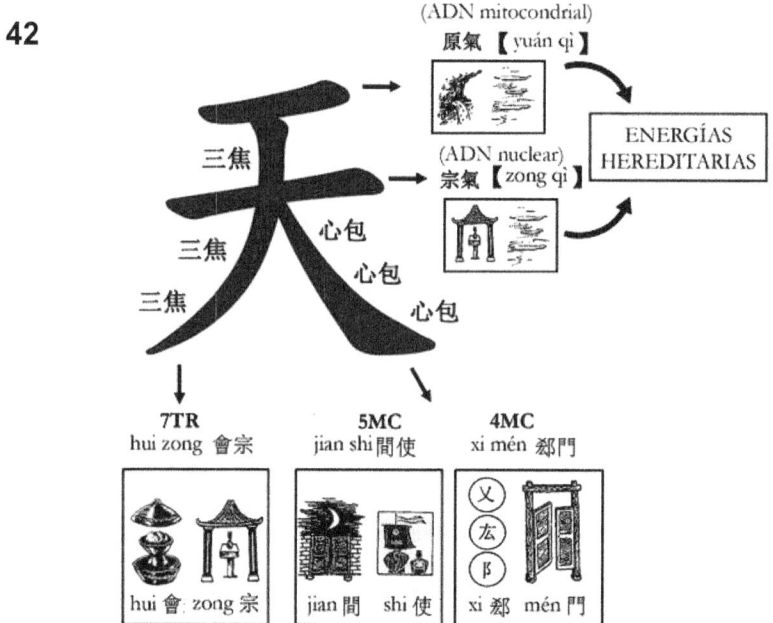

43

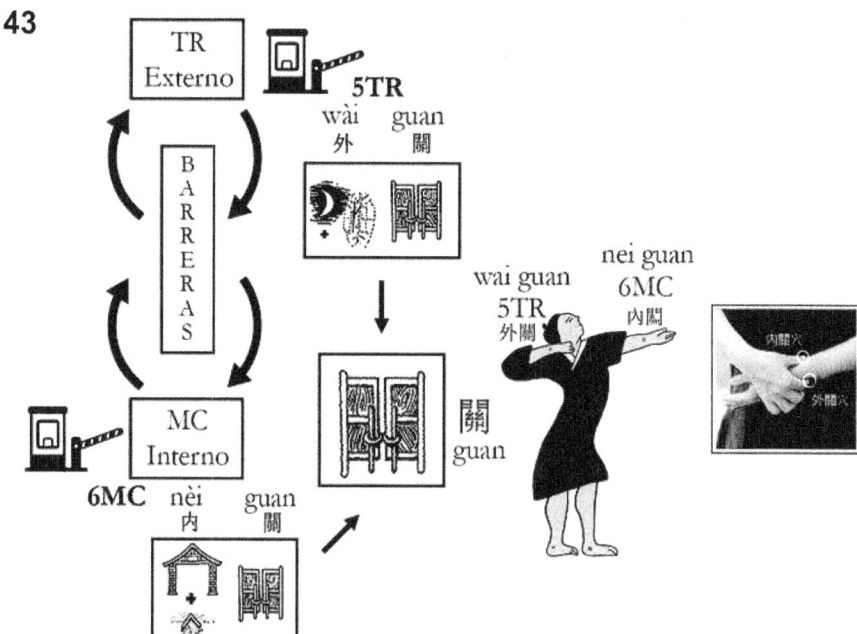

44

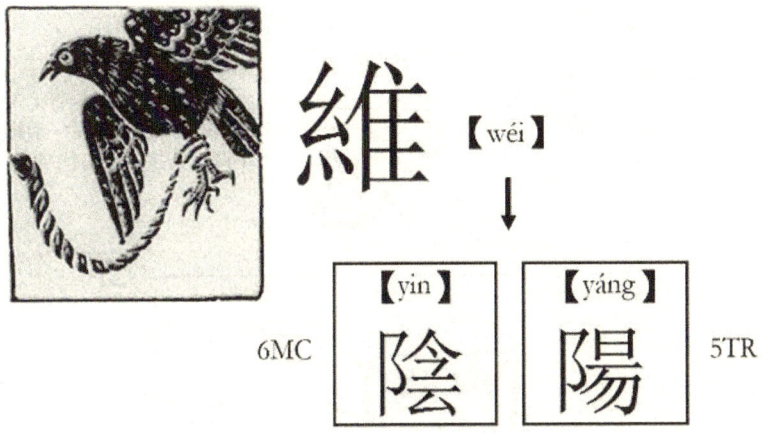

45

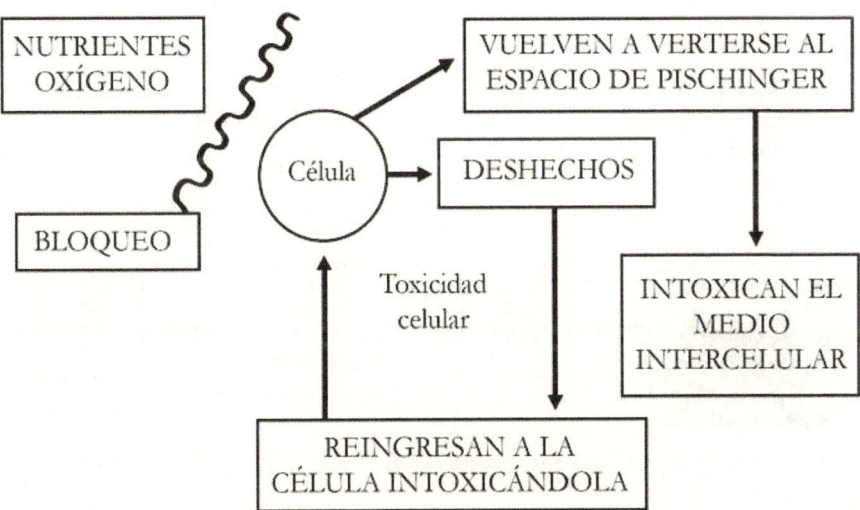

46

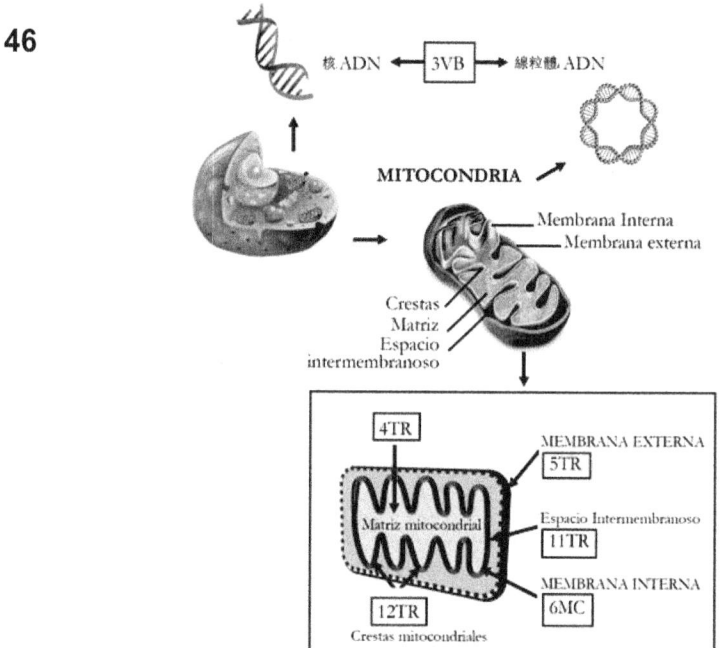

47

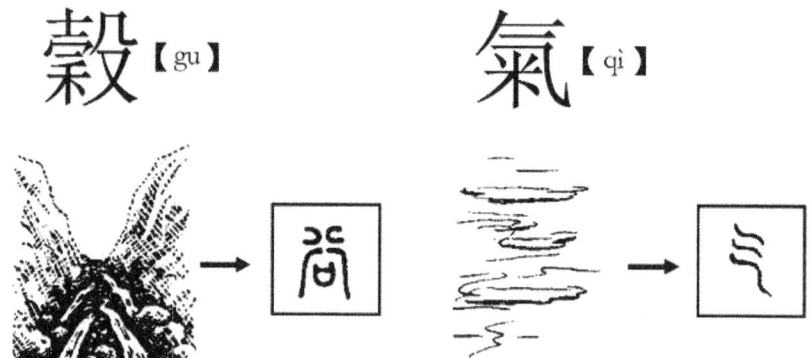

48

意【yi】

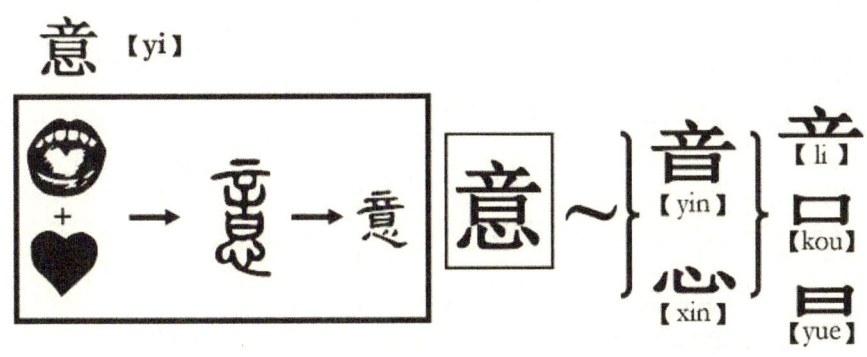

49

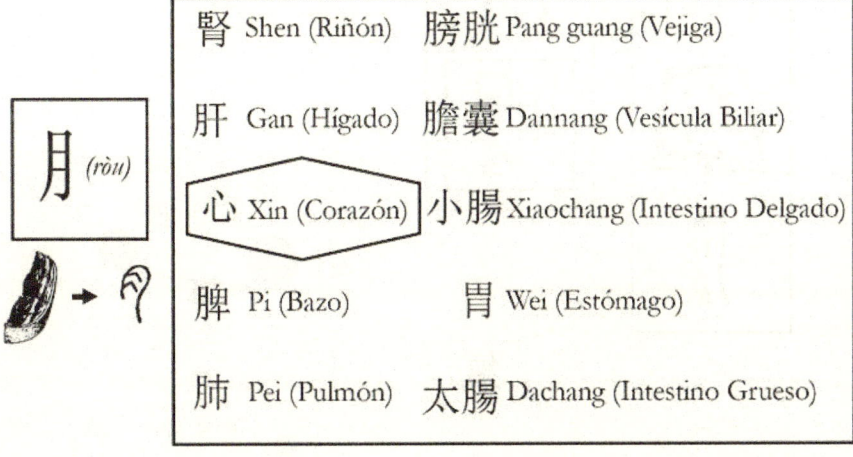

50

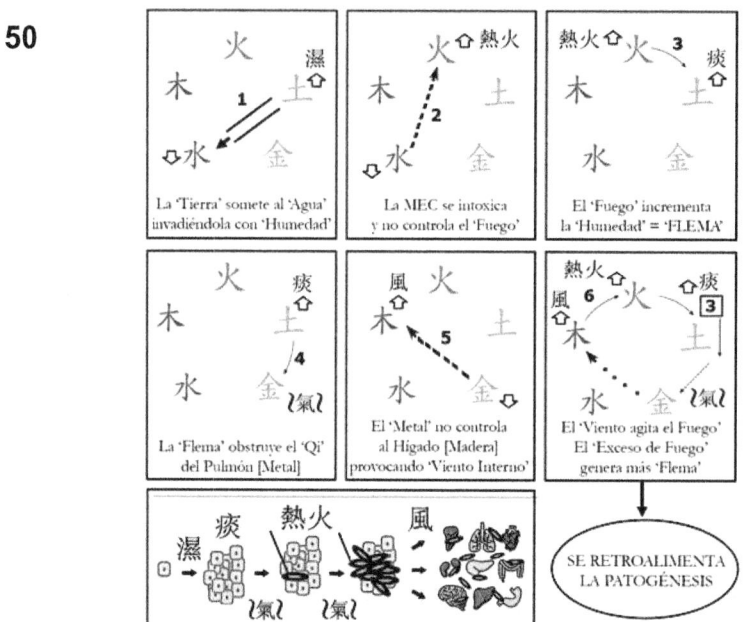

La 'Tierra' somete al 'Agua' invadiéndola con 'Humedad'

La MEC se intoxica y no controla el 'Fuego'

El 'Fuego' incrementa la 'Humedad' = 'FLEMA'

La 'Flema' obstruye el 'Qi' del Pulmón [Metal]

El 'Metal' no controla al Hígado [Madera] provocando 'Viento Interno'

El 'Viento agita el Fuego' El 'Exceso de Fuego' genera más 'Flema'

SE RETROALIMENTA LA PATOGÉNESIS

51

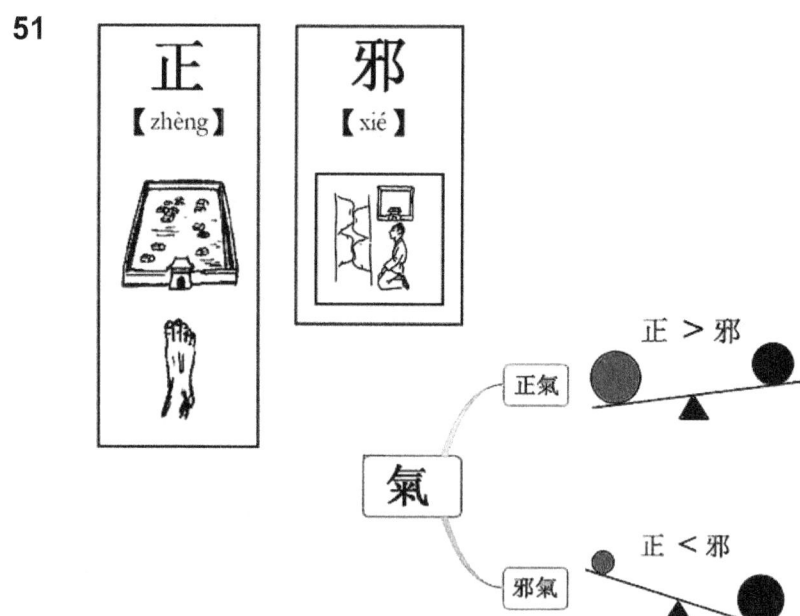

52

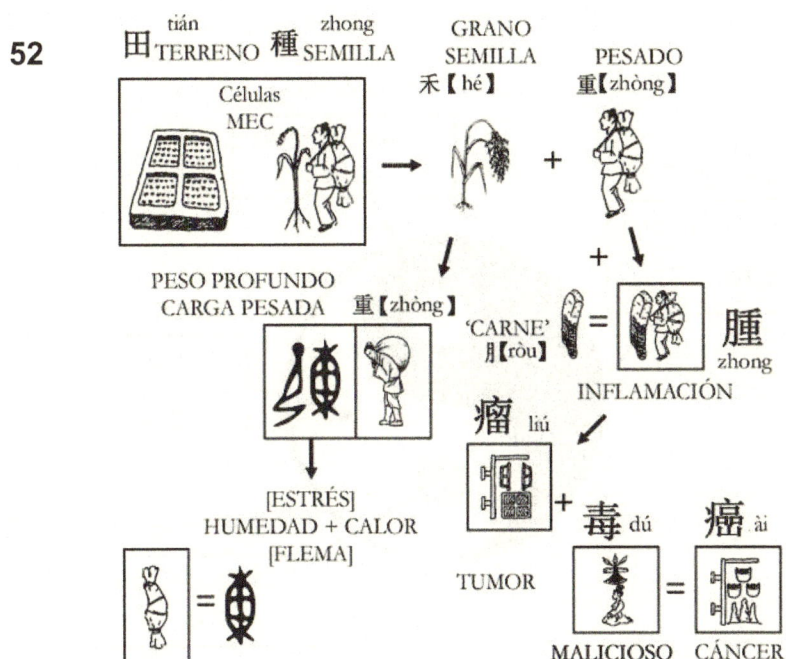

53

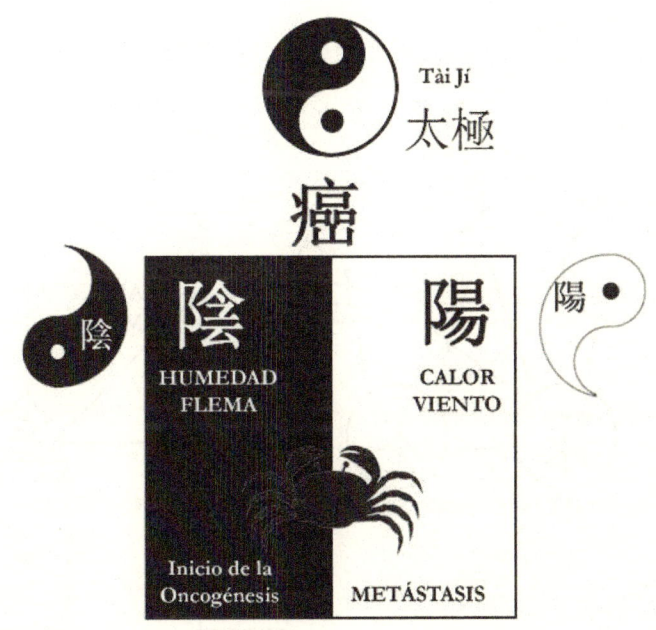

54

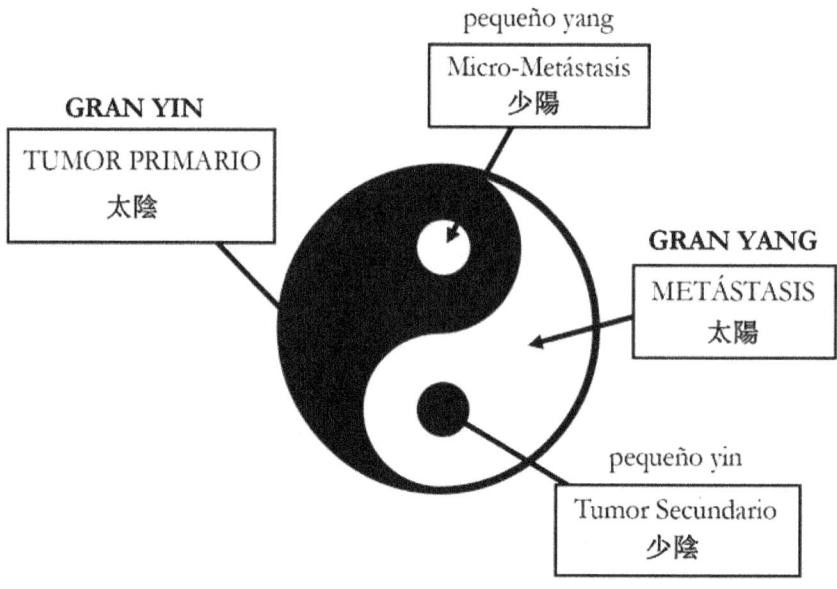

55

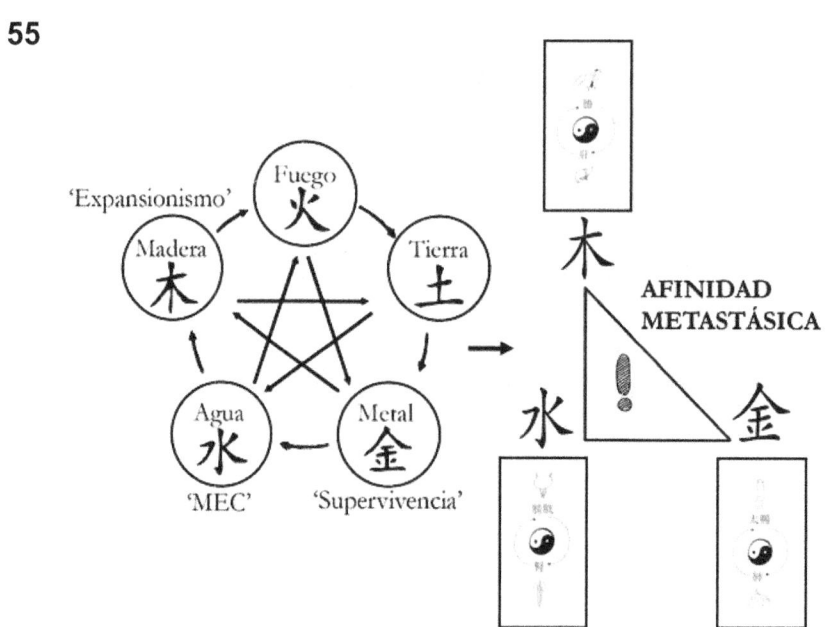

56

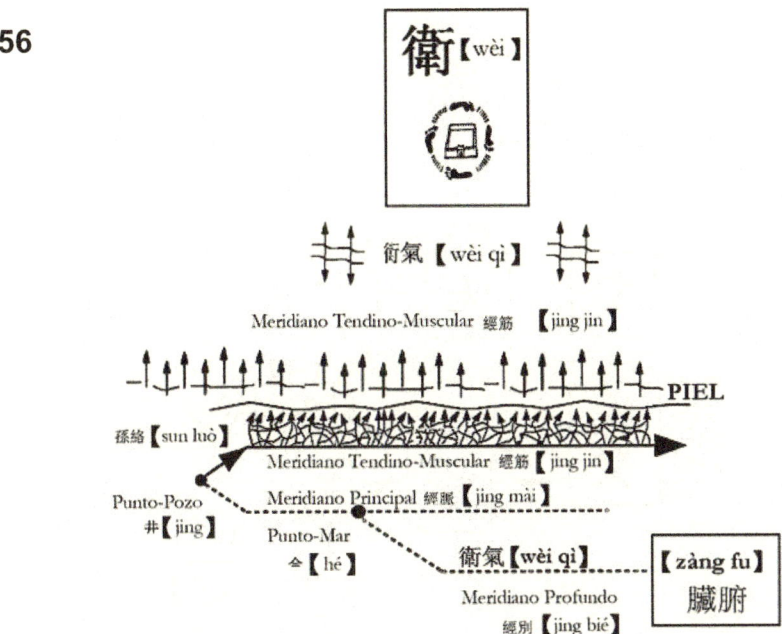

衛【wèi】

衛氣【wèi qì】

Meridiano Tendino-Muscular 經筋 【jing jin】

PIEL

孫絡【sun luǒ】

Meridiano Tendino-Muscular 經筋【jing jin】

Punto-Pozo Meridiano Principal 經脈【jing mài】
井【jing】

Punto-Mar 衛氣【wèi qì】 【zàng fu】
合【hé】 臟腑

Meridiano Profundo
經別【jing bié】

57

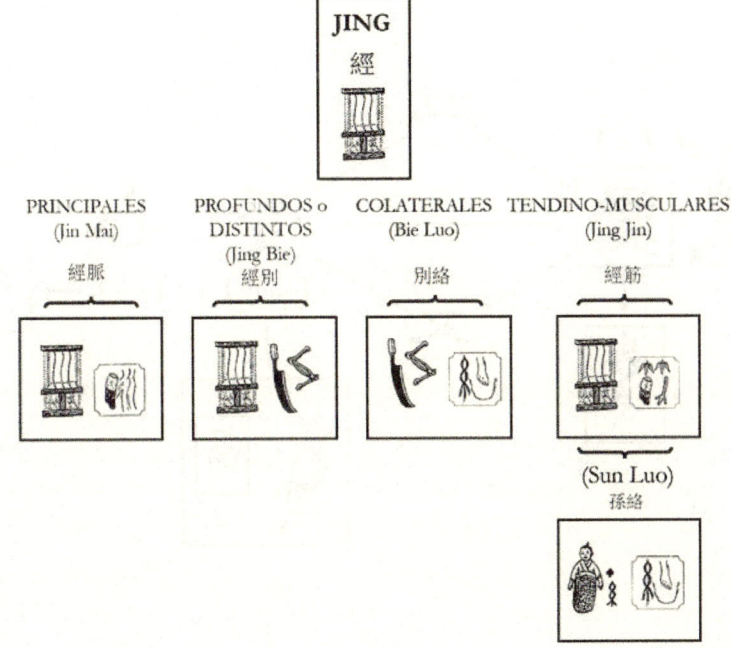

JING
經

PRINCIPALES (Jin Mai)	PROFUNDOS o DISTINTOS (Jing Bie)	COLATERALES (Bie Luo)	TENDINO-MUSCULARES (Jing Jin)
經脈	經別	別絡	經筋

(Sun Luo)
孫絡

58

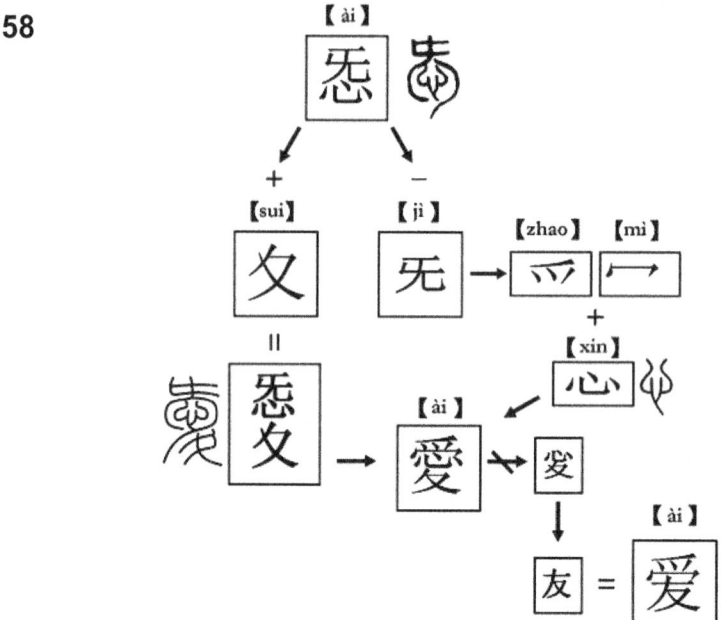

59

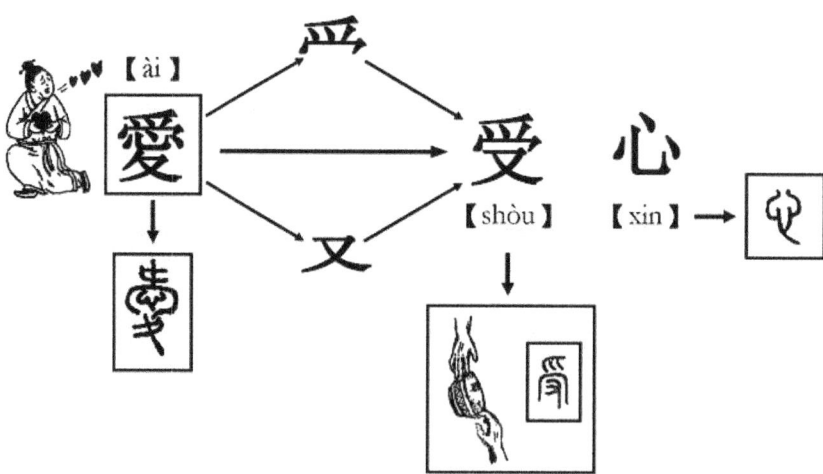

60

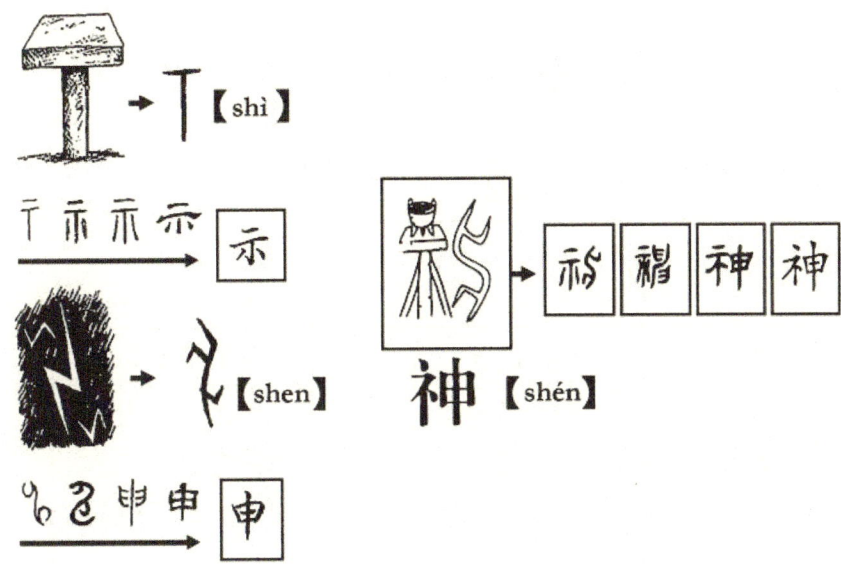

61

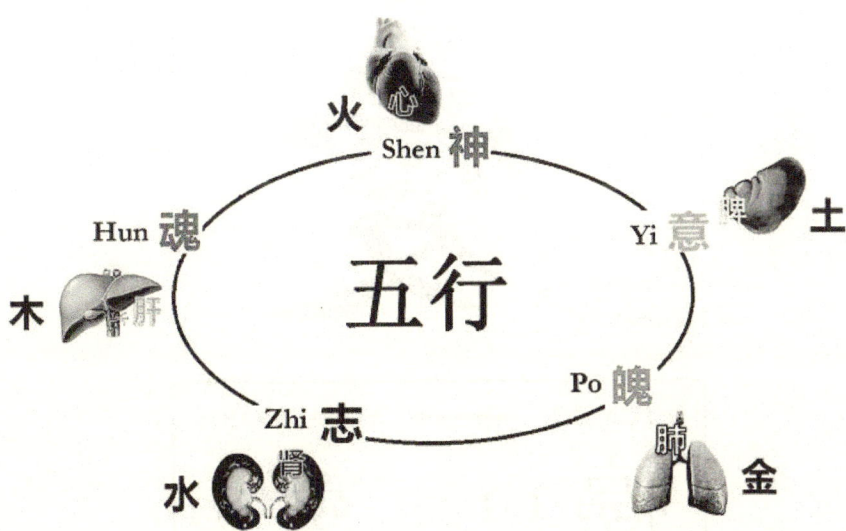

62

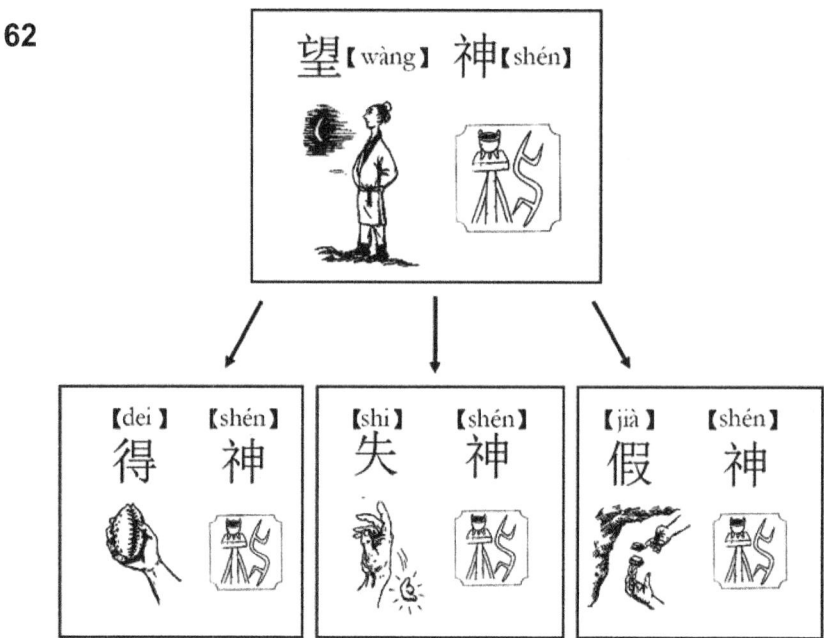

63

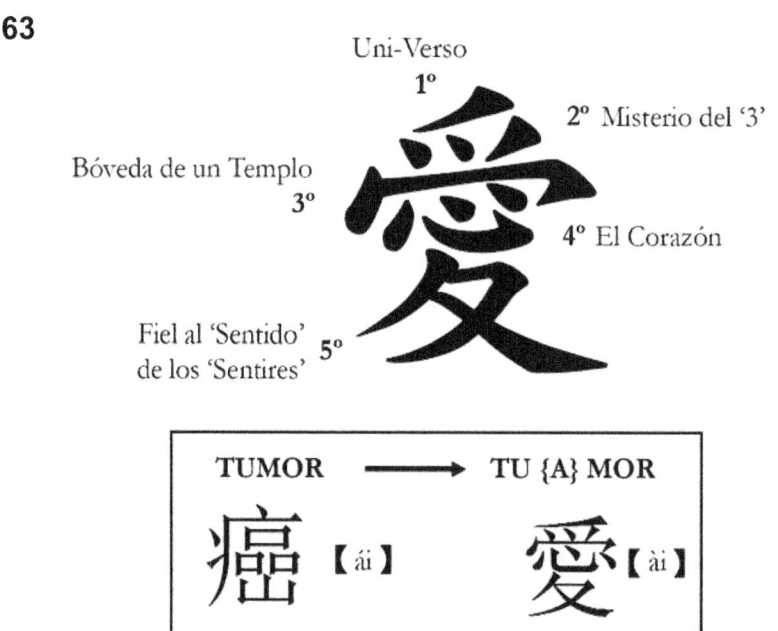

Uni-Verso
1º

2º Misterio del '3'

Bóveda de un Templo
3º

4º El Corazón

Fiel al 'Sentido'
de los 'Sentires' 5º

TUMOR ⟶ TU {A} MOR

癌【ái】 愛【ài】

64

衛【wèi】 氣【qì】

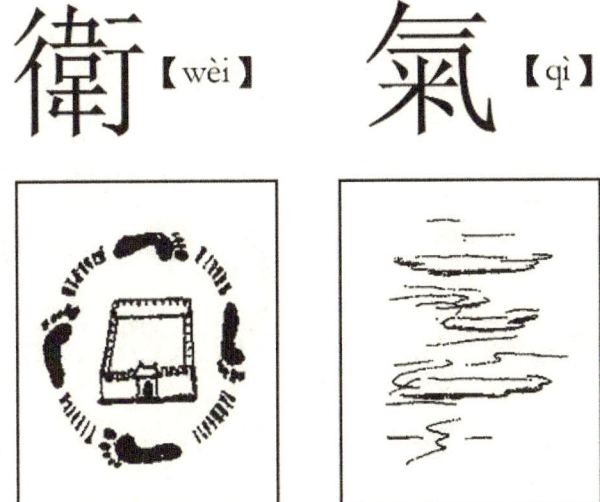

65

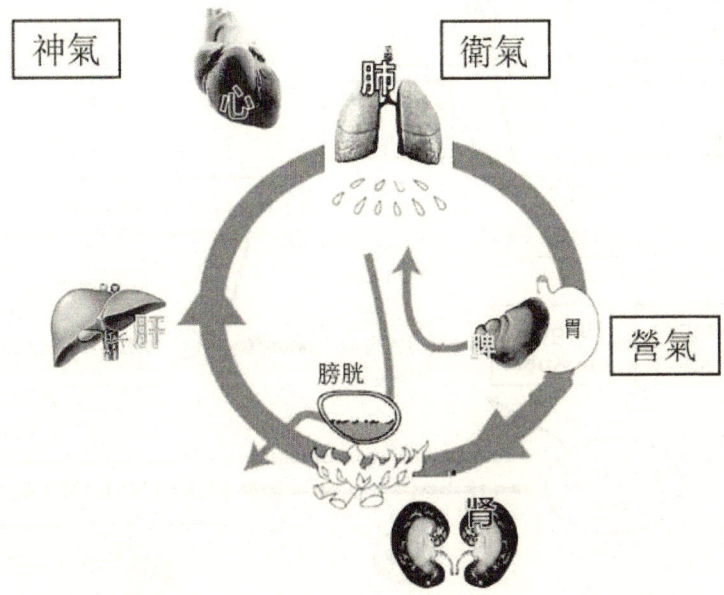

66

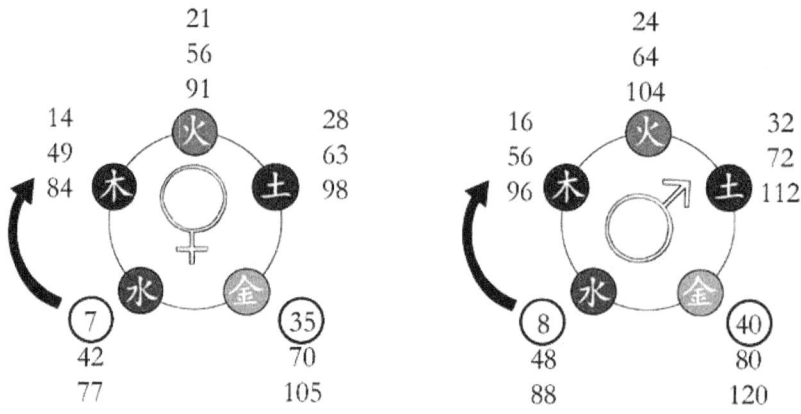

67

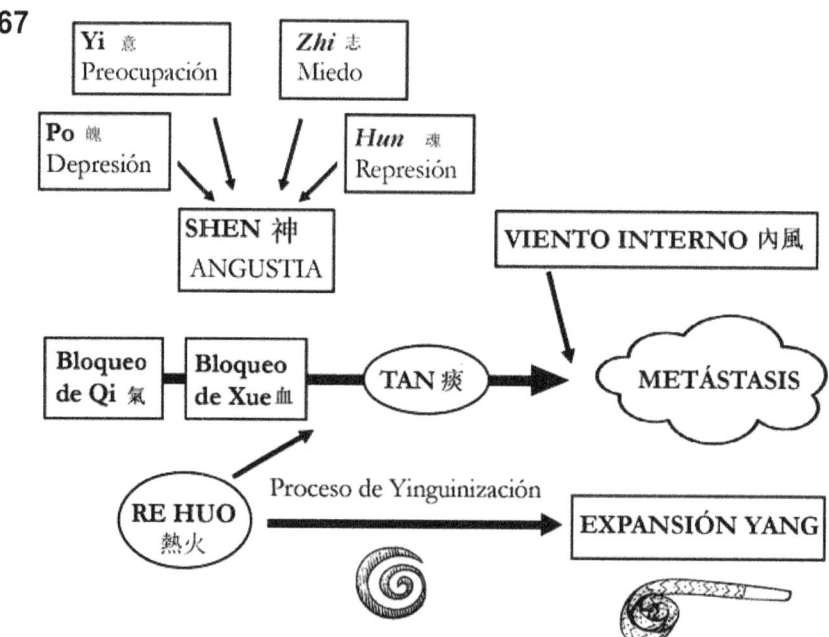

68

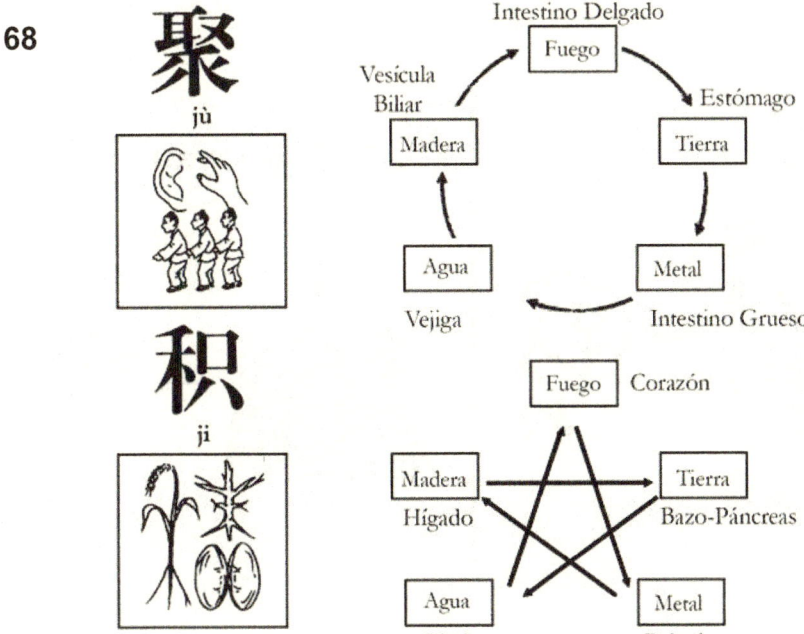

69

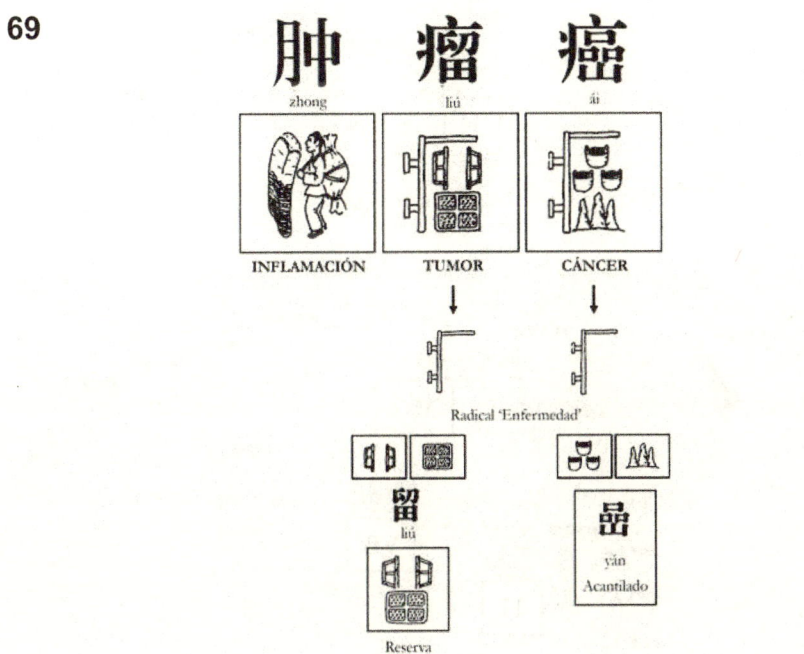

70

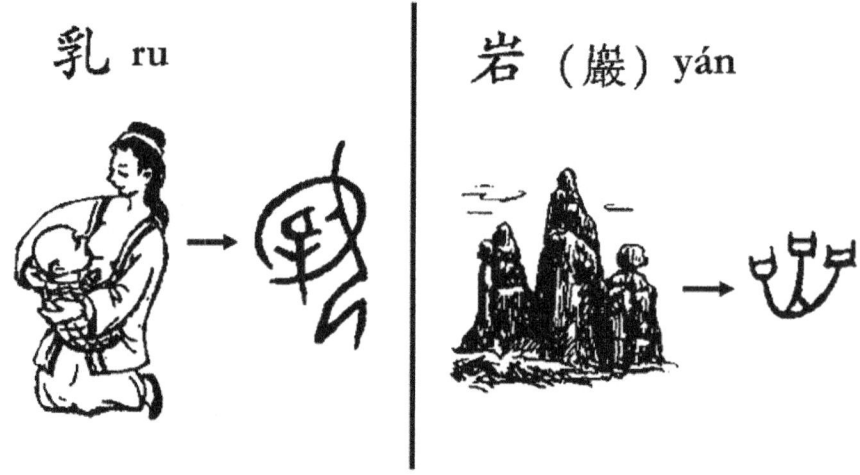

71

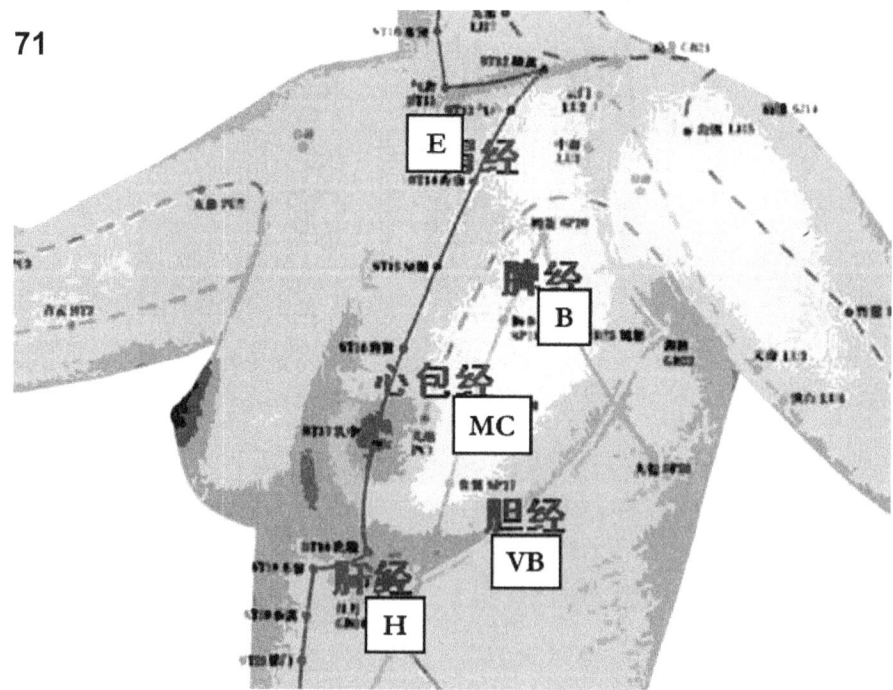

72

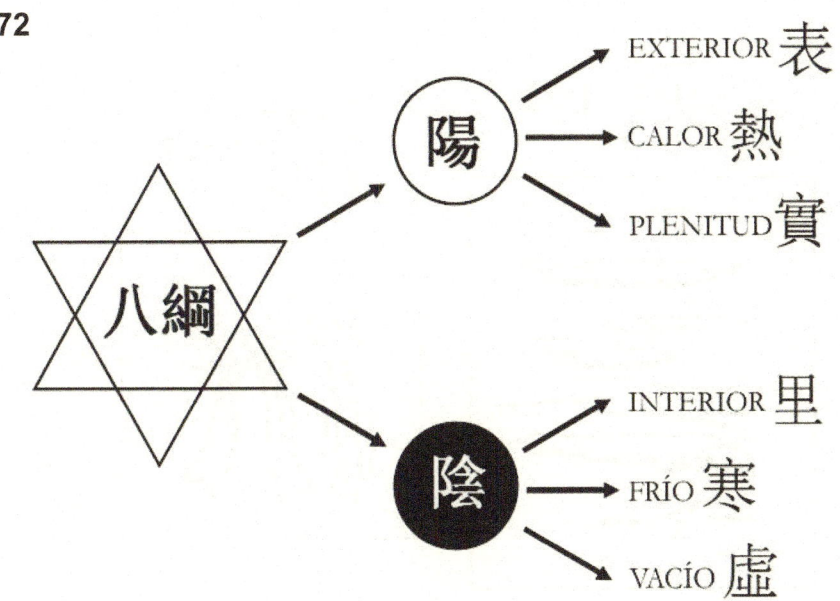

73

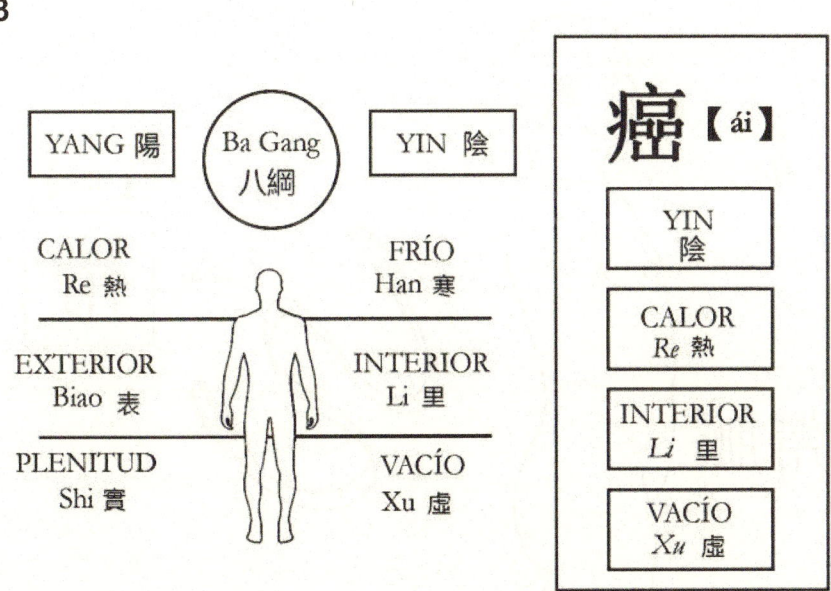

74

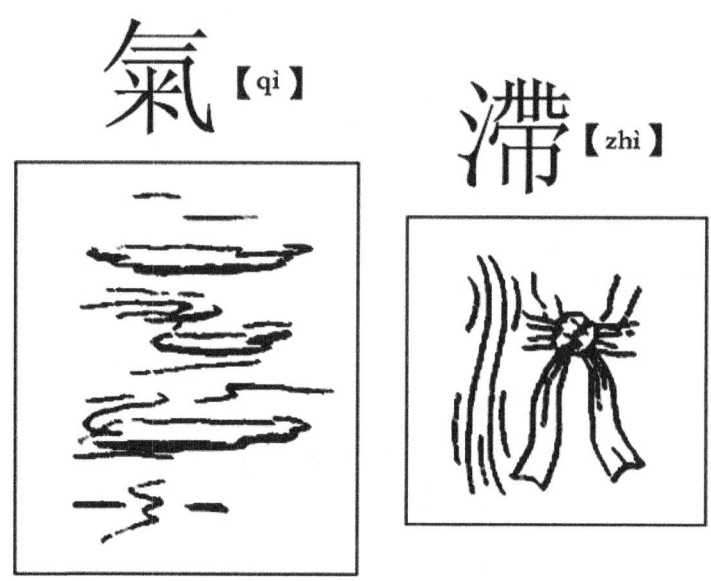

75

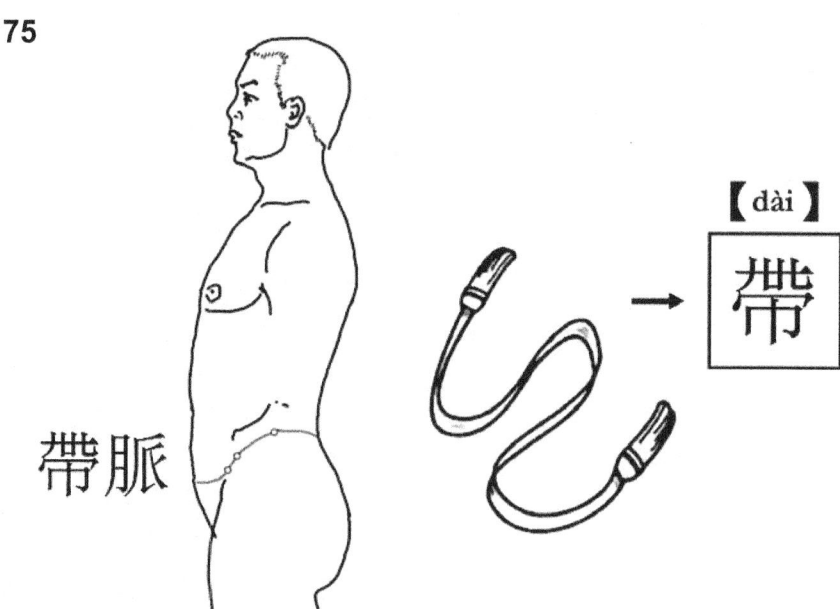

76

能【néng】 量【liàng】 腫【zhong】 囊【náng】

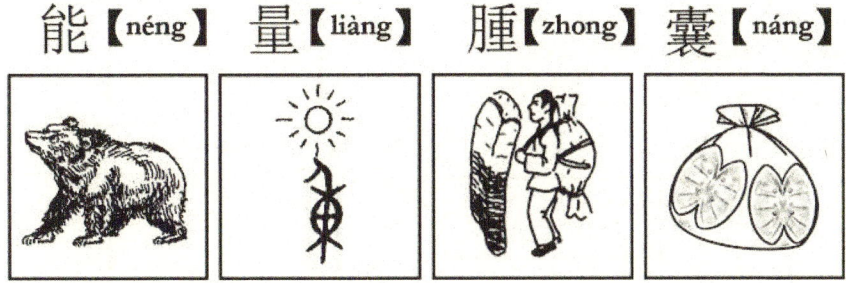

77

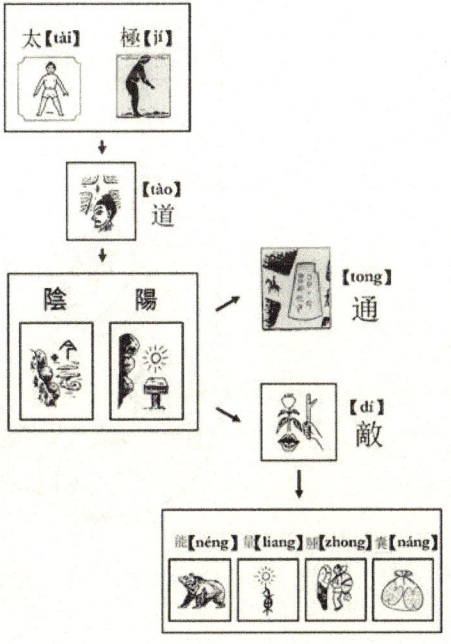

78

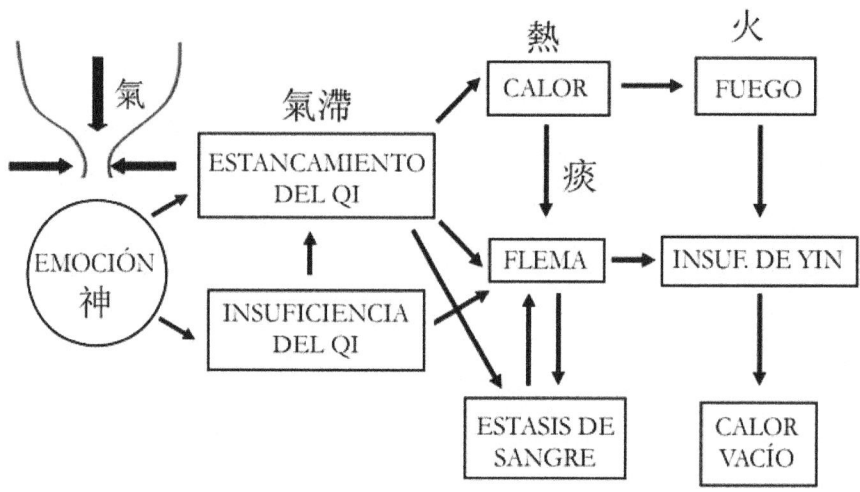

79

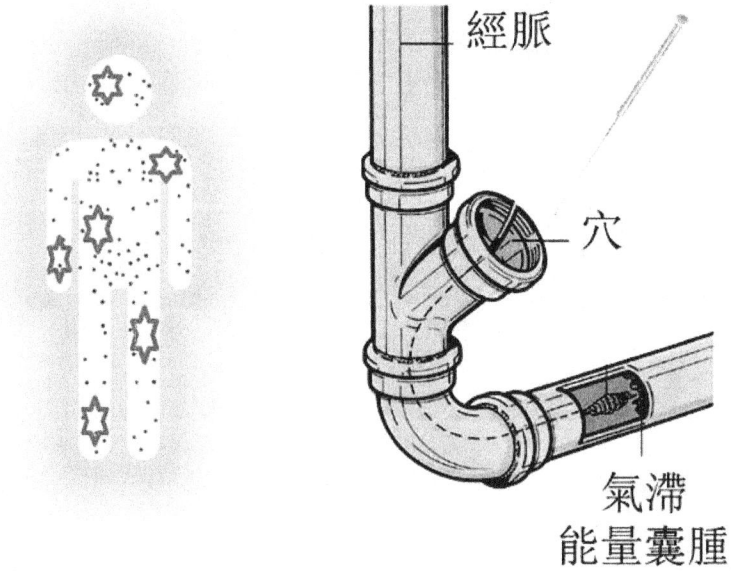

80

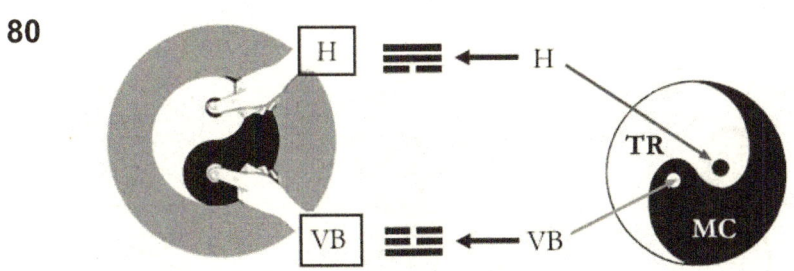

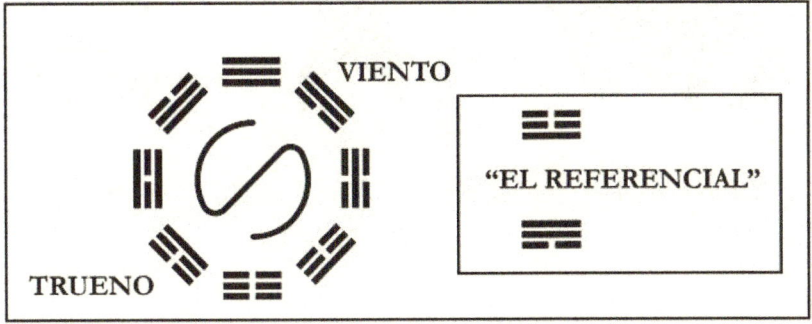

VIENTO

TRUENO

"EL REFERENCIAL"

81

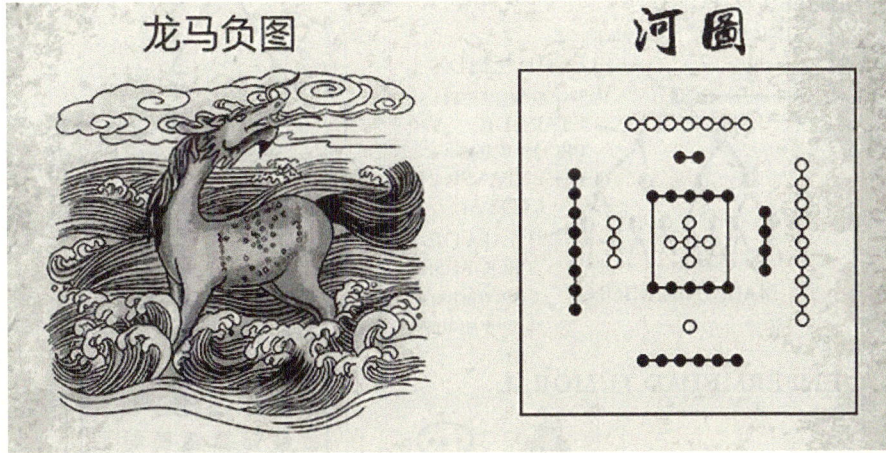

龙马负图　　河圖

82

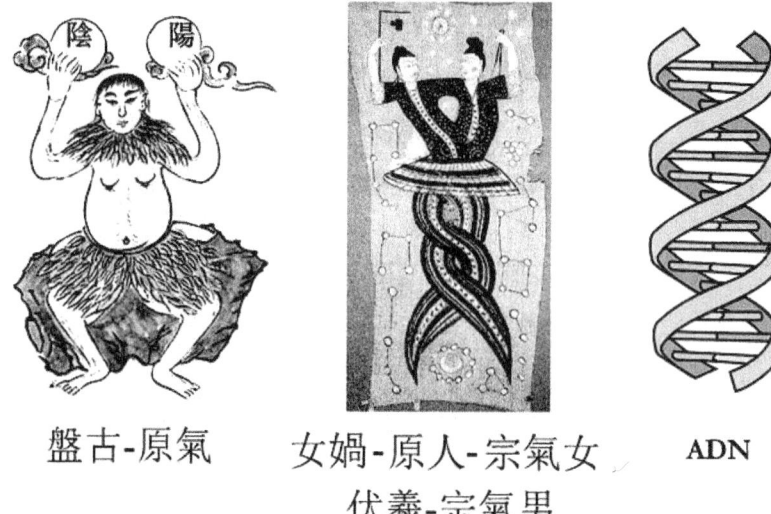

盤古-原氣   女媧-原人-宗氣女   **ADN**
                  伏羲-宗氣男

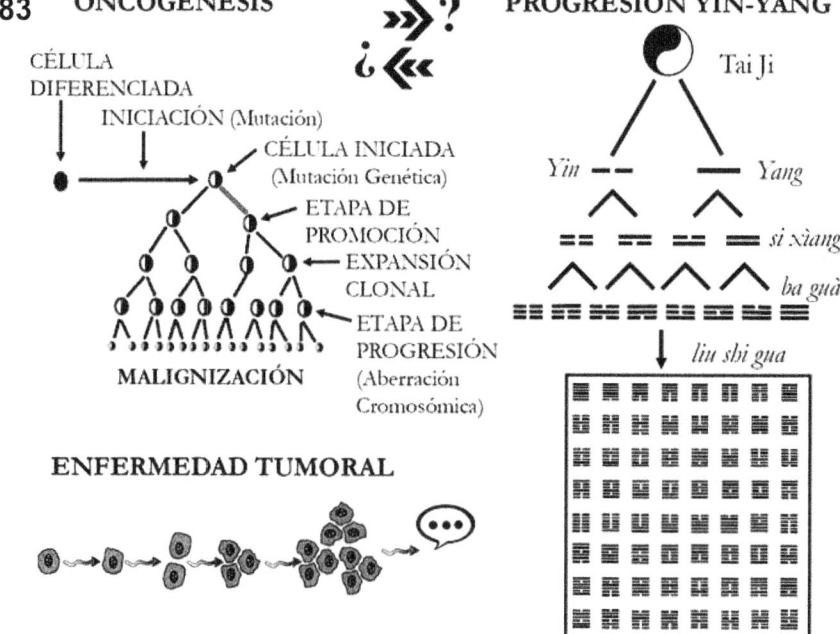

83 **ONCOGÉNESIS**   **PROGRESIÓN YIN-YANG**

CÉLULA DIFERENCIADA

INICIACIÓN (Mutación)

CÉLULA INICIADA (Mutación Genética)

ETAPA DE PROMOCIÓN

EXPANSIÓN CLONAL

ETAPA DE PROGRESIÓN (Aberración Cromosómica)

MALIGNIZACIÓN

ENFERMEDAD TUMORAL

Tai Ji

Yin   *Yang*

si xìang

ba guà

liu shi gua

84

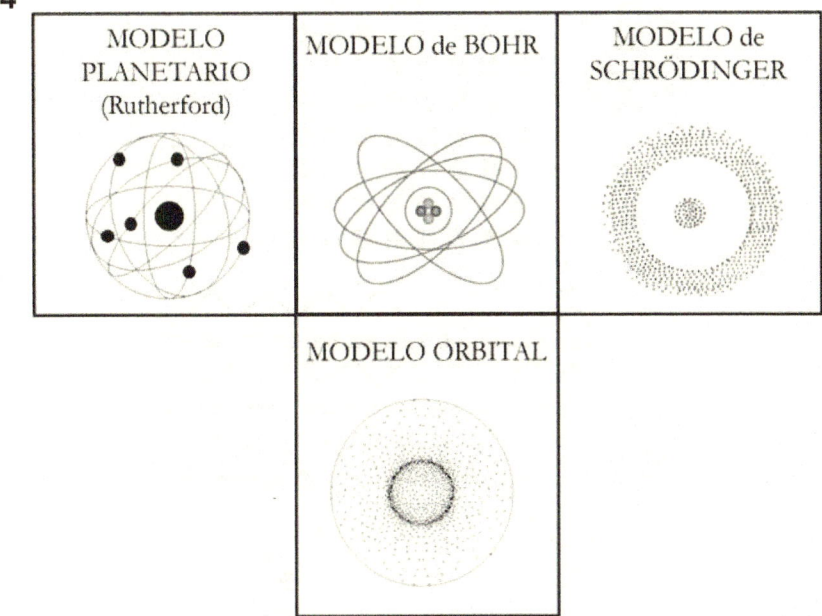

MODELO PLANETARIO (Rutherford)	MODELO de BOHR	MODELO de SCHRÖDINGER

MODELO ORBITAL

85

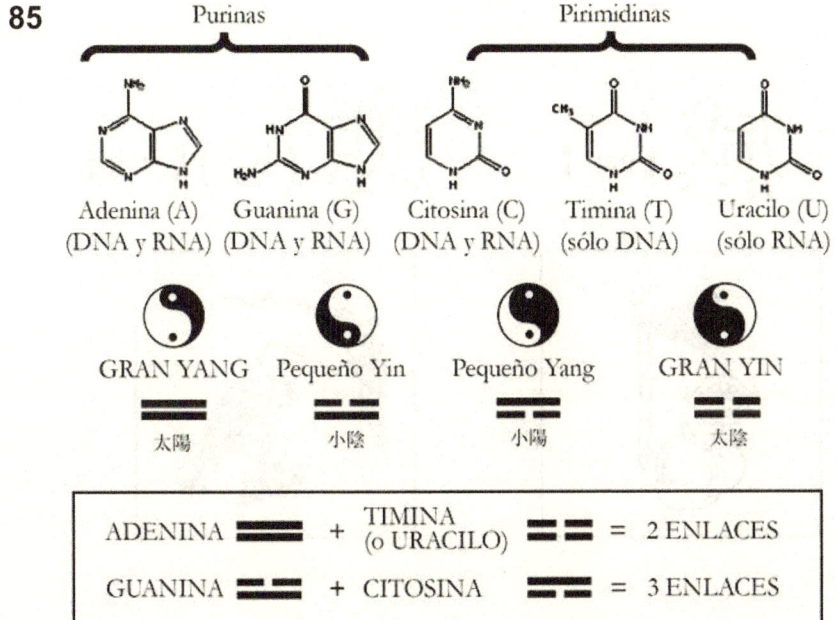

Purinas

Pirimidinas

Adenina (A) (DNA y RNA)   Guanina (G) (DNA y RNA)   Citosina (C) (DNA y RNA)   Timina (T) (sólo DNA)   Uracilo (U) (sólo RNA)

GRAN YANG 太陽   Pequeño Yin 小陰   Pequeño Yang 小陽   GRAN YIN 太陰

ADENINA + TIMINA (o URACILO) = 2 ENLACES

GUANINA + CITOSINA = 3 ENLACES

86

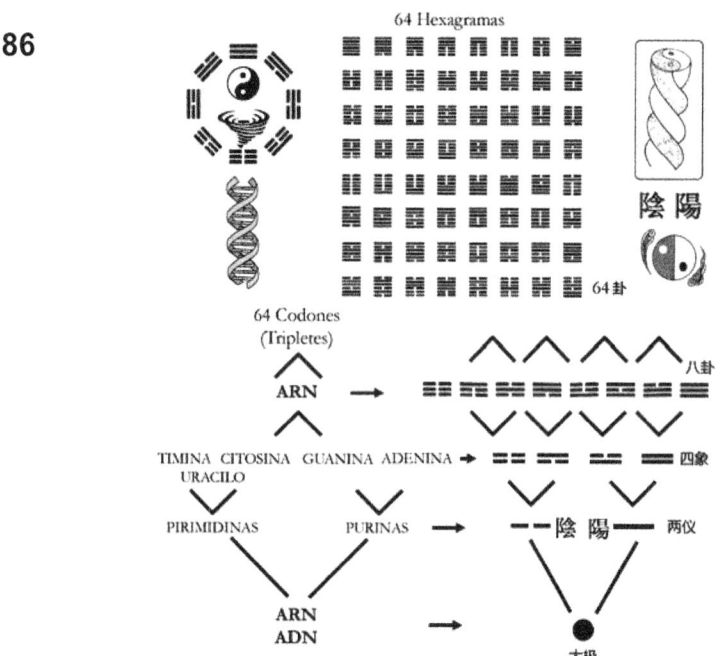

87

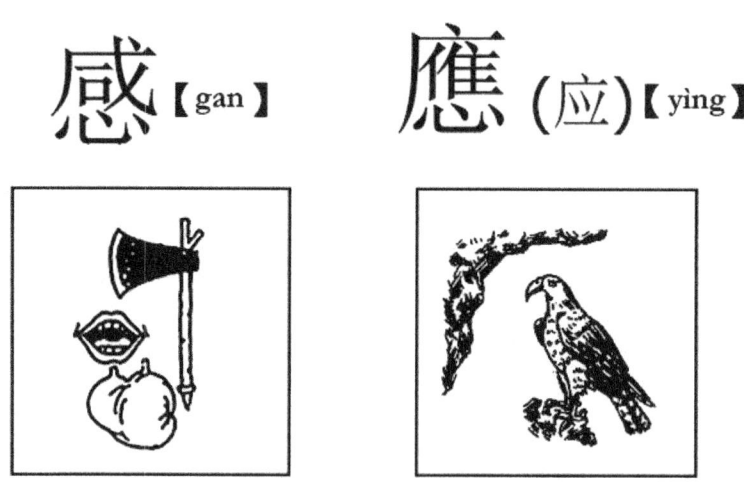

88

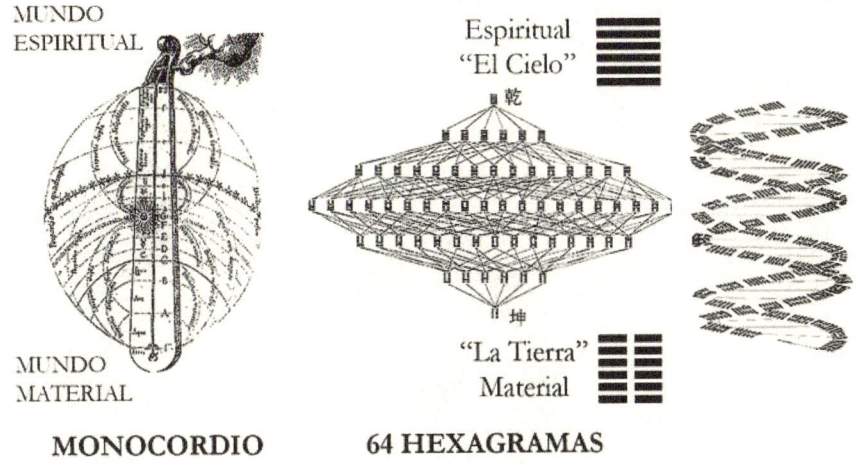

MUNDO ESPIRITUAL

MUNDO MATERIAL

MONOCORDIO

Espiritual "El Cielo"

乾

"La Tierra" Material

坤

64 HEXAGRAMAS

89

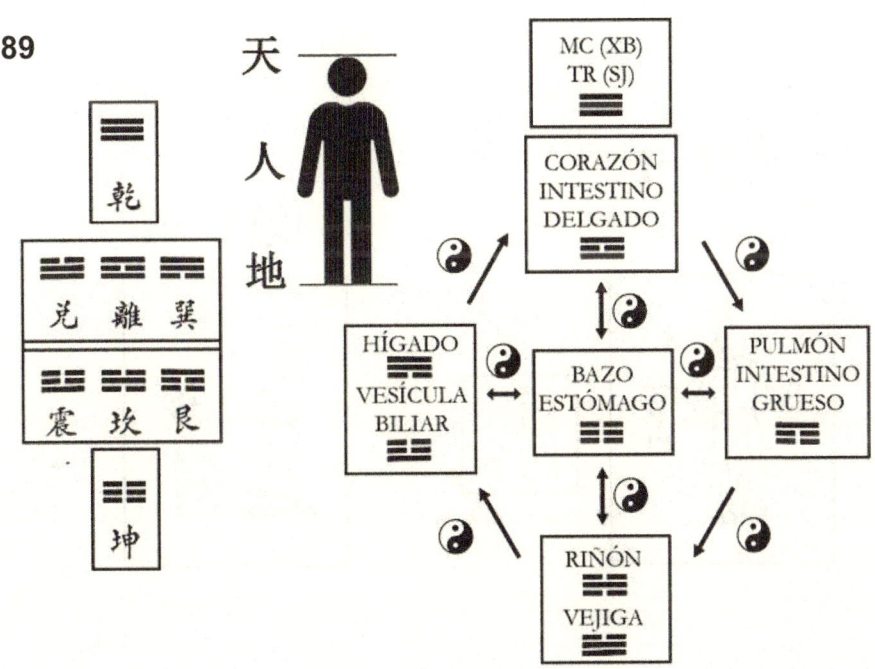

天 人 地

乾

兑 離 巽

震 坎 艮

坤

MC (XB) TR (SJ)

CORAZÓN INTESTINO DELGADO

HÍGADO VESÍCULA BILIAR

BAZO ESTÓMAGO

PULMÓN INTESTINO GRUESO

RIÑÓN VEJIGA

90

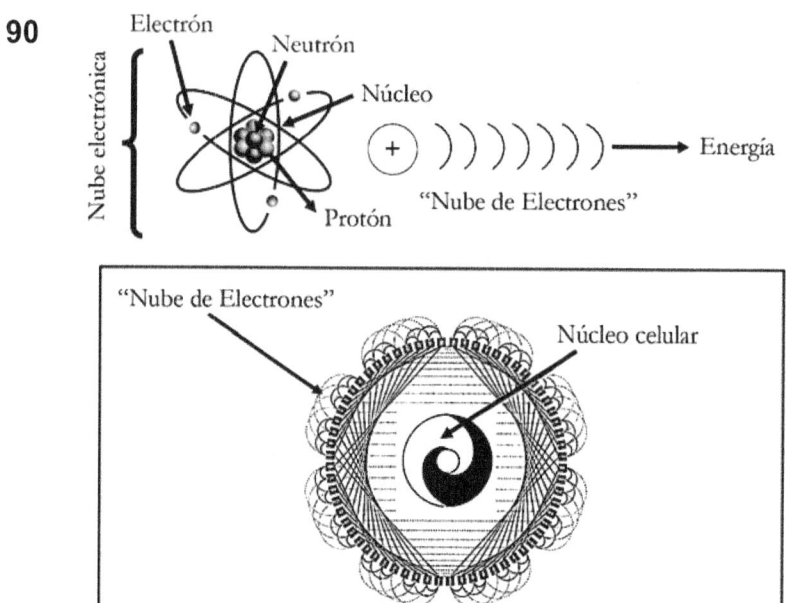

91

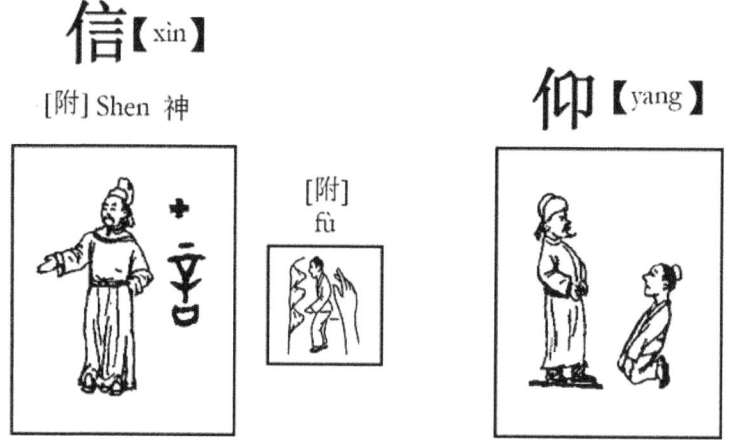

92

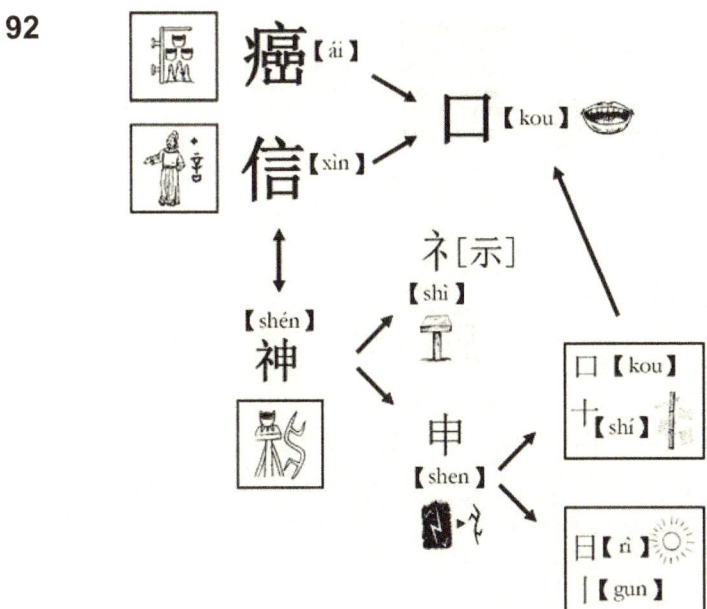

93

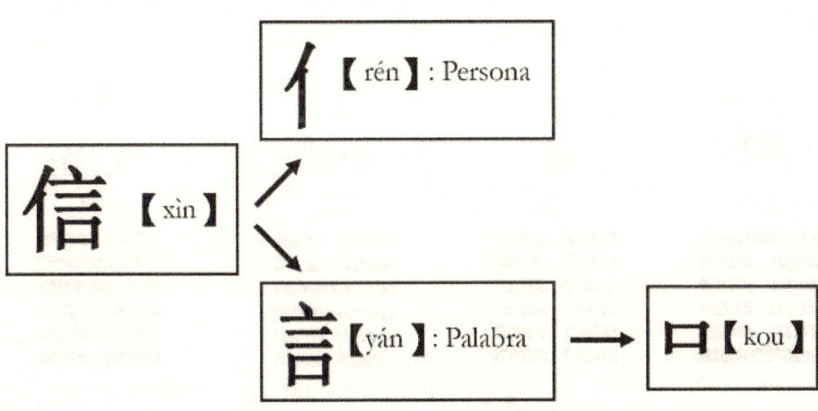

94

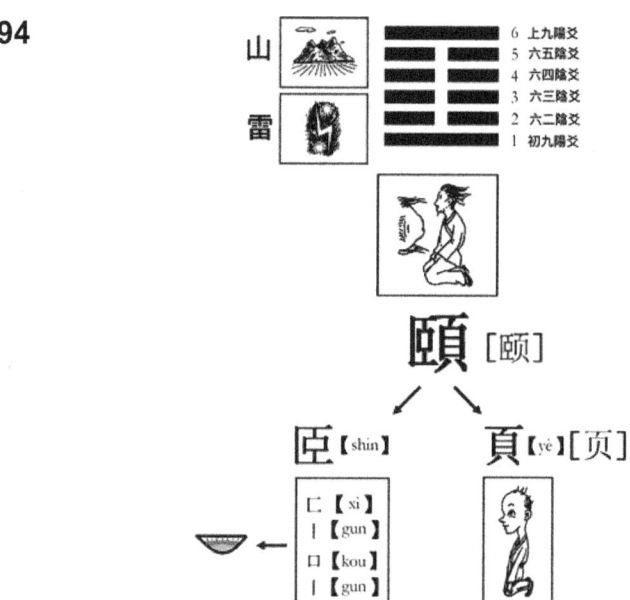

95

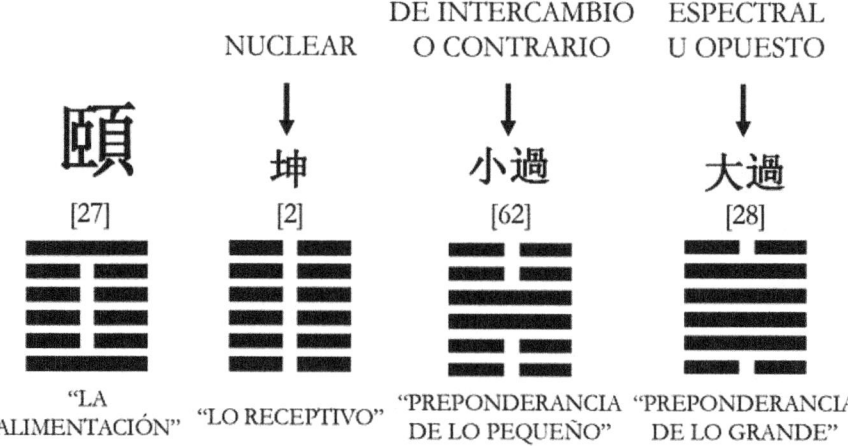

96

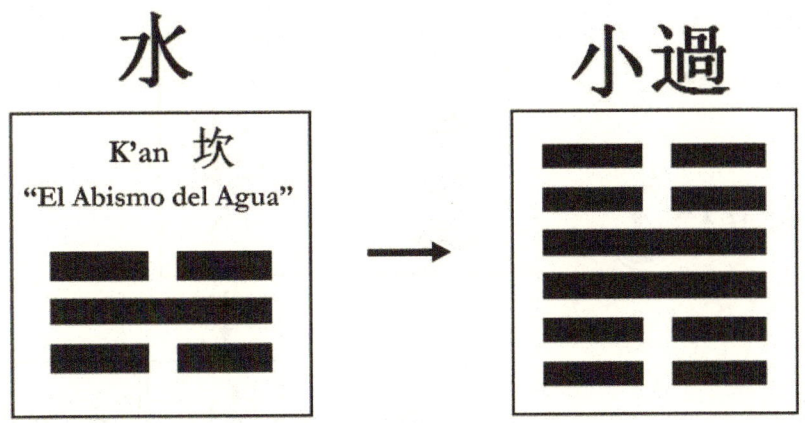

97

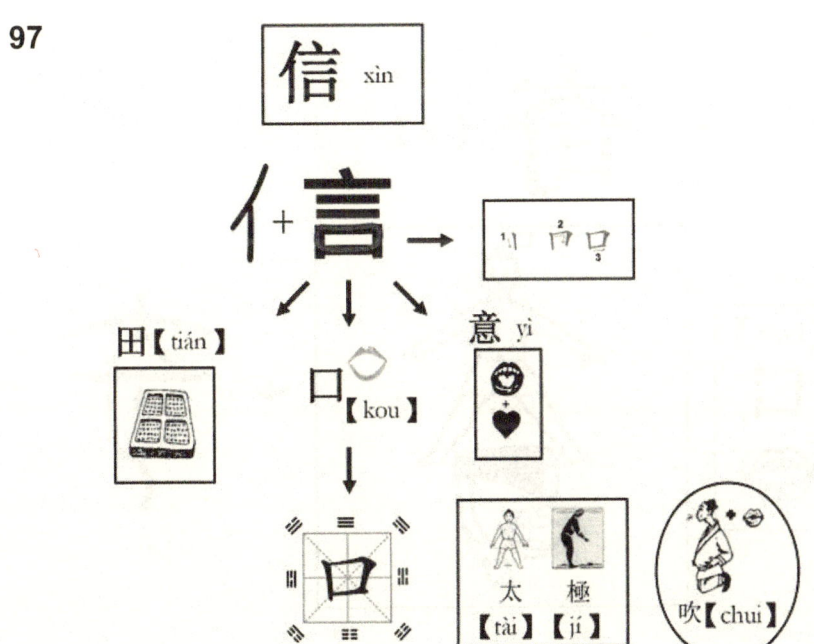

98

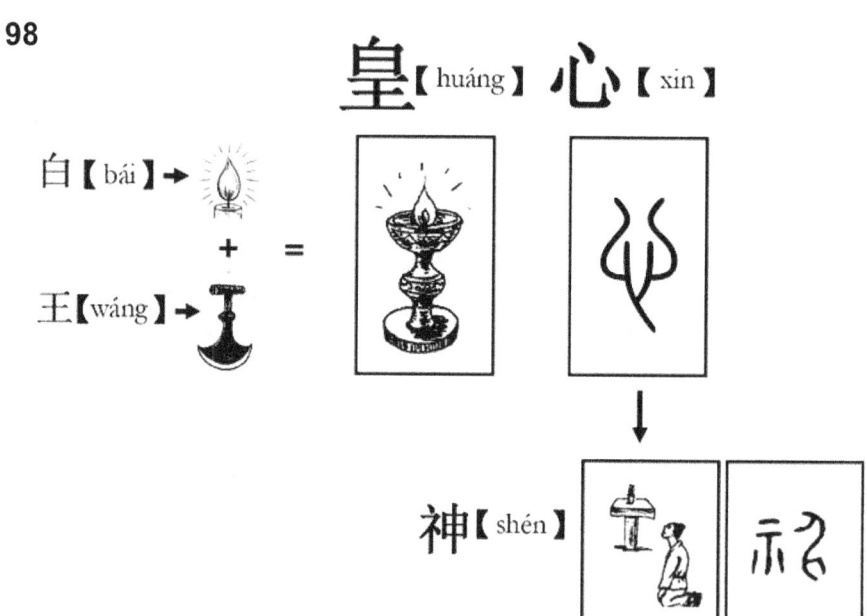

99

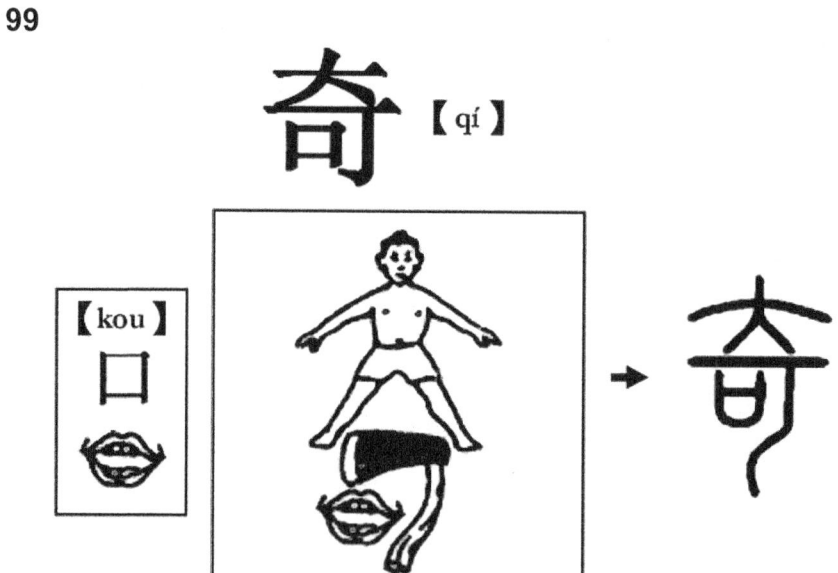

100

Qi Jing Ba Mai 奇經八脈

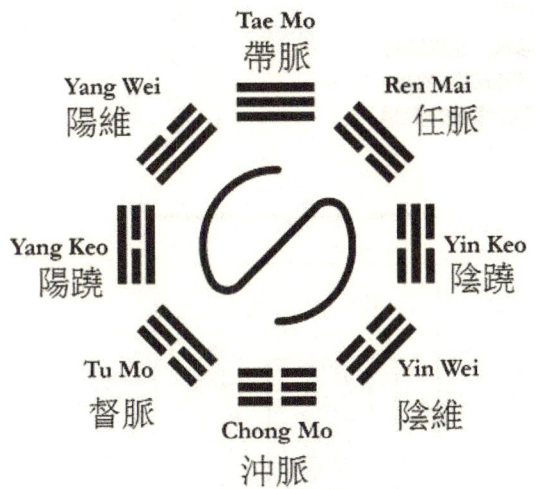

Tae Mo
帶脈

Yang Wei
陽維

Ren Mai
任脈

Yang Keo
陽蹻

Yin Keo
陰蹻

Tu Mo
督脈

Yin Wei
陰維

Chong Mo
沖脈

101

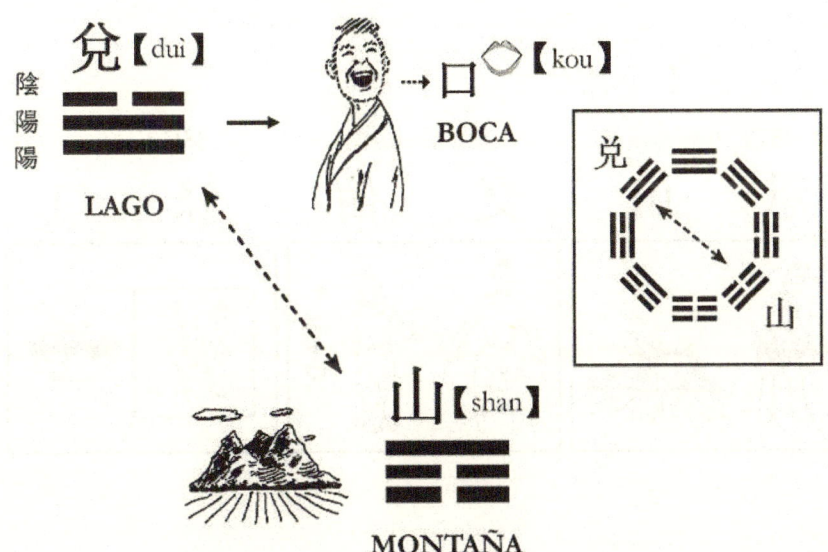

兌【dui】

陰
陽
陽

LAGO

口【kou】
BOCA

兌

山

山【shan】

MONTAÑA

102

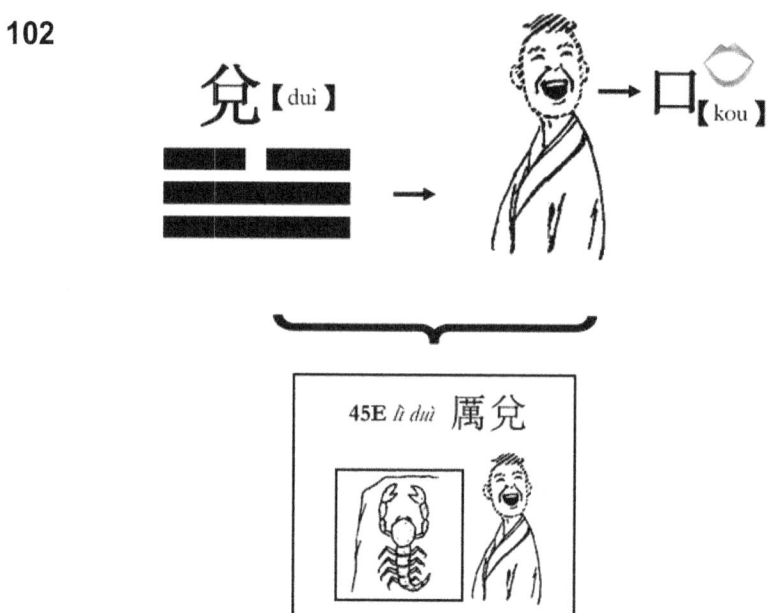

45E *lì duì* 厲兌

103

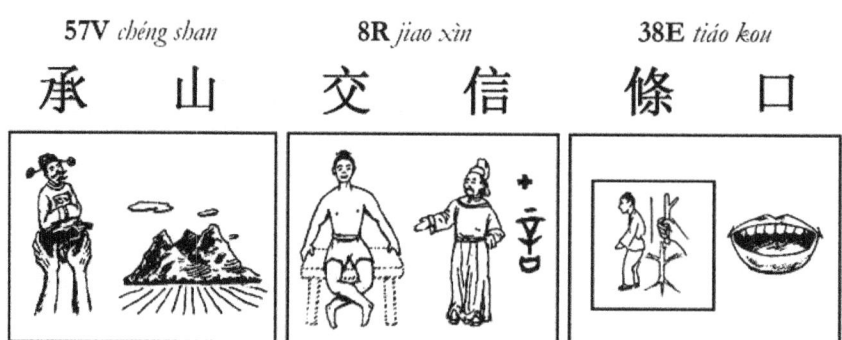

57V *chéng shan*   8R *jiao xìn*   38E *tiáo kou*

104

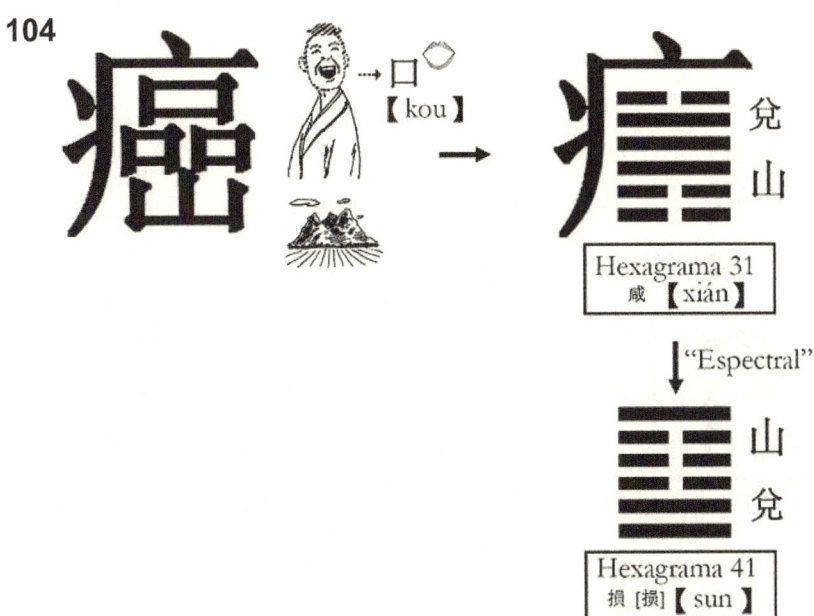

105

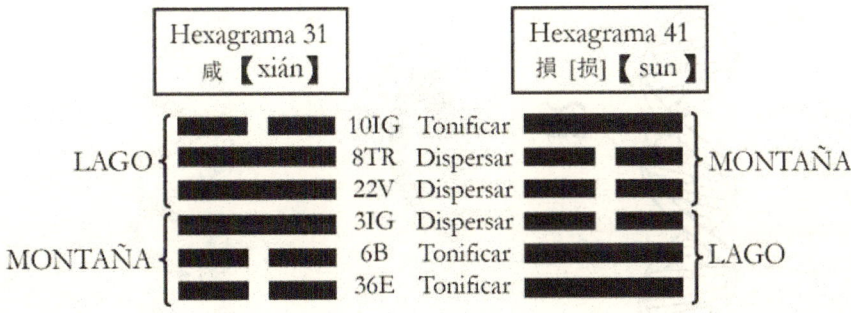

106

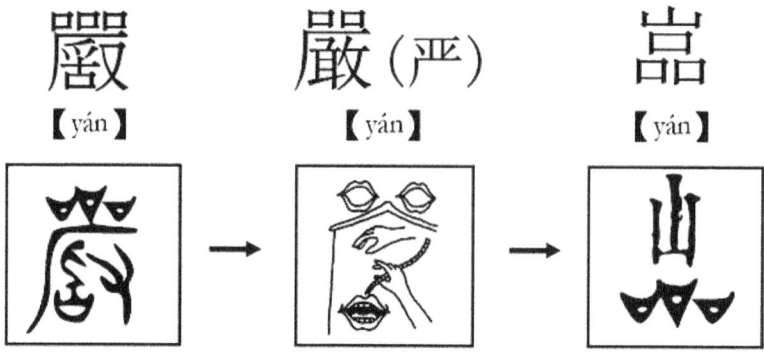

107

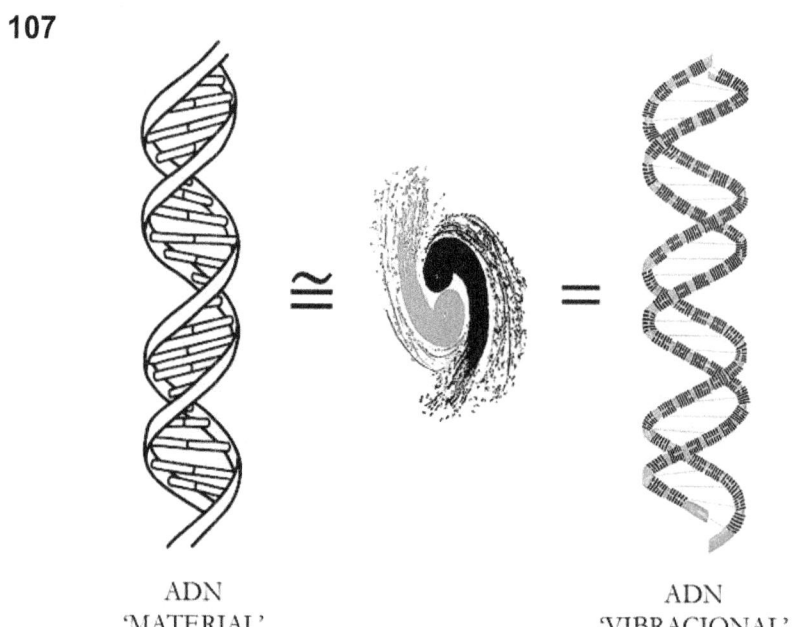

ADN
'MATERIAL'

ADN
'VIBRACIONAL'

108

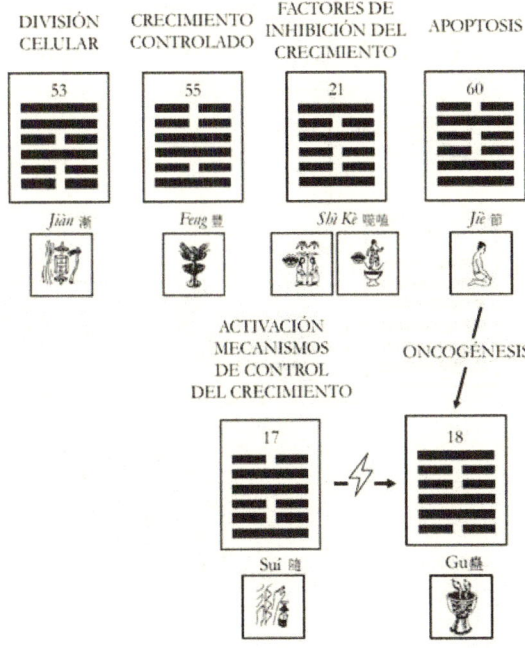

DIVISIÓN CELULAR · CRECIMIENTO CONTROLADO · FACTORES DE INHIBICIÓN DEL CRECIMIENTO · APOPTOSIS

53 — *Jiàn* 漸 · 55 — *Feng* 豐 · 21 — *Shì Kè* 噬嗑 · 60 — *Jiè* 節

ACTIVACIÓN MECANISMOS DE CONTROL DEL CRECIMIENTO · ONCOGÉNESIS

17 — Sui 隨 · 18 — Gu 蠱

109

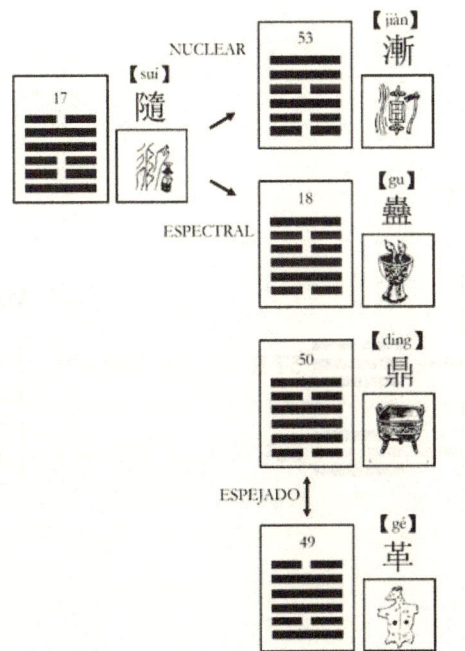

17 【sui】隨

NUCLEAR · 53 【jiàn】漸

ESPECTRAL · 18 【gu】蠱

50 【ding】鼎

ESPEJADO · 49 【gé】革

110

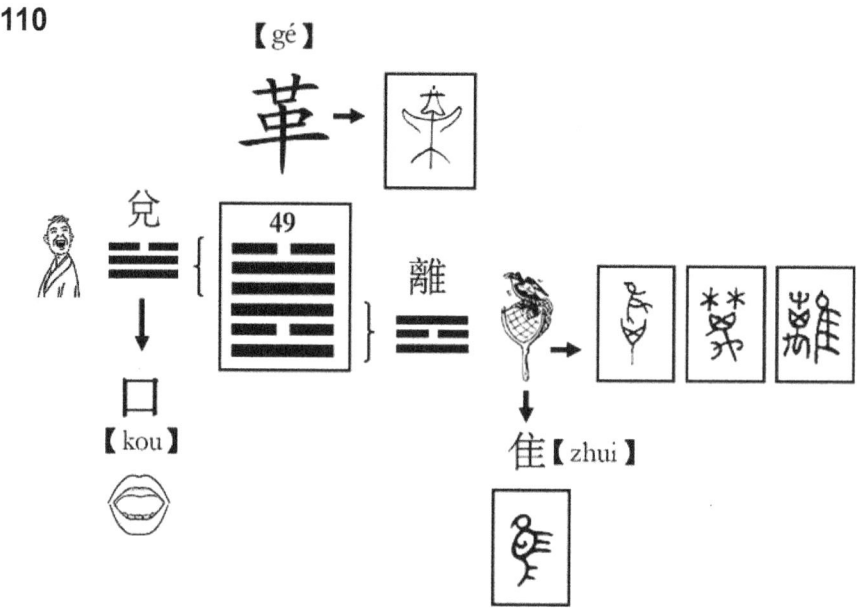

111

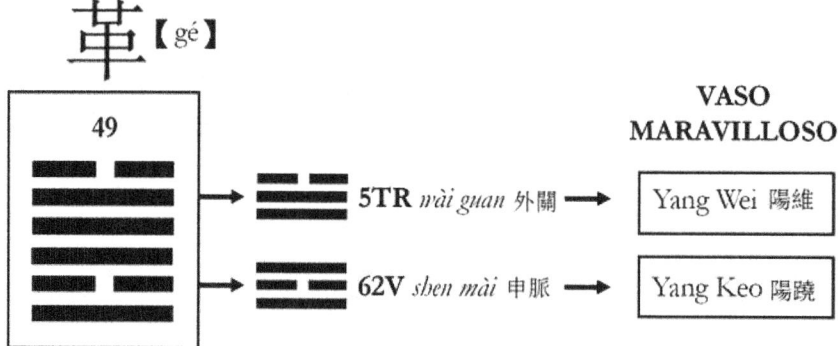

112

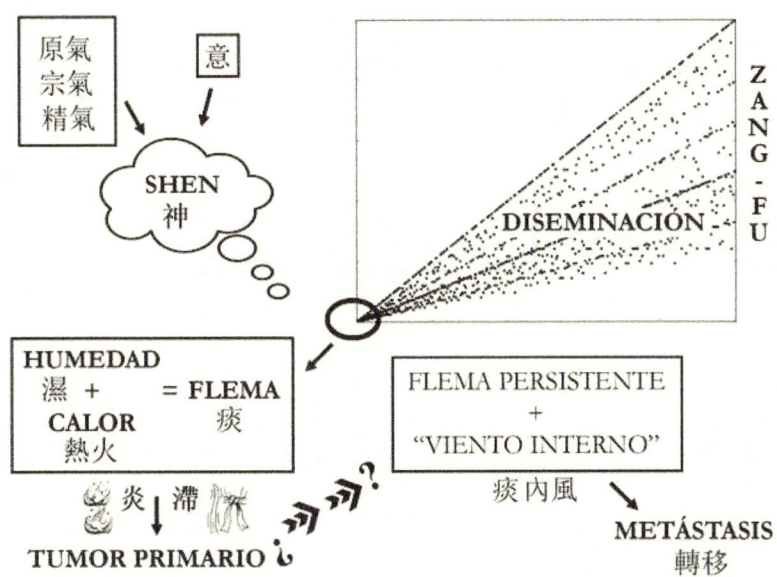

113

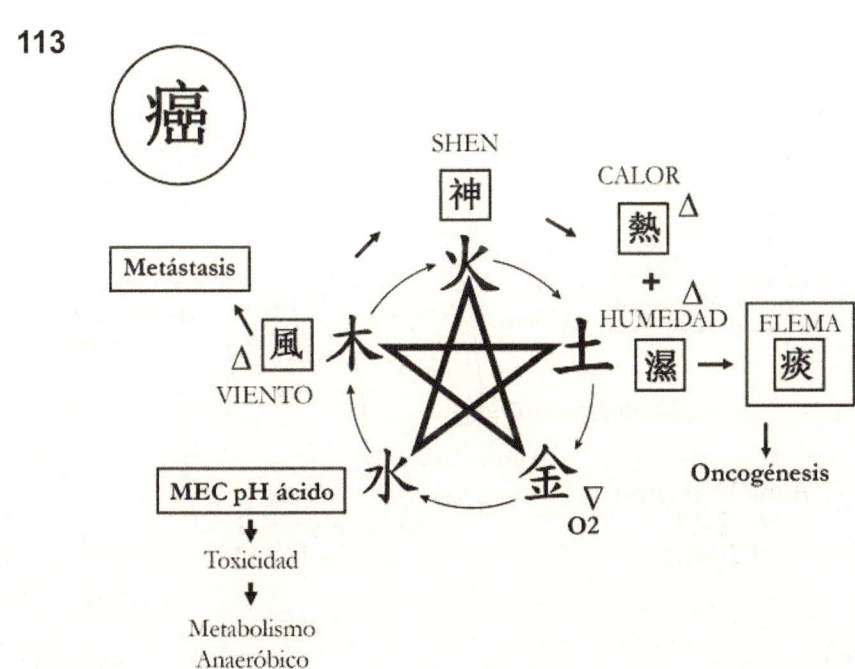

114

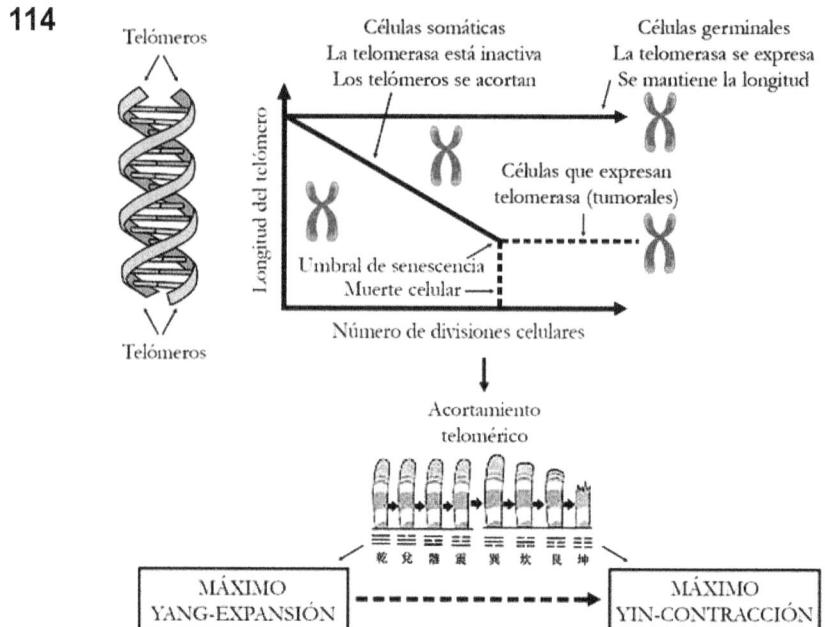

Telómeros

Células somáticas
La telomerasa está inactiva
Los telómeros se acortan

Células germinales
La telomerasa se expresa
Se mantiene la longitud

Células que expresan
telomerasa (tumorales)

Longitud del telómero

Umbral de senescencia
Muerte celular

Número de divisiones celulares

Telómeros

Acortamiento
telomérico

乾 兌 離 震 巽 坎 艮 坤

MÁXIMO
YANG-EXPANSIÓN

MÁXIMO
YIN-CONTRACCIÓN

115

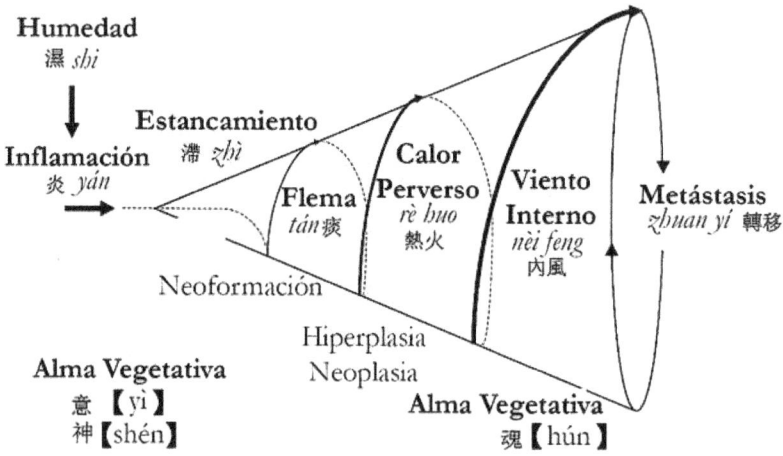

Humedad
濕 *shi*

Estancamiento
滯 *zhi*

Inflamación
炎 *yán*

Flema
tán 痰

Calor
Perverso
rè huo
熱火

Viento
Interno
nèi feng
內風

Metástasis
zhuan yí 轉移

Neoformación

Hiperplasia
Neoplasia

Alma Vegetativa
意【yì】
神【shén】

Alma Vegetativa
魂【hún】

116

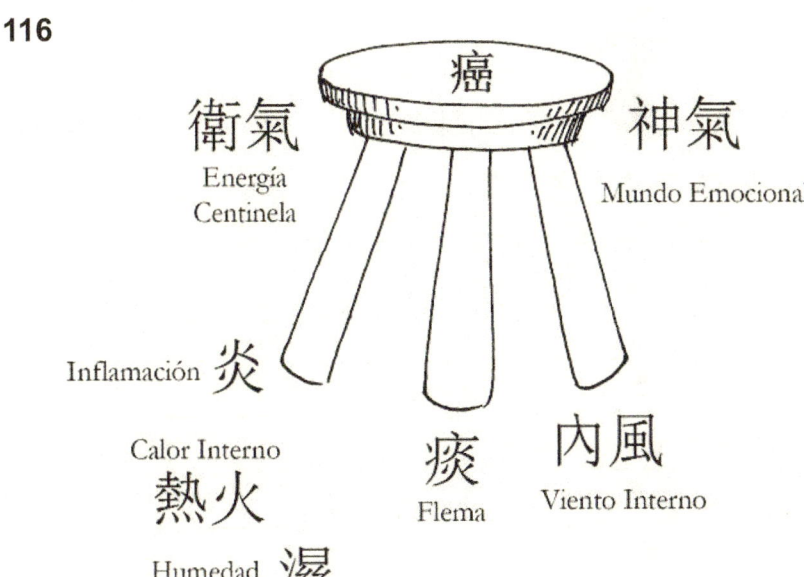

衛氣
Energía
Centinela

神氣
Mundo Emocional

癌

Inflamación 炎

Calor Interno

熱火

Humedad 濕

痰
Flema

內風
Viento Interno

117

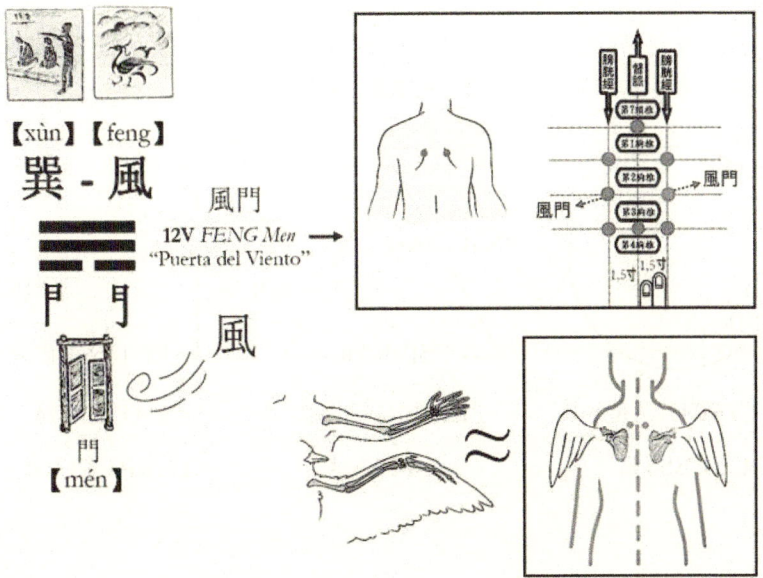

【xùn】 【feng】

巽 - 風

風門
12V *FENG Men*
"Puerta del Viento"

門
【mén】

風

118

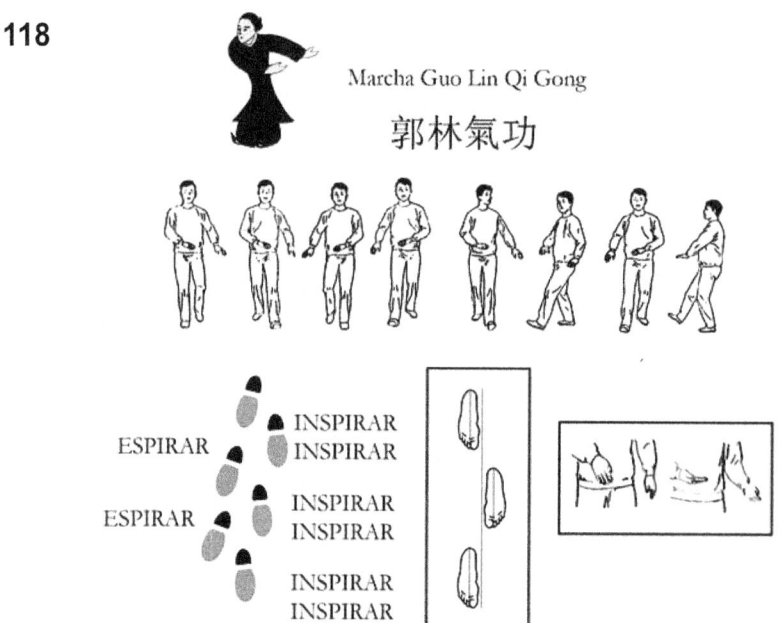

Marcha Guo Lin Qi Gong

郭林氣功

ESPIRAR INSPIRAR
INSPIRAR

ESPIRAR INSPIRAR
INSPIRAR

INSPIRAR
INSPIRAR

119

RESPIRACIÓN

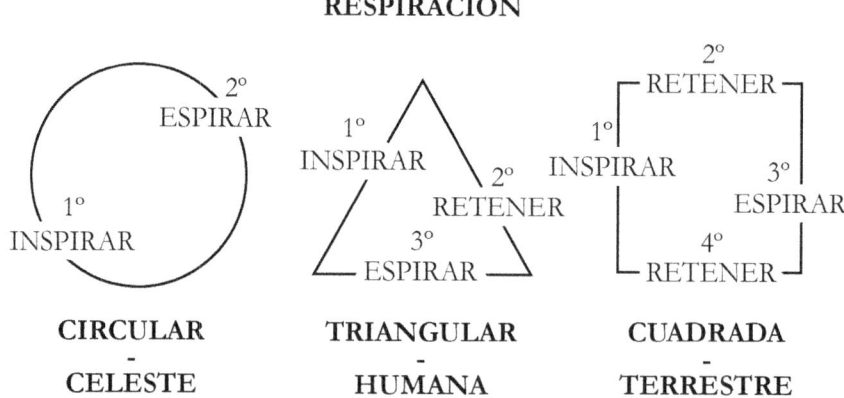

2°
ESPIRAR

1°
INSPIRAR

CIRCULAR
-
CELESTE

1°
INSPIRAR

2°
RETENER

3°
ESPIRAR

TRIANGULAR
-
HUMANA

2°
RETENER

1°
INSPIRAR

3°
ESPIRAR

4°
RETENER

CUADRADA
-
TERRESTRE

120

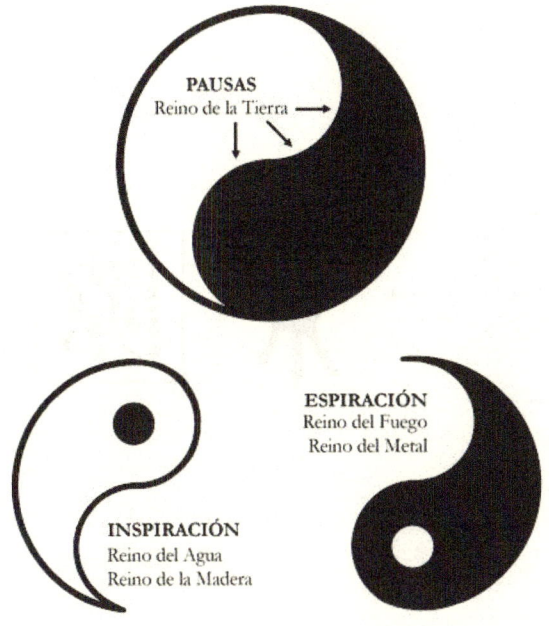

PAUSAS
Reino de la Tierra

ESPIRACIÓN
Reino del Fuego
Reino del Metal

INSPIRACIÓN
Reino del Agua
Reino de la Madera

121

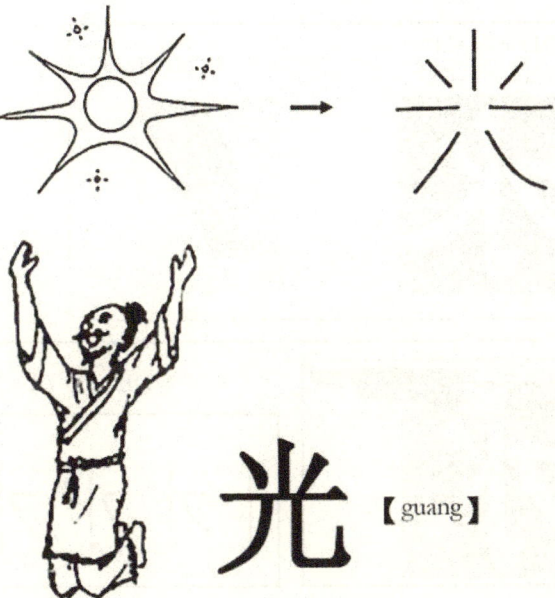

【guang】

122

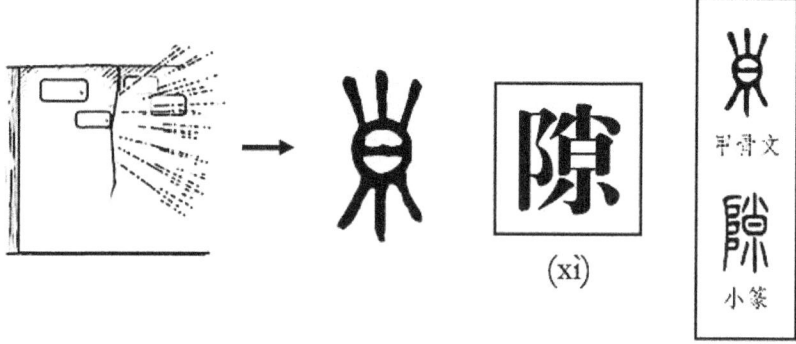

(xi)

123

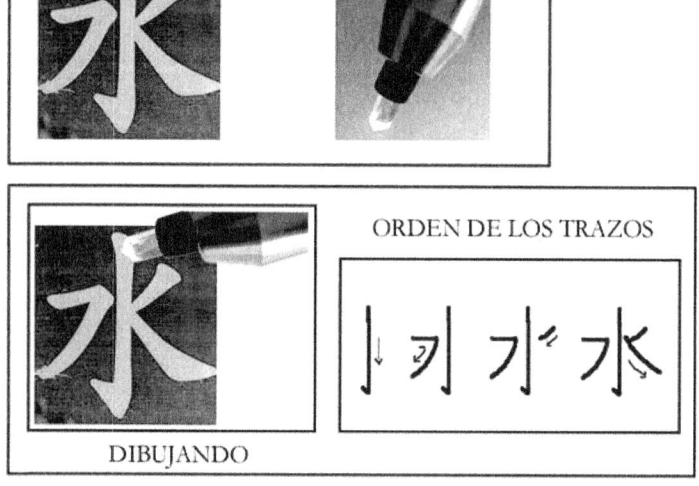

124

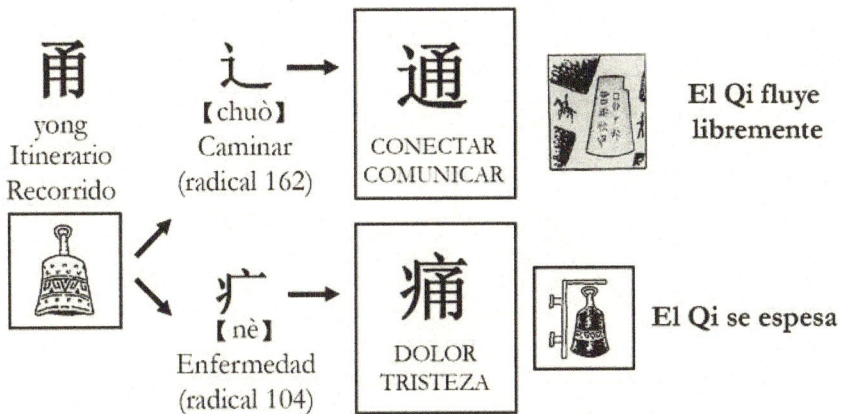

甬
yong
Itinerario
Recorrido

辶
【chuò】
Caminar
(radical 162)
→ 通
CONECTAR
COMUNICAR
El Qi fluye
libremente

疒
【nè】
Enfermedad
(radical 104)
→ 痛
DOLOR
TRISTEZA
El Qi se espesa

125

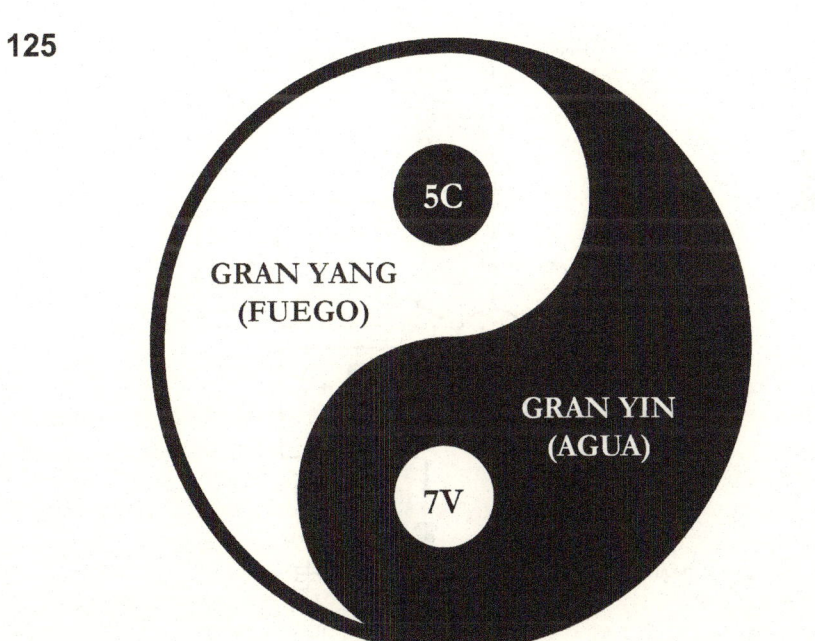

5C

GRAN YANG
(FUEGO)

GRAN YIN
(AGUA)

7V

126

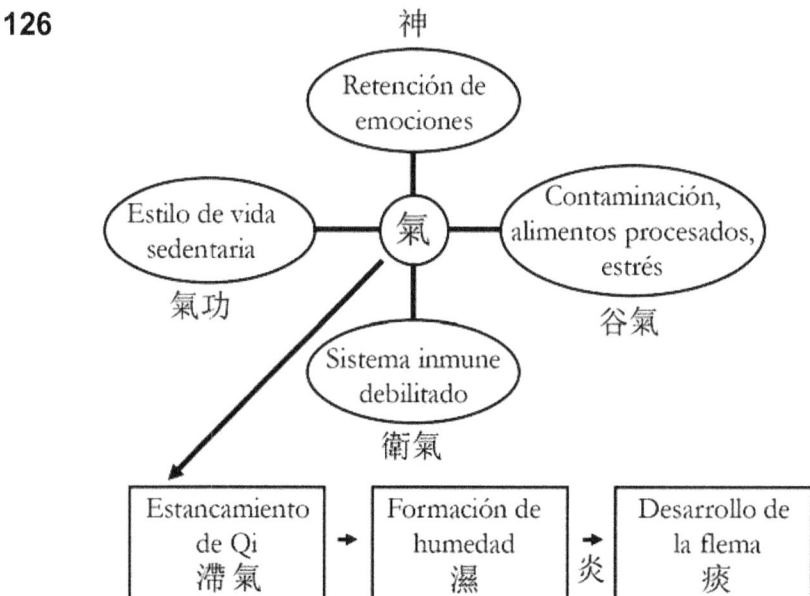

127

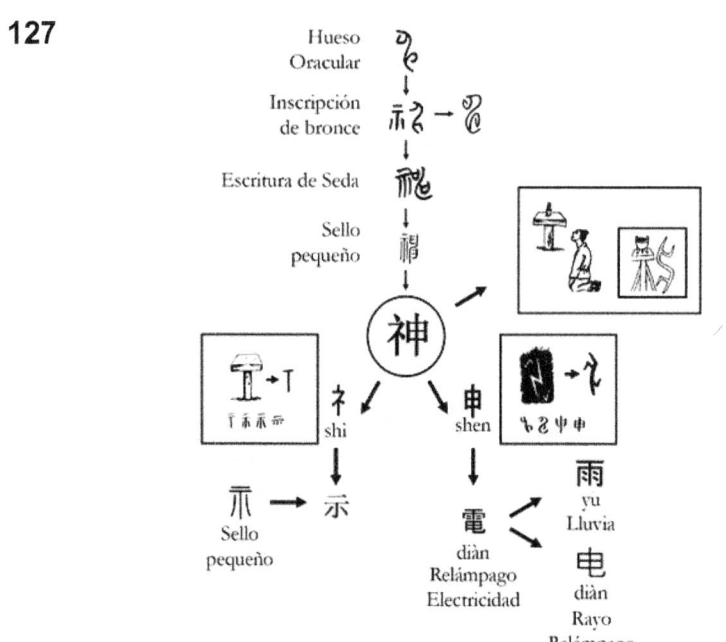

ÍNDICE